Carl-Auer

»Therapie, Liebe, Gedicht war doch alles gleich.
Oder gab es da Unterschiede?
Im Gelingen nicht, nur im Misslingen.
Wenn es glückt, ist es dasselbe
und kann anders nicht sein.
Es ist immer Anfang.«
Friedrich G. Pfaff (2008)

Angelika Eck (Hrsg.)

Der erotische Raum

Fragen der weiblichen Sexualität in der Therapie

Vierte, aktualisierte Auflage, 2026

Reihengestaltung: Uwe Göbel
Umschlagfoto: pixabay.com
Redaktion: Veronika Licher
Satz: Drißner-Design u. DTP, Meßstetten
Printed in Germany
Druck und Bindung: CPI books GmbH, Leck

Vierte, aktualisierte Auflage, 2026
ISBN 978-3-8497-0234-2 (Printausgabe)
ISBN 978-3-8497-8140-8 (ePUB)

Bibliografische Information der Deutschen Nationalbibliothek:
Die Deutsche Nationalbibliothek verzeichnet diese Publikation
in der Deutschen Nationalbibliografie; detaillierte bibliografische
Daten sind im Internet über http://dnb.d-nb.de abrufbar.

Informationen zu unserem gesamten Programm, unseren Autoren
und zum Verlag finden Sie unter: **https://www.carl-auer.de/**
Dort können Sie auch unseren Newsletter abonnieren.

Inhalt

Vorwort

»Was für eine Fortbildung gibst du denn heute?«, fragten mich zwei Frauen. »Eine über sexuelle Lustlosigkeit in der Zeit der jungen Elternschaft«, antwortete ich. »Ah ja ..., ich weiß, wovon du sprichst!«, verabschiedete sich die eine schnell mit vielsagendem Lächeln. Die andere: »Dazu wollte ich dich schon lange mal was fragen.«

Konversationen mit diesem Auftakt erlebe ich in meinem Alltag häufig, mit Frauen jeglichen Alters. Ihr Verlauf bringt Varianten von Erzählungen sexueller Unlust oder anderer sexueller Probleme hervor. Der Grad der Verzweiflung und der Grad der Uneinigkeit mit dem Partner sind unterschiedlich ausgeprägt. Die Lösungsversuche sind vielfältig und reichen von Selbstbezichtigung, Rückzug oder pragmatischer Resignation über die Inspirationssuche in Ratgeberbüchern bis hin zur Affäre. Die wenigsten dieser Frauen haben je eine sexualtherapeutische Praxis aufgesucht. Trotzdem leiden sie an ihrer Unlust, sehen ihre Beziehung gefährdet oder vermissen eine gewisse vitale Kraft. Sie suchen wieder Anschluss an ihre Erotik, finden den Zugang jedoch schwierig.

Diejenigen, die Erfahrung mit Psychotherapie haben, berichten oft, dass das Thema Sexualität dort nicht oder nur sehr oberflächlich berührt werde. In der (paar-)sexualtherapeutischen Praxis zählen Konflikte um Lustunterschiede zwischen Partner:innen oder beklagte individuelle Lustlosigkeit zu den am häufigsten beschriebenen Problemen von Menschen jeden Alters und jeder Lebens- und Beziehungsphase. Eine erfahrene Kollegin bekannte dazu: »Ehrlich gesagt hab ich gar keine Lust mehr auf das Thema Lustlosigkeit. Es ist so ausgelutscht. Und mit den Klienten oft so zäh.« Die Bemerkung spielt auf eine Ausgangskonstellation mit Lähmungsgefahr für den Therapieprozess an: Die lustlose Person will (oder soll) etwas wollen, das sie aktuell nicht will. Eine paradoxe Situation also, der auch die Therapeutin sich stellen muss.

Dieses Buch ist darauf angelegt, genau dies nicht als Entmutigung, sondern als interessanten Ausgangspunkt zu nehmen und seine Lesenden zu sinnvollen und lebendigen Therapieprozessen anzuregen. Die Form des Herausgeberinnenbuches erschien dafür geradezu ideal. Um die systemische Praxis zu bereichern, wurde der Rahmen bewusst weit gespannt: Kolleginnen und Kollegen unterschiedlicher fachlicher und therapeutischer Orientierung wurden eingeladen, zu diesem Themenkomplex über etwas zu schreiben, das ihnen Lust bereitet, und dies so nahe wie möglich an der praktischen Arbeit zu illustrieren. Herausgekommen ist ein vielfältiger Band.

Warum interessiert sich das Buch primär für therapeutische Perspektiven auf Frauen? Nicht, um Unterschiede zwischen den Geschlechtern größer zu zeichnen, als sie womöglich sind. Und nicht, um die paardynamischen Prozesse ums sexuelle Begehren zu übersehen. Sondern um in Ruhe einer ganzen – unvollständigen – Reihe von Facetten weiblicher Erotik, wie sie in der Therapie aufscheinen können, einen Raum zu geben.

Ich bedanke mich herzlich bei allen Autorinnen und Autoren für ihre Beiträge und die Bereitschaft, ihre Expertise und ihre kostbare Zeit diesem Vorhaben zu widmen. Allen Klientinnen, die von sich berichten ließen, danke ich ebenfalls. Um sie geht es, und durch sie wird alles lebendig. Ohne Ulrich Clement und seine Androhung »Wenn Du dieses Buch nicht herausgibst, tue ich es!« wäre dieses nie entstanden. Ihm sowie Julika und Mirko Zwack danke ich für die Inspiration, das unerschütterliche Interesse, die gedanklichen Klärungen und die beglückende Möglichkeit, gemeinsam die Freude an der Arbeit mit der am Rest des Lebens zu verbinden. Esther Gries danke ich fürs aufmerksame Korrekturlesen, Inge und Josef Bechler für ihre Unterstützung durch hingebungsvolle Kinderbetreuung. Und meinem Mann Dirk Bechler danke ich für alles.

Angelika Eck
Karlsruhe, im Dezember 2015

Einleitung

Angelika Eck

Anliegen dieses Buches ist es, Sexualtherapeut:innen, Psychotherapeut:innen und systemische Berater:innen anzuregen, sexuelle Fragen und Probleme von Frauen als interessante Phänomene zu begrüßen und lebendige, sinnvolle Therapieprozesse entstehen zu lassen. Versteht sich das nicht von selbst? Nein, denn v. a. die Therapie bei Symptomen der sogenannten sexuellen Lustlosigkeit (ebenso andere sexuelle Funktionsstörungen oder Paarkonflikte, die mit Lustlosigkeit einhergehen) gilt als eher schwierig und wenig erfolgversprechend. Isomorph zur Lustlosigkeit im Klientensystem gestaltet sich der Prozess im Beratungssystem oft ebenfalls zäh. Die Ursachen hierfür sind vielfältig – wie werden Problem und Lösung, Ist- und Sollwert konstruiert? Welche Prämissen und Hypothesen liegen der Arbeit zugrunde? Welche sind sinnvoll? Hierfür bietet dieser Band zahlreiche Anregungen. Zunächst gilt es, das Phänomen der weiblichen Lust etwas näher in Augenschein zu nehmen.

Weibliche Lust als schillerndes Phänomen zwischen Faszination und Unterdrückung

Die Herkunft des Wortes Lust wird dem germanischen Verb *lutan* = »sich beugen, neigen« zugeschrieben (Duden Herkunftswörterbuch 2001). Im Sprachgebrauch lassen sich die Lust *auf etwas im Sinn eines Begehrens* und die Lust bei oder *an etwas im Sinn von Vergnügen und Freude* unterscheiden (ebd.). Toates (2014) definiert sexuelles Begehren als

> »bewusste, emotional bedeutsame mentale Repräsentation eines Ziels, das sexuelles Lustempfinden beinhaltet. Es beinhaltet die Komponenten aufsuchen und genießen«.

Worauf sich dieses Begehren bezieht, ist extrem divers. Im Prinzip ist alles erotisierbar. So löst dasselbe Knie, das zu berühren einmal mit großer Spannung verbunden war, heute vielleicht überhaupt nichts mehr in uns aus. Begehren scheint also nomadisch und flüchtig. Zugleich ist die libidinöse Bedeutungsaufladung etwas Starkes, dem sich die Menschen, ähnlich wie der Verliebtheit, schwerlich entziehen können.

Die sexuelle Lust der *Frau* war immer ein im wahrsten Sinn des Wortes heißes Thema und ist es bis heute geblieben. Sie blickt in unserer Kultur auf eine Geschichte der patriarchalischen Unterdrückung und der Pathologisierung zurück. Beispiele finden sich in der mittelalterlichen Hexenverfolgung (Jerouschek u. Behringer 2000), im Umgang mit Hysterikerinnen (Schmersahl 1998), der Pathologisierung der Masturbation und der sexuellen Erregung oder in der bis weit ins 19. Jahrhundert praktizierten weiblichen Genitalverstümmelung in Europa (Hulverscheidt 2011). In der christlichen Tradition entwickelte sich eine Spaltung des Weiblichen in die Heilige (Maria) und die Hure oder Verführerin (z. B. Eva) und damit eine Abwertung der lustvollen Weiblichkeit. Die unmittelbaren Folgen der Lust von Frauen wie auch des männlichen Übergriffs auf die sexuelle Frau finden sich in der Geschichte der Schwangerschaftsabbrüche und der gesellschaftlichen Hinderung oder Ächtung von Frauen, die ihrer Lust jenseits der gesellschaftlichen Konventionen folgten oder dazu gezwungen wurden. Flauberts *Madame Bovary*, Fontanes *Effi Briest* und Atwoods *Report der Magd* sind nur drei von unzähligen Romanen, die diese Themen literarisch aufgreifen.

Die Kehrseite der Unterdrückung ist die Faszination und gleichzeitig die Angst vor dem unterdrückten Phänomen: So wurde die Lust der Frau – vornehmlich aus männlicher Perspektive – immer wieder als Enigma, als etwas Faszinierendes, Unergründliches, potenziell Bedrohliches angesehen. Selbst Sigmund Freud, ein Pionier der Erforschung der weiblichen sexuellen Innenwelt, bekennt:

> »Die große Frage, die ich trotz meines dreißigjährigen Studiums der weiblichen Seele nicht zu beantworten vermag, lautet: ›Was will eine Frau?‹« (zitiert nach Bergner 2013).

Und heute, in Zeiten, die postpatriarchalisch, postemanzipatorisch und postmodern genannt werden? Heute scheinen dem sexuellen Begehren von Frauen – zumindest im kulturellen Mainstream der westlichen Welt – prinzipiell kaum mehr Grenzen gesetzt zu sein. Frauen dürfen ihre Sexualität leben und über sie bestimmen, wie es ihnen beliebt. Dies stimmt theoretisch und auch oft praktisch, einhergehend mit den Errungenschaften der Frauenbewegung und größerer wirtschaftlicher Unabhängigkeit (Baumeister 2000). In vielen anderen Fällen scheint es nicht zu stimmen, was vor allem von feministischer

Seite zu Recht hervorgehoben wird (vgl. Tiefer 2012). Heute scheinen verschiedene Bedingungen, Residuen der alten Unterdrückung oder davon abgeleitete neue, massenmedial gestützte Formen zu koexistieren. Daneben steht die lustlose Qual der Wahl der postmodernen Freiheit, die keinerlei Auflehnung mehr erfordert (Schmidt et al. 2003). In ihr scheint alles gleichermaßen erlaubt zu sein, und sie verrätselt die Frage nach dem eigenen Begehren vielleicht stärker als je zuvor. Die Emanzipation der Frau konnte zu deren positiven Selbstbestimmung und Selbstbehauptung im sexuellen Bereich beitragen. Ebenso kann sie jedoch neue enterotisierende Tabus schaffen, z. B. jenes, sich als Frau nicht sexuell passiv verhalten zu dürfen und männlicher Dominanz hinzugeben.

Was Befreiung, was Entwicklung ist, bestimmt sich vom jeweiligen Ausgangspunkt her. Und die Ausgangspunkte sind heute unterschiedlicher denn je. Die Geschichte und die Gegenwart erzeugen zusammen alles andere als Eindeutigkeit, sondern eher eine Fülle von Spannungsfeldern. Dies spiegelt sich auch in den zarten Erkenntnissen der empirischen Forschung.

Einem Enigma auf der Spur? Dialektisch anregende Forschungsergebnisse zum weiblichen Begehren

Die empirische Forschung zur weiblichen Sexualität erlebt in den letzten Jahren Hochkonjunktur und erweckt dennoch den Eindruck, als habe sie erst einzelne Schritte auf einen unbekannten Kontinent gewagt. Sexuelles Begehren von Frauen zeigt sich auch aus Sicht der Sexualforschung als ambivalentes Geschehen, in welchem unterschiedliche und teils widersprüchliche Bedürfnisse in Zusammenhang mit der Sexualität gebracht werden. Sie sollen hier entlang der fünf Leitunterscheidungen Trieb – Kontext, Passivität – Aktivität, Subjekt – Objekt, Lust – Werte und Bindung – Autonomie vorgestellt werden (vgl. ausführlicher Clement u. Eck 2013).

Trieb – Kontext

Frauen berichten durchschnittlich weniger Lust auf Sex als Männer. Auf sexuelle Stimuli reagieren sie körperlich weniger stark (Toates 2014). Zugleich wird betont, dass weibliches Begehren in hohem Maß kontextsensibel sei, also weniger fokussiert auf spezifische Reize, sondern auf soziale, körperliche, psychische Hinweisreize reagierend. Das eröffnet reiche erotische Möglichkeiten, macht die Lust u. U. aber auch fragiler: Das Begehren der Frau ist potenziell nicht nur offen für den Kontext, sondern auch abhängiger davon, d. h. von der Situation, dem emotionalen Befinden, der Partnerschaft etc., und damit ablenkbarer.

Passend zu diesen Ideen entwickelte Rosemary Basson (2001) ein alternatives zirkuläres Modell des sexuellen Reaktionsverlaufs der Frau, das sich wesentlich vom etablierten linearen Modell von Masters und Johnson (1966) (in Kurzform: Begehren führt zu Sex, Sex führt zu Erregungssteigerung und zielt auf Orgasmus) unterscheidet. Bassons Modell konzipiert sexuelles Begehren von Frauen als langsam und reaktiv aus einer Serie von zirkulär rückkoppelnden Entscheidungen resultierend. Als Hauptmotive bzw. Belohnungsfaktoren für Sex nennt sie emotionale und beziehungsorientierte, z. B. die Intimität mit dem Partner. Lust und Erregung setzen eher spät ein, ein Finale mit sexueller und v. a. emotionaler Befriedigung kommt zum Intimitätsprofit hinzu.

Bassons Modell passt empirischen Studien zufolge zu Frauen in Langzeitbeziehungen und Frauen mit der Diagnose Hyposexual Desire Disorder (HSDD; hypoaktives sexuelles Verlangen) (Basson 2003). Seine Errungenschaft liegt in der Betonung des Kontextbezugs und in der Beachtung nicht linearer Erregungsverläufe. Damit entpathologisiert es Frauen, die nicht dem linear-männlichen Funktionsmodell folgen.

Auf der anderen Seite ignoriert dieser Ansatz die triebhaften Elemente des Begehrens von Frauen, die durchaus vorkommen können, und transportiert eher eine Erwartungsbegrenzung in Richtung »freundlicher Sex«. Damit begegnet er nicht unbedingt sexueller Langeweile.

Meana (zitiert nach Bergner 2013) hingegen betont in Sachen Kontext, dass Frauen in Langzeitbeziehungen, in denen die erregende Wirkung der bekannten Reize per se abnimmt, evtl. stärker in Gefahr seien, das sexuelle Interesse zu verlieren. Daher bräuchten ggf. nicht alle Frauen einfach sanftere Einstiege in den Sex, sondern stärkere sexuelle Reize, um in Zustände großer Erregung zu gelangen und ihr Begehren zu entfachen.

Diese Zwittrigkeit der Deutung (entspricht Frauen der sanft-langsame beziehungsorientierte Duktus oder brauchen sie gerade besonders intensive Reize?) muss therapeutisch individuell eruiert werden. Meist geht es nicht nur darum, lusthemmende Faktoren zu vermindern (z. B. Stress reduzieren, ungestörte Situation ermöglichen, Angst mindern, Paarkonflikte auflösen), sondern auch darum, auf kreative Weise stärker stimulierende Kontexte zu schaffen. Beide Aspekte greift das Dual-Control-Modell der sexuellen Erregung auf (s. Kap. 1).

Passivität – Aktivität

Ein ähnliches Spannungsfeld ergibt sich hinsichtlich der Frage: Sind Frauen gerne passiv bei der Eroberung und beim Sex, oder handelt es sich dabei lediglich um die Residuen eines postemanzipatorisch überkommenen Stereotyps? Ein prägender Einfluss der Gesellschaft und Kultur auf die Passivität der Frau ist wahrscheinlich und wirkt bis heute potenziell begrenzend auf die weibliche Lust. Mädchen erhalten z. B. viele Informationen über ihr Geschlecht indirekt (vgl. Kap. 6, Angelika Beck), und die Tugendhaftigkeit von Mädchen (brav sein) spielt immer noch eine Rolle in der Erziehung. Leitenberg und Henning (1995) fanden in ihrer Metaanalyse über sexuelle Fantasien, dass Frauen es offenbar erregender finden, wenn ihnen Lust bereitet wird, als wenn sie selbst aktiv sind.

Die Leitunterscheidung passiv – aktiv ist für das erotische Selbstkonzept von Frauen nicht trivial. Therapeutisch geht es oft primär darum, Frauen darin zu unterstützen, aus einem passiven sexuellen Selbstkonzept herauszutreten und aktivere Rollen einzunehmen. Sich auch im Bett zur Gleichberechtigung aufzuschwingen. Das kann sehr wichtig sein. Es könnte aber ebenso gut sein, dass es für eine andere Frau hilfreich wäre, die eigene Passivität als erotische Kompetenz zu bejahen, z. B. als erregende Möglichkeit, ganz loslassen zu können, die Verantwortung für die eigene Lust abgeben zu können. Beide Positionen müssen sich nicht widersprechen, doch das passive erotische Potenzial der Frau kann im Konflikt mit emanzipatorischen Werten und Rollenbildern stehen. Die Frage nach Aktivität und Passivität führt direkt weiter zur Frage nach der Subjekt- vs. Objekthaftigkeit der Frau in der Sexualität.

Subjekt – Objekt

Die Aktivität der rezeptiven Position, Objekt des Begehrens zu sein, ist geschlechterpolitisch interessant und ergibt ein weiteres Spannungsfeld: Zwischen konformistischem Objekt-Sein für den Mann und der rein subjekthaften, d. h. präsenten, auf die Begegnung auf Augenhöhe gerichteten sexuellen Begegnung gibt es evtl. ein erotisches Potenzial, das darin liegt, dass die Frau sich selbstbewusst als Objekt hingibt und damit eine »Unterwerfungs-Position« für sich nicht nur erotisch nutzt, sondern dadurch auch Macht erlebt. Häufige Unterwerfungs-, Vergewaltigungs- bzw. Überwältigungsfantasien bei Frauen sprechen empirisch dafür (Critelli a. Bivona 2008; Joyal, Cosette a. Lapierre 2015). Vergewaltigungsfantasien werden natürlich nicht als Ausdruck realer Wünsche interpretiert, sondern als »Unwiderstehlichkeitsfantasie«: Der Mann oder die Männer können sich einfach nicht halten vor Verlangen. So können Frauen auch klassische »passive« Rollenzuschreibungen erotisieren und Tabus oder Schuldgefühle lustvoll umgehen. Die Frau ist ausgeliefertes Objekt und damit der Verantwortung enthoben, nein zum Sex zu sagen, keusch zu sein etc. Marta Meana (2010) betont in diesem Zusammenhang das narzisstische Moment im weiblichen Begehren. Sie hält das Begehrtwerden für zentral für die Lust der Frauen und begründet dies u. a. mit Augenfolgeexperimenten bei heterosexuellen Pornofilmen: Während Männer v. a. auf die Gesichter und Körper der Frauen schauen, sehen Frauen abwechselnd in die Gesichter der Pornodarsteller und auf die Körper der Frauen, d. h., sie beachten stärker den verführerischen Effekt der Weiblichkeit.

Hinzu kommt, dass Frauen, die sich sexy kleiden und sich selbst als Lustobjekt erotisieren können (man könnte auch sagen: den erotischen Blick auf sich selbst internalisieren), komfortabler und selbstbewusster mit ihrer eigenen Sexualität umzugehen scheinen (Moser 2009). Auch hier ergibt sich wieder ein Spannungsfeld: Sich selbst begehrenswert finden zu können ist das eine. Es ist für erotische Flexibilität, d. h. die Fähigkeit, sich in unterschiedlichen Situationen zu erregen und erotisch einzulassen, vermutlich eine ganz grundlegende Fähigkeit. Im ungünstigen Extremfall orientiert sich die Frau nur noch an ihren Objektqualitäten, d. h. an ihrer Außenwirkung, oder unterwirft sich blind männlichen Anforderungen, sexy zu sein, bzw. dem, was sie sich als männliche Anforderungen vorstellt. Dann »kippt« dieser Wert ebenso (vgl. Abschnitt 8) in seine entwertende Übertreibung, wie andererseits auch die Subjekthaftigkeit im Sinn der Fähigkeit, sexuell für sich zu sorgen und präsent zu sein, in eine mangelnde Fähigkeit zur Hingabe, die übermäßige Kontrolle der »Ich-Grenzen« und mangelnde Spielbereitschaft beim Sex kippen kann. Tiefer (2012) und Angelika Beck (Kap. 6) haben recht, wenn sie dafür eintreten, dass Körperbilder geschaffen werden, die mit der Frau als Objekt Schluss machen. Nur dann kann das Subjekt Frau sich selbstbewusst objektifizieren (lassen) und damit erotisch spielen.

Lust – Werte

Dialektisch geht es weiter. Forschungserkenntnisse, die den direkten Zusammenhang von Wollen und Mögen, Verlangen und Vollzug infrage stellen bzw. teilweise entkoppeln, werfen ein interessantes Licht auf die Motive im Zusammenhang mit der Sexualität von Frauen. Was Lust entfacht, muss nicht sein, was den eigenen Werten entspricht, und umgekehrt. Sexualität hat aber mit beidem zu tun.

Wollen und Mögen – oder Lust auf Sex vs. Lust am Sex: Was ich gerne habe, muss nicht das sein, wonach ich brennend verlange. Das kennt jeder beim Essen: Wenn es einmal grüne Bohnen gibt, esse ich sie eigentlich gern. Aber wenn ich mir überlege, was ich jetzt wahnsinnig gerne essen würde, kämen sie mir niemals in den Sinn. So geht es auch manchen Frauen mit dem Sex. In der Praxis sagen sie: »Wenn ich Sex habe, denk ich immer, warum eigentlich nicht öfter, ist doch schön. Aber dann dauert es wieder ewig, und ich habe überhaupt kein Verlangen danach.«

Toates (2014) bringt es auf die Unterscheidung wollen – mögen. Man könnte auch sagen: sexuelles Verlangen vs. sexuelle Bereitschaft. Beides kann sich unterschiedlich zueinander verhalten und von Frauen unterschiedlich genutzt werden, insbesondere, wenn man die Studie von Meston und Buss (2007) hinzuzieht, die 237 Motive, Sex zu haben, ermittelte, von denen nur ein Teil mit sexueller Lust im engeren Sinn zu tun hatte (z. B. um den Partner zufriedenzustellen, Bestätigung zu sichern etc.). Frauen (und Männer) können Sex haben, ohne dass sie Verlangen danach haben. Sie können umgekehrt auch das Begehren als erotische Qualität an sich schätzen, ohne dass der Vollzug folgen muss (ausführlicher vgl. Clement u. Eck 2013).

Stärker kontrastiert liegt der Fall, wenn es einen Widerspruch zwischen Wollen und Mögen gibt, wenn also erregt, was »eigentlich« nicht gemocht wird, d. h. nicht kongruent ist mit dem Selbstbild oder den eigenen Werten. Von solchen, die Spannung erhöhenden Widersprüchen lebt die Erotik, aber auch der enterotisierende Konflikt. Einige inzwischen viel zitierte Laborstudien, die physiologische Erregung über vaginalen Blutfluss und subjektive Erregung über Ratings unterschieden, rollten diesen Zusammenhang neu auf (Chivers a. Bailey 2005; Chivers et al. 2010). Sie entdeckten bei heterosexuellen Frauen eine physiologische Erregung auf alle Arten von erotischen Stimuli inklusive Sex zwischen Affen, Sex mit Fremden und gleichgeschlechtlichen Sex. Subjektiv bewerteten diese Frauen ihre Erregung allerdings höher, je stärker Stimuli den gängigen kulturellen Skripten entsprachen, d. h. v. a. heterosexuellen Sex und Sex mit bekannten Partnern. Diese Diskrepanz zwischen »objektiven« körperlichen Erregungsanzeichen und subjektiver Bewertung fand sich bei Männern nicht. Die Befunde sind nicht eindeutig interpretierbar. Möglich wäre:

1. dass weibliches Begehren nach dem Prinzip funktioniert: Nur was ich mag, darf mich auch erregen (Primat Kontext und Psyche s. o.).
2. dass körperliche Anzeichen von Erregung nicht hinreichend wahrgenommen werden. Der erigierte Penis des Mannes weist diesen überdeutlich darauf hin, dass er offenbar erregt ist.
3. dass Frauen lustvolle Reize und Reaktionen negieren, wenn sie nicht mit kulturell erwünschten sexuellen Skripten einhergehen (Über-Ich-Es-Konflikt).

Verlangen und Vollzug: Eine Studie von Goldstein et al. (2009) berichtet von Frauen, die »wollen wollen«, d. h. ihr Begehren verbessern möchten, ohne deshalb häufiger Sex zu haben. Begehren erscheint hier als Qualität an sich, die nicht zwingend an sexuellen Vollzug gebunden ist. Dasselbe Schema findet sich in der Sehnsuchtsdramaturgie der Liebesromane und ihrer Verwicklungen, die Frauen traditionell als Aphrodisiaka konsumier(t)en, in denen der Vollzug durch Irrungen und Wirrungen verzögert wird und eine vergleichsweise geringe Bedeutung einnimmt (Toates 2014).

Die Einführung der Leitunterscheidung wollen – mögen oder Lust – Werte in das Gespräch mit Frauen kann z. B. aufwerten, was für sie zutrifft, sie aber entwertet hatten: dass Begehren oder Begehrtwerden an sich auch bereits gut sein kann und es nicht frigide ist, dann nicht vollziehen zu wollen. Oder dass offenbar viele Frauen (und Männer) bereit sind zum Sex, auch wenn sie kein Begehren im Vorfeld spüren. Werte und Lust müssen nicht kongruent sein, was Wahlmöglichkeiten und Spielräume eröffnet.

Therapeutische Konsequenz hieraus ist:

1. die Klientin darin zu unterstützen, ihre Körpersignale bewusster wahrzunehmen (s. Kapitel 8, 9 u. 10), um das eigene Begehren in Besitz zu nehmen und die lustvollen Qualitäten des sexuellen Erlebens in Begehren rückzuführen.
2. anzuregen, die ambivalente Beziehung zur eigenen Erotik unter die Lupe zu nehmen mit der Frage: Welche Bilder, Reize oder

Situationen gestatte ich mir nicht, auch wenn ich sie vielleicht erregend finde? Warum nicht? Und anders herum: Aus welchen Motiven heraus habe ich Sex?
3. sie darin zu unterstützen, Kontexte so zu gestalten, dass sexuelle Erregung entstehen kann.

Bindung – Autonomie

Ein altes Thema, *das* Thema der sexualtherapeutischen Praxis: Wie geht das mit dem Begehren über die Zeit, mit der Verbindlichkeit, den Bürden der Liebe und Verantwortung und mit der Gewöhnung? Das sexuelle Begehren nimmt bei Paaren mit zunehmender Beziehungsdauer ab (Schmidt et al. 2003) und bei Frauen häufiger (Klusmann 2002). Mc Call und Meston (2006) zeigten passend dazu, dass verheiratete Frauen weniger auf sexuelle Hinweisreize ansprechen, und zwar am wenigsten auf »Nähesignale«.

Die Frage nach der Langzeit-Lust rührt an die grundlegenden Bedürfnisse in Beziehungen nach Autonomie und Bindung/Hingabe. Das eine bedingt das andere. Erotisch gesehen ist das Schwesterngespann dazu Bindung und Abenteuer, Sicherheit und Risiko. Der Psychoanalytiker Stephen Mitchell (2004) bringt das ganze Dilemma auf einen noch tiefgründigeren Punkt: Das Begehren von jemand Wichtigem für jemand Wichtiges aufrechtzuerhalten stellt nach seiner Auffassung die zentrale Gefahr des emotionalen Lebens dar. Was so gefährlich daran sei, jemanden zu begehren, den man bereits habe, sei, dass man dem Risiko ins Auge sehen müsse, dass man ihn oder sie verlieren könne.

Die Ansätze von Clement (2004), Schnarch (1997) und Perel (2006) nehmen sich dieser Situation an, indem sie Fremdheit, Zumutung von Unterschieden und die zugehörigen Fähigkeiten zur Selbstregulation von Ängsten in den Blick nehmen.

> Was macht Frauen in Langzeitbeziehungen evtl. besonders vulnerabel dafür, ihre Lust zu verlieren?

Sims und Meana (2009) befragten sexuell lustlose Frauen nach den subjektiven Ursachen ihrer Lustlosigkeit. Die Antworten gruppierten sich um die folgenden drei Faktoren:

1. Institutionalisierung der Beziehung durch Heirat/Zusammenleben (Die unsicheren, Abstand gewährleistenden Elemente der Beziehung sind eliminiert.)
2. Übervertrautheit (Der Sex läuft immer gleich, der Partner wird nicht als achtsam erlebt.)
3. multiple entsexualisierte Rollen (Wie soll ich nach einem Tag als berufstätige Frau und Mutter dann noch sexy Ehefrau spielen? Mein Mann wirkt wie mein drittes Kind – ich will nicht Sex mit einem Kind haben.)

Mädchen und Frauen werden stärker auf Intimität und Bezogenheit hin sozialisiert, weniger auf Autonomie hin. Sie gehen meist intimitätsbasierte sexuelle Beziehungen ein und erleben sich möglicherweise in etablierten Beziehungen zu wenig autonom (physisch, räumlich, emotional), um begehren zu können, das Begehren des Partners als attraktiv wahrzunehmen oder auf die rein lustbetonten Aspekte ihres sexuellen Lebens zu fokussieren. Das trifft nicht für alle Frauen zu, daher lohnt sich die genaue Nachfrage. Und es trifft – mit anderen unterliegenden emotionalen Dynamiken – auch auf etliche Männer zu. Für viele Frauen in der Praxis stellt dies jedoch eine anschlussfähige Beschreibung dar und hält für die Therapie eine zentrale Denkfigur bereit. Die geradezu existenzielle Frage nach der Realisierung von Autonomie und Verbundenheit, Nähe und dem für Begehren unabdingbaren Abstand in ein und derselben Beziehung, die auch noch die wichtigste ist, stellt sich für Frauen also womöglich öfter mit dem Schwerpunkt, den Pol der Autonomie und der Grenzen zu stärken (s. Abschnitt 7).

Ableitung von Hypothesen aus der Forschung für die Therapie

Die skizzierten Forschungsbefunde lassen die folgende Hypothesenbildung für die Praxis zu (vgl. Clement u. Eck 2013):

- Das Begehren von Frauen bewegt sich in verschiedenen Spannungsfeldern. Es ist eine ambivalente Angelegenheit und sollte als solche begrüßt werden.
- Mangelndes sexuelles Interesse/mangelnde sexuelle Lust ist kein Defizit, sondern ein Hinweis auf einen konflikthaften Zugang zum eigenen Begehren. Dieser hängt von den Bewertungen und der Bedeutungsgebung der Frau ab.
- Das Begehren der Frau folgt evtl. anderen Regeln als gängigen sexuellen Skripten (z. B. romantischen).

- Als Subjekt geachtet und als Objekt begehrt zu werden, kann als unvereinbar empfunden werden.
- Begehren, begehrt werden und für den Partner sorgen passen nicht immer zusammen.
- Das Bekannte, Sicherheitsrelevante, ist Voraussetzung, erregt aber weniger als das Fremde.

Das individuelle Spannungsfeld der Frau an der Schnittstelle gesellschaftlicher, kultureller, paardynamischer und individueller Bedeutungen auszuloten bildet einen bedeutsamen Ausgangspunkt, um die Klientin dabei zu unterstützen, sich aktiver zu positionieren und sich beherzt zu fragen: Wie passt meine Sexualität zu mir?

Aber wieso sollten dann Therapieprozesse mit Frauen zäh sein? Oder radikaler gefragt: Wieso sollte es denn ein Problem sein, als Frau keine oder wenig Lust auf Sex zu haben? Nicht zum Orgasmus zu kommen? Vaginal nichts aufnehmen zu können? Wie werden Probleme und Lösungen konstruiert im Zusammenhang mit der Sexualität von Frauen?

Klinische Störungskonzepte und symptomorientierte Behandlungskonzepte

Klinische Störungskonzepte und diagnostische Kriterien unterliegen einem Wandel, der die Auffassungen von Sexualität der jeweiligen Zeit widerspiegelt. Dies betrifft auch die Diagnostik der sexuellen Funktionsstörungen der Frau. Nach dem internationalen diagnostischen Klassifikationssystem ICD-10 (Deutsches Institut für Medizinische Dokumentation und Information 2015) im Kapitel »Verhaltensauffälligkeiten mit körperlichen Störungen und Faktoren« (F50–59) zählen dazu: *Mangel oder Verlust von sexuellem Verlangen (sexuelle Lustlosigkeit), sexuelle Aversion und mangelnde sexuelle Befriedigung, Versagen genitaler Reaktionen (Lubrikation, Erregung), Orgasmusstörung, nichtorganischer Vaginismus und Dyspareunie* sowie *gesteigertes sexuelles Verlangen*. Insbesondere die Konzeption der sexuellen Lustlosigkeit hat sich über die Zeit sehr verändert und wird fortlaufend diskutiert. Sie wandelte sich von einer biologisch starren Auffassung von »Frigidität« in den 50er-Jahren über die Konzeption als »sexuelle Hemmung« hin zur Mangelstörung (Hyposexual Desire Disorder, HSDD) (Clement 2013). Bis heute wird sie im Grunde als Mangelstörung ausgewiesen, auch wenn die Kategorie des Lustmangels im diagnostischen Manual DSM-5 aufgeht in einer breiteren Kategorie *sexual interest and desire disorder* (Ishak a. Tobia 2013). Allein das notwendige Kriterium des subjektiven Leidensdrucks trägt der Möglichkeit Rechnung, dass eine Frau auch ohne Sex und ohne Lust auf Sex sich als gesund und glücklich begreifen kann. Reges Interesse an einem Krankheitskonzept der Lustlosigkeit hat in den letzten Jahren die Pharmaindustrie gezeigt. Nachdem etliche Medikalisierungsversuche in der Test- oder Zulassungsphase gescheitert waren, wurde inzwischen das Medikament Flibanserin (Markenname Addyi) trotz wenig überzeugender Effekte und beachtlicher Nebenwirkungen in den USA zugelassen.

Praktisch taucht die Lustlosigkeit als Gegenstand eines Paarkonflikts auf, d. h. in einem sozialen System, das Realitäten kommunikativ aushandeln muss. Auf den Paarkonflikt bezieht sich auch am häufigsten der Leidensdruck (vgl. Eck 2014).

Kritik an symptomorientierten Behandlungskonzepten

Die kanadische Sexualwissenschaftlerin und Psychotherapeutin Peggy Kleinplatz (s. auch Kap. 4) sieht das sexualtherapeutische Feld en gros noch immer geprägt von klassischen Ansätzen in der Tradition von Masters und Johnson (1966) sowie von einer sexualmedizinisch spezialisierten und mehr und mehr symptomspezifisch segmentierten Behandlungslandschaft. Ihre aktuelle, von vielen geteilte Kritik an diesem Mainstream (Kleinplatz 2012) lässt sich zusammenfassen als einseitige Fokussierung bzw. Überbewertung

- sexueller Performanz und Funktion gegenüber individueller Bedeutung und subjektivem Erleben von Sexualität
- standardisierter Ziele gegenüber der individuellen Einzigartigkeit der Person
- vorgegebener, fragwürdig normierter Lösungen gegenüber selbst generierten Lösungen der Klientinnen

Mit dieser symptomorientierten Trennung des Problems von seinen Kontexten höre Sexualtherapie zu früh auf und setze sich zu geringe Ziele. Die Linderung oder Beseitigung von sexuellen Symptomen helfe nicht dabei, eine fundamentale Veränderung und Entwicklung des Begehrens zu befördern und Menschen auf stimmige Weise in Kontakt mit ihrer Lust zu bringen. Sie verhelfe nicht zu einer Qualität von Sexualität, die es überhaupt wert ist, gewollt zu werden.

Im kollegialen Austausch wird immer wieder deutlich, dass die sexualtherapeutische Praxis klüger, reichhaltiger und vielfältiger vonstattengeht, als diese Kritik nahelegt. Konzeptionell begegneten ihr in hinreichend radikaler Form bislang vermutlich wenige, darunter allerdings die systemische Sexualtherapie (Clement 2004) und der Crucible-Ansatz (Schnarch 1991).

Systemische Sexualtherapie als Antwort auf die Kritik: Selbstbestätigte Intimität als Motor des Begehrens

Systemische Sexualtherapie begreift sexuelle Probleme als soziale Konstruktion, sieht Symptome im Beziehungszusammenhang und macht das Begehren, das sexuelle Wollen (nicht das sexuelle Funktionieren!) zum entscheidenden Moment der Therapie. Zentraler Zugang und Katalysator für Entwicklung ist der Paarkonflikt. Erotische Entwicklung der Partner wird in engem Zusammenhang mit einer Zunahme selbstbestätigter Intimität gesehen, d. h., das eigene Begehren (sich selbst und) dem Partner zuzumuten, auch wenn befürchtet wird, dass dieses nicht bestätigt wird. Schnarch (1991) umfasst diese Dynamik mit dem Begriff der Differenzierung und meint die Fähigkeit, ein stabiles Selbst in nahen Beziehungen aufrechtzuerhalten und so hohe Eigenständigkeit bei hoher Verbundenheit realisieren zu können. Für die sexuelle Intimität bedeutet das, sich sexuell so zeigen zu können, wie es einem entspricht, auch wenn der Partner darauf befremdet reagieren könnte. Entwicklung meint in diesem Ansatz immer umfassende Entwicklung der Person und des Paares, die ihren Ausgangspunkt auf der sexuellen Bühne nimmt und das dortige Geschehen beeinflusst, aber letztlich eine andere, intimere Weise des Paares bildet, sich aufeinander zu beziehen und Autonomie und Verbundenheit zu balancieren. Die in diesem Buch dargestellte praktische Arbeit mit den Frauen ist essenziell mit dieser Auffassung von erotischer Entwicklung verbunden. Es versteht sich diesbezüglich vertiefend und ausdifferenzierend im Hinblick auf die Themen und besonderen Konflikte von Frauen. Dies schließt einen stärkeren einzeltherapeutischen Fokus mit ein[1].

Die Paradoxie des Wollenwollens

Für die Frau in der Rolle der Symptomträgerin ergibt sich im Fall der Lustlosigkeit als Eingangssymptom häufig eine widersprüchliche

1 Zur Diskussion der Kombination von Paar- und Einzelsitzungen in der systemischen Sexualtherapie s. Eck (2014).

Ausgangssituation der Paar- oder Einzeltherapie. Nimmt man Lustlosigkeit als Ist- und sexuelles Begehren als Sollwert, so stellt sich die Frage, wo die Lust denn herkommen soll, denn mit Schopenhauer kann gesagt werden: »Der Mensch kann tun, was er will, aber er kann nicht wollen, was er will.«[2] Der Imperativ »Sei lustvoll!« schafft eine paradoxe Grundsituation der Therapie mit großem Potenzial, den Therapieprozess für alle Beteiligten zäh und zum Verzweifeln zu gestalten. Die Symptomträgerin sagt entweder: »Ich will ja, aber ich kann nicht« oder »Ich will nicht, aber ich will wollen« oder »Ich will wollen, aber ich weiß nicht, was ich will«.

Für sie verstärken alle Interventionen, die auf ein rasches Bekenntnis ihres Wollens zielen, das Unzulänglichkeits-, Inkompetenz- und Druckerleben. Sie sitzt dann in einer pathologisierten Position fest – unauflöslich und erst recht stabil, solange die differenzielle Bedeutung der Symptomatik nicht plausibel ist bzw. eine mehr oder weniger radikale Dekonstruktion von Problem und Lösungsversuch erfolgt. Nur wenn die Frau oszillieren darf zwischen Nein und Ja, beginnt eine Bewegung. Dafür kann die Idee des erotischen Raums nützlich sein.

Der erotische Raum

Die Beiträge dieses Buches beschreiben größtenteils therapeutische Ideen, der Paradoxie des Wollenwollens zu begegnen. Mit der Metapher des erotischen Raumes können sie gut gefasst werden. Die Frau in der lustlosen Position hat keinen Spiel-Raum (mehr) für Begehren. Um herauszufinden, ob sie überhaupt in Kontakt mit ihrer sexuellen Lust kommen möchte, und wenn ja, dies auch zu tun, braucht sie:

1. Raum, um den eigenen Körper, die eigenen Bedürfnisse, den konkreten Lebensraum, das eigene Territorium samt seiner Grenzen als verfügbar, sicher und in eigener Kontrolle zu wissen. Dazu gehören Selbstfürsorge, die Selbstregulation von Ängsten und vor allem: die Freiheit zum Nein zum Sex als Grundbedingung für eine Entscheidung zum Ja. Von diesem selbstbestimmten Ort aus kann sie ihr eigenes Begehren fassen, in Besitz nehmen und ausgestalten.

---

2 Das überlieferte Zitat geht auf Arthur Schopenhauers Originalsatz zurück: »Du kannst thun was du willst: aber du kannst, in jedem gegebenen Augenblick deines Lebens, nur ein Bestimmtes wollen und schlechterdings nicht Anderes, als dieses Eine.« (Schopenhauer 1978).

2. eine Beziehung zum körperlichen Innenraum als dem Ort, an dem sich die genitale Sexualität der Frau wesentlich abspielt.
3. Raum als Mindestabstand zum Partner, damit dieser ebenfalls als autonomes Wesen und damit begehrenswert wahrgenommen werden kann.
4. Spiel-Raum: genug Sicherheit und nicht zu viel gefühlte Verantwortung, um das Risiko einer erotischen (d. h. risikoreichen) Interaktion eingehen zu können.
5. Erkundungen des eigenen Innenraums: Damit wird ein weiter Erotikbegriff zugrunde gelegt. Der Raum wird ausgedehnt, um das konkrete sexuelle Lustgebot als Hindernis außer Kraft zu setzen und symbolische Repräsentationen des erotischen Konflikts, der Lebendigkeit und Sinnlichkeit entstehen zu lassen.

Der Körper in der Therapie

Die Paradoxie des Wollenwollens berührt auch eine alte Vorstellung der Trennung von Geist und Körper, die beim Sex von zentraler Bedeutung ist: »Ich will schon, aber mein Körper nicht.« Oder umgekehrt: »Der Geist ist willig, aber das Fleisch ist schwach.« Oder: »Ich komme problemlos zum Orgasmus, ja und? So toll ist das auch nicht.« Die berichteten Laborstudien zur Diskrepanz zwischen physiologischer und subjektiver Erregung haben diese Dualität auf spannende Weise aktualisiert. Wie beobachtet das Bewusstsein (im psychischen System) die körperlichen Vorgänge? Nimmt es physiologische Erregungssignale (z. B. Durchblutung der Genitalien, Lubrikation, Schwellung, Kitzeln etc.) als Ansporn, Verheißung oder als unerwünschte Signale? Oder gibt es ihnen gar eine Nicht-Bedeutung?

Der Körper ist darauf angewiesen, dass sein »Wollen« als solches beobachtet und goutiert wird. Umgekehrt ist das psychische sexuelle Wollen auf einen Körper angewiesen, der »mitspielt«, und das sozial kommunizierte Wollen auf einen anderen Körper (samt seiner Umwelten), der auch mitspielt. Wie die auf Sexualität bezogene strukturelle Kopplung von Psyche und Physis erfolgt und wie soziale Systeme sich wiederum kommunikativ darauf beziehen, ist Gegenstand der Sexualtherapie.

Therapeutisch stellt sich die Frage, was Priorität hat: Geht es primär darum, die Kooperation mit dem eigenen Körper zu verbessern oder die mit dem Partner. Das Spiel mit Aufmerksamkeitsfokussierung beim Sex kann dies beispielhaft verdeutlichen: Geht es mehr darum zu spüren, was stimmig für die Frau selbst ist, oder fühlt sie sich durch Gedanken abgelenkt? Ist es hilfreich, wenn sie ganz auf die eigenen Körpervorgänge beim Sex achtet? Wird der Paarsex als wenig intensiv erlebt, ist der Fokus auf den Partner und das Zusammenspiel der Körper von Bedeutung oder das Einbringen von Fantasien und Wünschen in die Paarsexualität. In diesem Buch werden die individuellen Prozesse als Voraussetzung für die Entwicklung der Paarsexualität betrachtet und in den Vordergrund gerückt.

Die Beiträge dieses Buches stellen in diesem Sinn den Bezug zum Körper unterschiedlich her. Sie unterscheiden sich darin,

1. mit welchem Schwerpunkt (z. B. Wohlfühlen im Körper, Körpergrenzen, der weibliche Körper, der sexuelle Körper, die wahrgenommene Wirkung auf andere) und wie konkret sie auf den Körper der Frau Bezug nehmen (z. B. Reflexion über den Körper vs. seine symbolische Repräsentation vs. seine konkrete Berührung vs. seine konkrete sexuelle Berührung oder die hormonelle Einflussnahme);
2. wie körpernah die verwendeten Methoden sind: Viele Buchbeiträge beschreiben die Verwendung körperbezogener, körpernaher und symbolisch-bildhafter Interventionen, welche die Erfahrung im Hier und Jetzt vertiefen, oder eine Kombination von beidem (Achtsamkeit, Focusing, Trance, Fantasiereise). Der Körper dient als Resonanzraum.

Die systemische Perspektive in diesem Buch

Die Mitautorinnen und -autoren dieses Buches würden sich selbst nur teilweise der systemischen Orientierung zurechnen und schreiben aus ihrem jeweiligen Paradigma heraus. Die folgenden Merkmale systemischen Denkens durchziehen die Beiträge jedoch:

1. *Von der Funktion zum Begehren, vom Können zum (nicht oder anders) Wollen*

Der von Clement (2004) ausführlich beschriebene Perspektivwechsel ist zentrales Kennzeichen systemischer Sexualtherapie. Systemisch-konstruktivistisches Denken erlaubt diesen Blickwinkel in besonderer Radikalität und befreit die Therapie vom Symptomeliminationszwang. Die in diesem Buch v. a. im ersten Teil versammelten Beiträge aus systemischer, verhaltenstherapeutischer, hypnotherapeutischer und humanistischer Tradition vertreten allesamt diesen Grundansatz.

2. *Symptome im Bedeutungszusammenhang*
Vertieft wird der Fokus auf das Wollen anstelle des Funktionierens/Könnens durch die Sicht auf die präsentierten Symptome in ihrem Bedeutungszusammenhang. Hierzu gehören Paardynamik, individuelle Dynamik, lebensgeschichtlicher Zusammenhang und situativer Kontext. Das vernetzende Kerngeschäft systemischen Arbeitens spielt hier eine zentrale Rolle.

Die Exploration und verfeinerte Konstruktion von Bedeutungen rund um das Problem heißt zugleich, nicht Sexualität, sondern Erotik zu betrachten. Erotik ist bedeutungsaufgeladene und durch Bedeutungen transformierte, emotional und sozial bedeutsame Sexualität. Daraus ergeben sich Ziele einer anspruchsvollen Sexualtherapie.

3. *Flexible Therapieziele und Lösungen 2. Ordnung*
Wird die Eindimensionalität sexuellen Funktionierens verlassen und als verlockendes Einstiegstor in Bedeutungen und Lebensthemen genutzt, ergeben sich andere Therapieziele. Sie können vom Sexuellen mehr oder weniger radikal abweichen. Wenn es um Sex geht, dann um Sex in einer Qualität, die es wert ist, gewollt zu werden. Im erweiterten Sinn geht es dabei auch um die umfassende Entwicklung der Person. Oder um eine positive Konnotation der Nichtveränderung. Die Frau kommt mehr zu sich. Sie wird nicht allzeit bereit für Sex, sondern flexibler in Bezug auf Ja und Nein. Flexibilität heißt auch: eine Verbindung zum eigenen erotischen Raum zu halten durch die Widerfahrnisse eines Frauenlebens hindurch als eine Weise, an sich selbst festzuhalten.

4. *Ambivalenz und Widersprüche als Grundbedingung und Motor*
Die Balancierung von Nein und Ja zur eigenen Sexualität verweist schlichte lösungsorientierte Interventionen in Grenzen. Problem- und Lösungsorientierung auszutarieren gehört ebenso zum systemischen Geschäft wie eine flexible Prozesssteuerung, die beides im Blick hat: die Erweiterung von Handlungsmöglichkeiten gemäß dem von-försterschen Imperativ ebenso wie das Nadelöhr, durch das die Klientin geht, wenn sie sich festlegt, entscheidet, bekennt.

5. *Ressourcenorientierung*
Ressourcenorientierung aufzuführen scheint fast schon trivial, ist es aber nicht. Frauen mit den hier interessierenden Anliegen sind oft gefangen in negativen Selbsterzählungen. Ressourcenorientierung

bedeutet nicht nur, das aufzuspüren, was schon klappt, und davon mehr anzuregen. Es kann auch heißen: Hinwendung zu sich selbst, zu unangenehmen Gefühlen, sich selbst ernst nehmen. Therapeutisch bedeutet dies, die Frau in ihrer Einzigartigkeit und in ihren Ressourcen ggf. zunächst ernster zu nehmen als sie sich selbst und im Vorgehen feinere Unterschiede zu bilden als sie selbst.

6. *Therapie als Phasenübergang*
Viele der Beiträge sehen die sexuellen Anlässe für Therapie als Anzeichen anstehender Entwicklungen im umfassenderen Sinn. Laut Schnarch (1991) geht es immer auch um einen Zuwachs an Intimitätstoleranz und selbstbestätigter Intimität, um Flexibilität im Umgang mit unterschiedlichen Situationen und ein Vertreten eigener Stimmigkeit. Der geeignete Moment dafür ist eine Krise, in der alte Lösungsversuche so sehr an Grenzen kommen, dass der Konflikt eine Wendung erfordert. Therapie begleitet den not-wendigen, ergebnisoffenen Suchprozess der Frau nach einer neuen Ordnung.

Zur Gestalt des Buches

Die Beiträge gehen von der Praxis oder einer für die Praxis relevanten Fragestellung aus und haben eine je eigene Gestalt. Das Buch gliedert sich in zwei Teile.

Teil I: Vom Nein zum Ja – selbstbestimmte Auswege aus der Paradoxie des Wollenwollens und anderen erotischen Lebenslagen

Zum Auftakt stellt Ulrich Clement in Kapitel 1 vor, wie *Lustlosigkeit als Kompetenz* begriffen werden kann. Er fragt nach dem Sinn hemmender Mechanismen für die Qualität der weiblichen Erotik. Seine These: Erregung und Hemmung, Ja und Nein zum Sex spielen dialektisch zusammen als Ressourcen für optimale, d. h. der Frau entsprechende sexuelle Erfahrungen.

In Kapitel 2 von Diana Ecker begegnen wir der *»inneren lustvollen Frau«*. Sie repräsentiert den lustvollen, erotischen Anteil der Klientin. Im Körper wird sie sinnlich und bildhaft lokalisiert, dann symbolisch externalisiert (gemalt) und dient als Bezugspunkt für den gesamten Therapieverlauf, eingebettet in eine Vielzahl weiterer Interventionen. Der vorgestellte Fall ist zugleich ein wunderbares Beispiel für Frauen, die sexuell einwandfrei funktionieren, aber zu Beginn der Therapie dennoch sexuell unglücklich sind.

Elsbeth Freudenfeld (Kap. 3) greift direkt die Metapher des Raumes als Voraussetzung für Begehren auf. Das selbstbestimmte Verfügen über den eigenen Raum, die Wiedererlangung der Subjekthaftigkeit und eine gute Beziehung zu sich selbst stellen für sie zentrale Voraussetzungen für das Begehren dar. In der Anfangsphase der Therapie löst sich ihr Vorgehen vollständig vom Thema Sexualität. Ihr u. a. hypnotherapeutisches Vorgehen nutzt Trancen als Anstoß für umfassende Entwicklungsprozesse: »*der innere Raum*« und »*die innere Frau*«. Hier geht es, anders als bei Diana Ecker, weniger um das Auffinden lustvoller Anteile, sondern um die Wiedererlangung der Subjekthaftigkeit im weiteren Sinn, um die Begegnung der Frau mit einer tieferen Ebene ihrer Weiblichkeit als Voraussetzung für das sexuelle Wollen.

Kapitel 4 präsentiert einen historischen, immer noch hoch aktuellen Text der renommierten kanadischen Sexualwissenschaftlerin und Psychotherapeutin Peggy Kleinplatz aus dem Jahr 1998. Ausgehend von ihrer Kritik klassischer, an der sexuellen Funktion orientierter Behandlung von *Vaginismus* zeigt sie anhand eines Fallbeispiels, wie bei der Therapie nach dem *humanistisch-erlebnisorientierten Ansatz* Symptomfreiheit als Nebenprodukt und integraler Bestandteil einer umfassenden persönlichen Entwicklung der Frau entsteht.

Den Abschluss des ersten Buchteils bildet im Kapitel 5 der Beitrag der Herausgeberin. Er thematisiert die Arbeit mit *sexuellen Fantasien* bei Frauen mit »Minussymptomen« (Frauen, die einen Lustmangel und damit einhergehenden Fantasiemangel berichten) und mit »Plussymptomen« (wenn Fantasien als belastend empfunden werden). Fantasien werden als Konflikt- und Lösungsnarrative angeregt, auf Bedeutungen hin exploriert und als Zugang sowohl zu Lust und Erotik als auch zu Lebensthemen der Klientin therapeutisch genutzt. Sie werden damit Vehikel für Entwicklungsprozesse und für Phasenübergänge in der Therapie.

Teil II: Der Körper im Fokus: Die Beziehung zum eigenen Geschlecht, den sexuellen und den reproduktiven Funktionen

Im zweiten Teil des Buches werden spezifische körperbezogene Fragen der Therapie berührt. Die Beiträge verdeutlichen, wie das Verhältnis zum Körper und zu seiner Geschlechtlichkeit im Besonderen von Frauen erlebt wird und wie es verändert werden kann.

In Kapitel 6 widmet sich die Sexualpädagogin und Schulleiterin Angelika Beck den Fragen, mit welchen *Bildern vom eigenen Geschlecht*

Mädchen und Frauen sozialisiert werden – sprachlich, medial und v. a. im schulischen Biologieunterricht –, wie sie sich damit produktiv auseinandersetzen und sich ihre genitale Weiblichkeit aneignen können. Sie wählt den Weg über die bildenden Künste, hat ein ästhetisch sehr ansprechendes dreidimensionales anatomisches Modell der weiblichen Geschlechtsorgane entwickelt und hält viele weitere Bildwelten für »zwischen den Ohren« bereit für eine lustfreundlichere Annäherung an den Ort »zwischen den Beinen«.

Mit dem poetisch-traurigen chinesischen Sprichwort »Die schönsten Vögel sperrt man in Käfige« führen uns Aglaja Stirn und Carina Pika in Kapitel 7 in die Welt der Schönheitsideale und der *Sehnsucht nach dem perfekten Körper*. Die Frage, ob es sich um eine Körperschemastörung, um mangelndes Selbstwertgefühl handelt oder das Perfektionieren des eigenen Körpers Ausdruck selbstbestimmter Körperlichkeit ist, lässt sich nur von Fall zu Fall beurteilen und bleibt damit ein spannendes therapeutisches Thema. Die Autorinnen beschreiben Körperbildarbeit und Rekonstruktionen des eigenen Körper- und Schönheitsbildes.

Die Kapitel 8 und 9 behandeln in direkter Folge mit unterschiedlichem Schwerpunkt theoretische und praktische Herangehensweisen des *sexocorporellen Ansatzes*, eines sexualtherapeutischen Konzepts, das einen erfrischend konkreten und direkten Körperbezug herstellt. Frauen (und Männer) können nach diesem Ansatz erlernen, den Körper so wahrzunehmen und einzusetzen, dass das sexuelle Erleben möglichst lustvoll ist. Dania Schiftan beschreibt, wie Frauen an die physischen Prozesse und Bewegungen Anschluss finden können, die ihnen helfen, in orgiastischen Flow zu gelangen. Karoline Bischof schließt direkt an mit einer anschaulichen Vertiefung der Neurophysiologie der Erregung. Sie zeigt, wie das Verlangen von Frauen dadurch erwachen und sich steigern kann, dass der hedonische Gewinn, das Lusterleben beim Sex hoch ist. Die Unmittelbarkeit der kompetent beförderten körperlichen Lust wirkt auf das Begehren zurück. Der von Peggy Kleinplatz aufgeworfene und von Ulrich Clement in diesem Buch ebenfalls verwendete Begriff des »sex worth wanting« (Sex, der es wert ist, gewollt zu werden) wird hier sehr unmittelbar auf der Ebene des Körpers beantwortet. Systemisch ist der sexocorporelle Ansatz mit Heinz von Foersters Imperativ zu lesen: Erhöhe die Anzahl deiner Möglichkeiten, lustvoll zu agieren und lustvoll zu erleben.

Nachdem wir bereits weit in die Physiologie und körperbezogene Arbeit geführt wurden, bilden zwei Kapitel von Sexualmedizinern bzw. Gynäkologen den Abschluss des Buches. Aus Sicht der Herausgeberin ist es für Psychotherapeut:innen sinnvoll und nützlich, an der Schnittstelle von Medizin und Psychotherapie exemplarisch Einblick zu nehmen. Denn einzigartig weiblich sind seit jeher die reproduktiven Funktionen: das Schwangerwerden und seine Verhütung, das Austragen von Kindern, damit auch: die Mutterschaft.

Verhütung ist nicht trivial, sondern für viele Frauen ein ambivalentes Geschehen, so die These und Erfahrung von Johannes Bitzer. Der *Zusammenhang unterschiedlicher Methoden der Schwangerschaftsverhütung mit dem Begehren* und der praktische Umgang damit sind ihm einen genaueren Blick wert in Kapitel 10.

Das letzte Wort hat Sibil Tschudin (Kap. 11). Sie stellt die Frage, wie Frauen in der Zeit der Schwangerschaft und der frühen Mutterschaft mit ihrer Sexualität umgehen, welche Konflikte entstehen können und was ihnen hilft, mit ihrer Lust in Verbindung zu bleiben oder wieder neu in Verbindung zu kommen. Dafür ist die gynäkologische Praxis oft die erste Anlaufstelle. Den umfassenden wissenschaftlichen Überblick verbindet sie mit der Anschaulichkeit eines gestuften, pragmatischen Vorgehens an Hand von Fallbeispielen.

I. Vom Nein zum Ja – selbstbestimmte Auswege aus der Paradoxie des Wollenwollens und anderen erotischen Lebenslagen

1 Lustlosigkeit als Kompetenz – Zur Dialektik von Nein und Ja

Ulrich Clement

Eine überraschende Lesart zur Symptomatik der sexuellen Lustlosigkeit findet sich bei Peggy Kleinplatz, einer der innovativsten Figuren der gegenwärtigen Sexualtherapie (s. Kap. 4). Sie nimmt einen anderen Blick ein, als er den vielfältigen Versuchen zugrunde liegt, die sexuelle Lust zu aktivieren. Sie folgt auch nicht den üblichen Empfehlungen, sich mit »realistischen« Erwartungen vor Enttäuschungen zu schützen und sich mit einer halbwegs passablen Sexualität zufriedenzugeben: Vielmehr votiert sie für »bessere« Ziele mit dem Tenor, man (und vor allem frau) solle sich nicht so schnell auf mittelmäßige Kompromisse einlassen. Nicht um Sex solle es gehen, sondern um »sex worth wanting« (Sex, der es wert ist, gewollt zu werden) (Kleinplatz 2012).

Diese Orientierung ist mehr als eine harmlos freundliche Aufforderung, sich etwas Schönes zu wünschen. Vielmehr lenkt sie den Blick auf die eigene Autorenschaft selbstbestimmter Sexualität.

Therapeutisch eröffnet dieses Reframing ein ganz neues Verständnis der sexuellen Luststörungen, indem es nicht beim Ist-Wert der erlebten sexuellen Lust/Unlust ansetzt und die oft mühsame Spur verfolgt, den Lustmangel irgendwie zu beheben, sondern beim Sollwert des Ziels. Der therapeutische Fokus liegt damit zunächst bei der Frage, ob die Frau möglicherweise deshalb keine Lust empfindet, weil sie nicht die für sie angemessenen Ziele gewählt hat. Die Luststörung wäre so gesehen kein fehlendes Erleben, sondern ein Hinweis auf falsche Ziele, die der Person nicht entsprechen. Der Blick auf den *sex worth wanting* gibt dann der sexuellen Lustlosigkeit eine völlig neue Bedeutung: nicht als Defizit von Lust angesichts »richtiger« oder »normaler« Ziele, die fremdbestimmt sein können, sondern als Ablehnung unpassend empfundener Ziele oder, positiv gewendet, als Kompetenz, aufmerksam auszuwählen und sich nicht auf solchen Sex einzulassen, der als unauthentisch, nicht als persönlich stimmig erlebt wird.

Ich will diese Perspektive, die Kleinplatz nicht weiter ausführt, aufgreifen. Sie ist zunächst eine pfiffige Umdeutung und ein Aufruf, den eigenen Vorstellungen von Intimität und Emotionalität, von Ästhetik und Stil gerecht zu werden. Dieser Appell an Qualität bliebe freilich, für sich genommen, abstrakt und kraftlos. Stärke und Kontur kann er erst gewinnen, wenn er – mindestens – zwei Fragen beantwortet:

Die erste betrifft die Kriterien und die Autorschaft von Qualität:

> Woran orientiert sich eine Frau, die selbst keine klaren Vorstellungen darüber hat, welche Art der Sexualität ihr entspricht?

Diese Unklarheit oder der schwere Zugang zu Wünschen und Fantasien kann mit einer Ambivalenz gegenüber solchen Wünschen zu tun haben, die in der Mehrheitskultur keine Resonanz finden und negativ bewertet werden (Clement 2014).

Auch die reflektiertesten Vorstellungen bewähren sich erst im Tun. Deshalb zielt die zweite Frage auf die »operative« Übersetzung in sexuelles Handeln:

> Was kann eine Frau tun, um mit einem Partner, der möglicherweise nicht übereinstimmende Vorstellungen hat, den Sex zu haben, den sie als authentisch erlebt?

1.1 Autorin der eigenen Lust/Unlust

Innerhalb des großen Spektrums erotischer Wünsche, Fantasien und Sehnsüchte geht es bei der Frage, inwiefern Lustlosigkeit eine Kompetenz darstellen könnte, zunächst darum, zu welcher speziellen Vorstellung sexueller Lust diese Frau »Nein« sagt.

> Wozu genau sagt sie (verbal oder nonverbal) Nein?

- Nein zum Sex mit einem konkreten Partner?
- Nein zu der Vorstellung des Partners darüber, was normal und angemessen sei?
- Nein zu einer bestimmten Art von Sex (Stellung, Praktik)?
- Nein zu bestimmten Voraussetzungen, überhaupt sexuell bereit zu sein?
- Nein zu einer bestimmten Situation, Sex zu haben?

Das Nein zur Lust und das Ja zur Lust sind nicht gleichwertig. Psychologisch setzt ein eindeutiges Ja die Fähigkeit voraus, im Nein klar zu sein. Erst dann hat das Ja einen Informationswert, ohne beliebig zu sein. Lust zu verweigern, ohne sie jemals zu bejahen, ist möglich, weil diese Aussage eine Vorstellung von Lust voraussetzt, um sie zu verneinen.

Lust zu bejahen, ohne sie auch verweigern zu können, ist wertlos. Die Aussage »ich habe Lust« muss einen Unterschied (zur Unlust) machen. Oder personalisiert ausgedrückt: Eine Frau, die nie Nein sagt, kann keine Vorstellung von Lust haben[3]. Die zentrale Kompetenz zur Autorenschaft der eigenen Lust erfordert also nicht nur die Unterscheidung zwischen Begehrtem und Abgelehntem, sondern außerdem die Urteilssicherheit im Nein.

Therapeutisch sind solche Fragen nach dem Nein (»Was mögen Sie nicht?«) ergiebiger als nach dem Ja (»Worauf haben Sie Lust?«). Zum einen sind sie näher am konkreten Erleben der sich als lustlos beschreibenden Frau, zum andern können sie eher als wertschätzendes Interesse erlebt werden, ohne dass ein verdeckter Appell mitverstanden werden muss, doch irgendeine lustfreundliche Seite zu zeigen.

Um die Fragerichtung nach dem spezifischen Nein zur Lust als Einstieg in eine kompetenzorientierte Perspektive zu nutzen, ist es entscheidend, dass der Interviewer den Akzent nicht auf das Nichtkönnen legt, sondern auf das Nichtwollen, genauer gesagt auf das So-nicht-Wollen. Fragen transportieren Metabotschaften. Ein defizitärer Akzent wird gesetzt mit der Formulierung: »Wobei fehlt Ihnen die Lust?« oder »Was klappt nicht?«. Bei solchen Formulierungen schwingt als Metabotschaft ein »leider« mit, welches das Nein zur Lust als Mangel bewertet. Außerdem legen sie eine hilflose Haltung ohne Gestaltungsperspektive nahe. Ungewollt kann diese Fokussierung zu einer Problem-Opfer-Erzählung mit entsprechender Problemtrance führen.

Dagegen entfaltet eine Formulierung in der Logik des Nichtwollens eine ganz andere Kraft. »Was passt Ihnen nicht?« oder »Wogegen wehren Sie sich?« spricht die Klientin als kompetente Beurteilerin an, nicht als Person, die sich ihrer Unfähigkeit schämen muss. Vielmehr ermöglicht ihr die Metabotschaft dieser Formulierungen, das Nein als Stärke und als bewusste Lebensäußerung zu sehen, der sie sich interessiert zuwenden kann.

1.2 Erotische Barrieren als Übergangskompetenz

Wie äußert sich das »Nein« in einer konkreten Begegnung? Der einfache Fall ist ein einmaliges »Nein« zu Beginn einer möglichen

3 Der Fisch hat keine Vorstellung vom Wasser, wenn er es nicht verlässt. Erst sobald er auf dem Trockenen liegt und den Unterschied kennt, hat er eine – dann allerdings ziemlich akute – Vorstellung vom Wasser.

sexuellen Sequenz. Vorausgesetzt, das »Nein« wird eindeutig empfunden und ausgedrückt und der Partner akzeptiert es, ist damit der erotische Ablauf beendet, ehe er angefangen hat. Meist ist das »Nein« aber differenzierter, ambivalenter und abhängig vom Kontext. Das lässt sich gut illustrieren anhand eines Modells, das in einem anderen Anwendungsfeld entstanden ist, aber einen schlüssigen Transfer zum Thema der Luststörungen erlaubt.

Der Sensitivitäts-Zirkel

Der Begründer der Hakomi-Methode, einer achtsamkeitsorientierten Körpertherapie, Ron Kurtz beschreibt mit seinem »Sensitivitäts-Zirkel« einen Rückkopplungs-Kreislauf, der bei einem Prozess der inneren Wahrnehmung vier Stufen unterscheidet, die notwendig aufeinanderfolgen (Kurtz 1990). Tabelle 1 fasst das Konzept zusammen[4].

Einer ersten Stufe des Gewahrseins (ich werde mir über ein Bedürfnis klar, z. B.: Ich habe Hunger) folgt – als zweite Stufe – die Initiative, in der das Bedürfnis in einen Handlungsimpuls umgesetzt wird (z. B.: Ich kaufe eine Pizza). Im dritten Schritt wird die Wunschbefriedigung vollzogen (z. B.: Ich esse die Pizza), um in einem vierten Schritt in ein stimmiges Gefühl der gesättigten Entspannung überzugehen (z. B.: Ich bin wohlig satt).

Stufe	Barriere (Beispiel)
Gewahrsein	Sich zudröhnen, Gefühle nicht wahrnehmen, dichtmachen
Handlungs-Initiative	Keine Verantwortung übernehmen, sich nicht festlegen
Handlungs-Vollzug	Nicht nehmen, was man haben könnte
Entspannte Sättigung	Nicht loslassen, überaktiv sein

Tab. 1: Sensitivitäts-Zirkel: Stufen und Barrieren (modifiziert nach Kurtz 1990)

4 Ich habe das Konzept an zwei Stellen modifiziert, an denen es begriffliche Unschärfen hat. Die erste betrifft die »action«, die dem Sinne nach besser als Handlungs-Initiative übersetzt wird. Die zweite Stelle ist die »satisfaction«. Der Begriff unterscheidet im Englischen nicht Handlung und Gefühl. Kurtz meint hier den befriedigenden Vollzug einer Handlung, weshalb ich diese Stufe als »Handlungs-Vollzug« übersetze. Er meint an dieser Stelle nicht (!) das befriedigte Gefühl als Ergebnis dieser Handlung. Letzteres beschreibt er als »relaxation completion« im vierten Schritt. Ich habe es deutsch als »entspanntes Befriedigtsein« oder »entspannte Sättigung« übersetzt.

Die Gestalt des Zirkels ergibt sich, wenn man nach der letzten Stufe wieder in einen neuen Kreislauf einsteigt, beginnend mit der Stufe eins.

Vor jeder der vier Stufen gibt es potenzielle Barrieren, die den Prozess bremsen können. Diese wendet Kurtz auf Bewusstseinsprozesse an. Vor Gewahrsein kann man sich schützen, indem man sich betrinkt oder Gefühle nicht wahrnimmt, weil sie zu bedrohlich sind. Handlungs-Initiativen kann man vermeiden, indem man Verantwortung ablehnt und sich nicht festlegt. Dem »Vollzug« des Wunsches kann man aus dem Weg gehen, indem man nicht nimmt, was man haben könnte. Und schließlich lässt sich die Entspannung nach der Befriedigung umgehen, indem man die Aktivität nicht loslässt und im überaktiven Modus bleibt.

Auch das Ja und Nein zur Lust hat verschiedene Facetten, die sich in einer interessanten Analogie zum Sensitivitäts-Zirkel nachzeichnen lassen. Übertragen auf eine sexuelle Sequenz lassen sich die vier Stufen mit den jeweiligen Barrieren – im ungestörten Fall – kurz etwa so beschreiben:

Auf der Basis eines Wissens um die (unspezifische) eigene erotische Ansprechbarkeit lässt sich eine Person bewusst auf eine konkrete Handlung mit einem konkreten Partner ein, vollzieht den sexuellen Akt und ist danach entspannt und befriedigt.

Entsprechend lassen sich auch sexuelle Barrieren identifizieren.

1) *Barriere des Gewahrseins:* nicht wahrnehmen, ob man überhaupt Lust hat, und nicht sagen können, worauf man Lust hat und was genau man will

Klientinnen-Narrativ: »Ich merke nie, ob ich Lust habe, und weiß auch nicht, was ich mir genau unter befriedigendem Sex vorstellen soll.«

2) *Barriere der Handlungs-Initiative:* keine Initiative ergreifen, um zu einer Wunscherfüllung zu kommen

Klientinnen-Narrativ: »Ich mag nicht anfangen und gehe auch nicht auf die Initiative meines Partners ein.«

3) *Barriere des Handlungs-Vollzugs*: nicht nehmen, was man haben könnte

Klientinnen-Narrativ: »Es wäre möglich, ich scheue mich aber, es zu vollziehen.«

4) *Barriere der entspannten Sättigung*: unbefriedigt bleiben

Klientinnen-Narrativ: »Das hat wieder einmal nichts gebracht!«

Kurtz analysiert noch in einer Defizit-Logik, in der die Barrieren als mächtige Spaßverhinderer imponieren. Wenn wir über diese Grenze hinausgehen und den Barrieren auch ein Potenzial als kompetente Verhaltensweisen zuschreiben, könnten wir sie im Ablauf einer sexuellen Sequenz bildlich als aufmerksam prüfende Türwächter vor der jeweils nächsten Stufe verstehen. Sie dienen dem Selbstschutz der Person, indem sie darauf achten, ob der jeweils nächste Schritt angemessen und passend erlebt wird oder nicht.

»Barrieren« könnte man dann als Maßnahmen zur Qualitätssicherung und Authentizitäts-Prüfung interpretieren, die sexuelle Schritte im größeren Kontext der Selbstrealisierung und Selbstachtung bewerten. Sie geben der Sexualität erst ihre Tiefendimension, die mit »Lust« und »Spaß« nur ansatzweise beschrieben wird.

	Stufe	**Symptom**	**Barriere als Defizit**	**Barriere als Ressource**
1 **Gewahrsein**	unspezifische Erregungsbereitschaft	passive Lustlosigkeit	nicht wahrnehmen, ob man erregbar ist	Spiel mit der Mehrdeutigkeit
2 **Handlungs-Initiative**	spezifisches Begehren (wen, was)	aktive Verweigerung	nicht sagen können, wen und was man will	bewusst Optionen offenlassen
3 **Handlungs-Vollzug**	sexuelle Handlung	sexuelle Funktionsstörungen	nicht nehmen können, was man haben könnte	bewusst verzichten, authentisches Nein
4 **Entspannung**	satt sein, loslassen	sexuelle Sucht	nicht aufhören können	aufhören können

Tab. 2.: Sexuelle Barriere als Defizit und als Ressource

Tabelle 2 fasst die Überlegungen zu den vier unterschiedlichen Facetten der Lust und der jeweiligen Barrieren zusammen. Sie ist – am

Beispiel der ersten Stufe – folgendermaßen zu lesen: Das Gewahrsein drückt sich sexuell als unspezifische Erregungsbereitschaft aus. Ist diese gestört, zeigt sich das auf der Symptomebene als passive Lustlosigkeit. Mit einem ressourcenorientierten Blick lässt sich hier auch die mehrdeutige Offenheit erkennen, ob ich meinen körperlichen Aktivierungszustand überhaupt als sexuell identifiziere oder nicht.

Wenn man diesem Modell folgt, lassen sich vier Kompetenzen identifizieren, die allesamt ihre Kraft aus dem Nein beziehen:

1. *dem Nein zu einer Festlegung auf Sexuelles,* das ein offenes Spiel mit Bedeutungen erlaubt

Luisa möchte gern mit Ivo schäkern und flirten, hat dabei ein sicheres Bewusstsein, dass sie das nicht als Vorspiel oder sexuelles Versprechen versteht und es beenden würde, wenn Ivo vom Flirt zu einer sexuellen Zustimmung übergehen möchte.

2. *dem Nein zu einer konkreten Situation und Person,* das Wahlmöglichkeiten offenlässt

Evelyn schläft gern mit Lars. Wenn sie aber spürt, dass er mit seiner Aufmerksamkeit nicht bei ihr ist, kann sie ihm klar zu verstehen geben, dass sie unter diesen Umständen nicht zum Sex mit ihm bereit ist.

3. *dem Nein zum sexuellen »Vollzug«,* das den Primat von Erektion und Orgasmus relativiert und damit Freiheit für andere körperlich-sinnliche Varianten öffnet

Barbara fühlt sich in der Lage, während des sexuellen Zusammenseins mit Robert ihn zu verführen, indem sie ihn von seiner deutlichen Absicht, vaginal einzudringen, abbringt und zu einem intensiven Oralverkehr lockt.

4. *dem Nein zum Aufhören und Atemholen,* um wieder in den (nichtsexuellen) Alltag überzugehen

Alma lässt sich nicht darauf ein, dass Curt nach seinem Orgasmus aufsteht und seinem Alltag nachgeht, sondern kann ihn dazu verleiten, dass sie in seinem Arm das postkoitale Beben nachklingen lassen kann.

Das Dual-Control-Modell: Hemmung ist funktional

Aus einer ganz anderen Quelle, nämlich der empirisch orientierten Sexualwissenschaft, kommt das Dual-Control-Modell von Bancroft und Janssen (2000) bzw. Janssen und Bancroft (2006). Sie haben ein Konzept vorgeschlagen, das sexuelle Störungen durch das Wechselspiel von zwei Komponenten zu erklären versucht: Erregung und Hemmung. Auch in diesem Ansatz wird der Hemmung eine wichtige Regulationsfunktion zugesprochen.

Die Autoren beziehen sich auf frühere Arbeiten von Barlow (1984), der – noch sehr in einem Performance-Modell der sexuellen Funktion – »aufgabenrelevante« Informationsverarbeitung sexueller Stimuli von »aufgabenirrelevanter« Verarbeitung unterscheidet. Mit aufgabenirrelevanter Verarbeitung meint er im Wesentlichen Ablenkung, also störende Gedanken[5], die die Konzentration und Aufmerksamkeit auf das sexuelle Geschehen beeinträchtigen.

Janssen und Bancroft (2006) fassen diese empirischen Ergebnisse so zusammen, dass für eine sexuelle Reaktion nicht nur ein positiver sexueller Stimulus anwesend, sondern außerdem störende Prozesse abwesend sein müssen. Allerdings halten sie den Ablenkungseffekt für keine ausreichende Erklärung, da er noch im Rahmen eines eindimensionalen Modells zu fassen wäre im Sinne einer einfachen Konkurrenz zwischen hinlenkenden und ablenkenden Reizen. Das Dual-Control-Modell postuliert über den störenden Ablenkungseffekt hinaus einen unabhängigen aktiven Hemmungs-Mechanismus. Dabei werden zwei Dimensionen der Hemmung unterschieden: Hemmung aus Performance-Angst (z. B. Befürchtung von Funktionsstörungen) und Hemmung aus Angst vor den Konsequenzen sexueller Aktivität (z. B. Befürchtung, beim Sex belauscht zu werden) (Bancroft 2009; Graham, Sanders a. Milhausen 2006).

Dem Modell zufolge sind sowohl Erregung als auch Hemmung funktional. Die Autoren beziehen sich freilich fast ausschließlich auf biologische Aspekte der Hemmung. Während die biologische Funktion der Erregung offensichtlich sei (Fortpflanzung[6]), lasse sich für die

5 Eine prägnante weibliche Kommentierung dieses männlich orientierten Performance-Modells lieferte mir Angelika Beck (s. Kap. 6): »Wenn ich immer wieder aus meinem verwilderten Garten fliege und auf einem fremden Rasen Purzelbäume schlagen soll, statt in den Dünen zu schwimmen, in seinem Pool Wettschwimmen soll …«

6 Die biologische Funktion ist kein individuelles Motiv. Was für die Gattung notwendig ist (Fortpflanzung), muss für das Individuum kein bewusstes Motiv sein. Menschen ha-

Funktionalität der Hemmung geltend machen, dass sie die Refraktärphase reguliert, damit den fortpflanzungsrelevanten Stress (Werbe- und Paarungsverhalten, Rivalität) reduziert und Aufmerksamkeit für verschiedenste Arten von Bedrohung möglich macht.

Das antagonistische Prinzip des Dual-Control-Modells lässt sich als dramaturgisches Grundmuster aber viel weiter ausreizen, als es Bancroft und Janssen in ihrer Begrenzung auf biologische Funktionen nahelegen. Die formale Dynamik des Modells geht von einem Wechselspiel zwischen einer agonistischen und einer antagonistischen Bewegung aus. Die agonistische Bewegungsrichtung allein wäre ohne die regulierende Funktion der antagonistischen Richtung dysfunktional, ja sogar bedrohlich, wie sich leicht an dem simplen Beispiel von Gas geben und bremsen beim Autofahren plausibel machen lässt. Die antagonistische Bewegung wäre ihrerseits gegenstandslos, wenn sie nichts zu regulieren hätte.

Dieses Wechselspiel von Rückkopplungsprozessen, das sich sowohl auf einen homöostatischen Eigenwert einpendeln kann als auch zu qualitativen Sprüngen in neue Zustände in der Lage ist, funktioniert in allen Prozessen lebender Systeme. Auf die Sexualität bezogen lässt es sich sowohl in mikrosozialen Interaktionen wie der sexuellen Werbung und Annäherung oder des Koitus zeigen als auch in biografischen Abläufen der psychosexuellen Entwicklung und Differenzierung. Die Funktion der Hemmung ist in allen praktischen Erscheinungsformen der Sexualität (auch) als konstruktive Ressource zu erkennen.

Hemmung: Automatismus oder Entscheidung?

Das Dual-Control-Modell beschreibt die Hemmung als funktional, sieht sie aber, ähnlich wie ein Persönlichkeitsmerkmal, nicht als primär gestaltbar. Damit ist sie positiv bewertet, aber nicht in der Verfügbarkeit der jeweiligen handelnden Person. Bancroft (2009) unterstreicht, dass der Hemmungsprozess vor allem automatisch funktioniere und nicht bewusst oder absichtsvoll eingesetzt werde. So wird die Hemmung als adaptive Funktion konzipiert, die freilich als

ben sich fortgepflanzt, ehe sie wussten, dass zwischen Sexualität und Reproduktion ein Zusammenhang besteht. Sowohl der Fortpflanzungswunsch als auch sein Gegenteil, die Angst vor Schwangerschaft, können allerdings starke individuelle Motive sexuellen (Nicht-) Verhaltens und sexueller Lust sein (vgl. Kap. 10).

unwillkürlich und unabhängig von bewussten Entscheidungen einer handelnden Person. Um sie als therapeutisch relevante Ressource zu verstehen, ist ein konzeptioneller Schritt erforderlich, den man – im systemischen Jargon – als Übergang vom »Hemmungs-Opfer« zum »Hemmungs-Täter« beschreiben könnte. Wird die Hemmung primär als unwillkürliche Funktion verstanden, ist das gewissermaßen ein Glücksfall, aber noch keine verfügbare Kompetenz. Von einer Handlungskompetenz lässt sich erst sprechen, wenn es entscheidbar ist, ob eine Handlung vollzogen oder unterlassen wird.

Im Folgenden wird die Hemmung als Kompetenz verstanden, Nein zu sagen. Ob dabei auch unwillkürliche Prozesse mitspielen, sei dahingestellt. Zentral ist der Gedanke, dass die Hemmung als situationsabhängig aktivierbar, als entscheidbar und als bewusstseinsfähig (wenn auch nicht in jeder Handlung bewusst) verstanden wird.

1.3 Sexuelle Hemmung als Ressource

Ich will an einem Beispiel deutlich machen, welche konstruktive Bedeutung das Prinzip der Hemmung haben kann. Sie ist, um das begrifflich noch hinzuzufügen, nicht zu verwechseln mit der sexuellen Gehemmtheit einer Person, sondern eine funktionale Größe im sexuellen Geschehen. Bei den genannten und im Folgenden ausgeführten Beispielen für adaptive Funktionen der sexuellen Hemmung handelt es sich um eine Beschreibung eines nicht direkt emotional involvierten (gedachten) äußeren Beobachters. Aus der Innensicht und dem Erleben der beteiligten Akteure muss keineswegs ein Gefühl der Hemmung erlebt werden. »Hemmung« ist als funktionaler Begriff, nicht als Beschreibung eines emotionalen Erlebens zu verstehen. Er bezieht sich dabei zum einen auf unwillkürliches Verhalten, wie z. B. Ekelreaktion, Beschämungsimpulse, ängstliches Vermeiden. Die Hemmung kann zum anderen aber auch bewusstseinsfähig sein im Sinn einer Entscheidung, eine sexuelle Interaktion abzubrechen oder gar nicht erst zu beginnen. Dieses Verständnis deckt sich nicht genau mit dem Alltagsbegriff »Hemmung«, der oft negativ mit Gehemmtheit oder Verklemmtheit konnotiert ist. Hemmung wird hier verstanden in einem nicht bewertenden, lediglich funktionalen Sinne als aktive oder passive Negation von prosexuellem Verhalten. In diesem Sinne umfasst er

- unwillkürliche und willkürliche Impulse,
- bewusste und unbewusste Inhalte,
- Gefühle, Kognitionen und Handlungen.

Diese Perspektive lässt den alten Blick auf die Hemmung als lustbehindernde Spaßbremse weit hinter sich, wie sie von einem triebtheoretischen, hedonistischen, sexualliberalen oder – mit anderem Vorzeichen – moralkonservativen Standpunkt aus vertreten wird. Dabei gilt das in dieser absoluten Form nur für die Außenperspektive. Für die beteiligten Akteure einer sexuellen Interaktion oder individuellen Entwicklung kann die Hemmung durchaus unangenehm erlebt werden.

Bettina beschreibt im therapeutischen Erstgespräch ihre Irritation darüber, dass sie seit drei Jahren beim sexuellen Zusammensein mit ihrem Mann nicht mehr feucht wird und einen für sie unerklärbaren Widerstand spürt, sich weiter auf seine Zärtlichkeiten einzulassen. Sie wolle diese Hemmung überwinden, weil sie sonst um die Fortsetzung ihrer Ehe fürchte. Erst als der Therapeut ihr die Sichtweise anbietet, dass ihr Körper offenbar »Nein« sage und das möglicherweise aus guten Gründen tue, auch wenn ihr diese noch nicht klar seien, nimmt sie diese Überlegung nachdenklich auf. Im weiteren Gesprächsverlauf nimmt sie den Gedanken auf, dass ihr Körper mit seinem »Nein« sie vor etwas schützen möchte, das ihr nicht guttut. Zum zweiten Gespräch kommt sie mit der Einsicht, dass ihr Körper ja kein Störenfried sei, sondern eigentlich »eine gute Freundin«.

Ich verlasse für einen Moment das begrenzte Thema der Lustlosigkeit: Die folgenden Beispiele sollen illustrieren, dass das Konzept der »Hemmung als Ressource« einen weitaus breiteren Anwendungsbereich hat und als allgemeines theoretisches Prinzip für das Verständnis sexuellen Verhaltens und Erlebens gelten kann.

Schutz vor Stress

Aus der Stress-Forschung ist bekannt, dass sexuelle Erregung blockiert ist, wenn die biologischen Reaktionsmuster auf Stress, Gefahr oder starke Belastung (Kampf, Flucht, Totstellen) aktiviert sind[7].

7 Auch zu dieser Regel gibt es Ausnahmen wie Stress-Orgasmen (Komisaruk, Beyer-Flores a. Whipple 2007).

Die physiologische Unvereinbarkeit von parasympathikoton gesteuerter sexueller Erregung und sympathikotoner Stress-Reaktion liegt übrigens dem krankheitstheoretischen Modell der klassischen Sexualtherapie von Masters und Johnson (1970) zugrunde, demzufolge Angst bei konkreter oder auch nur antizipierter sexueller Aktivität die sexuellen Funktionen (Erektion, Lubrikation, Erregung, Orgasmus) hemmt. Die Schutzfunktion der Hemmung ist hier offensichtlich, selbst wenn sie sich nicht auf reale Gefahren beschränkt. Der subjektiv erlebte Bedrohungsgrad durch Befürchtungen vor Beschämung, Scheitern, Gesichtsverlust ist psychodynamisch Grund genug, eine sexuelle Hemmung zu aktivieren. Dass diese ihrerseits wieder einen Preis hat, indem sie sexuelle Befriedigung und Bestätigung verhindert, erhöht zwar die Komplexität, mindert aber nicht die stabilisierende Funktion der Hemmung.

Psychosexuelle Entwicklung

Im Verlauf der psychosexuellen Entwicklung wird gelernt, zwischen nützlichen, die persönliche Entwicklung fördernden Handlungen und schädlichen Aktivitäten zu unterscheiden. So können etwa Ekel und aversive Impulse sinnvolle Reaktionen in unerfreulichen, z. B. missbräuchlichen Situationen sein. In einer unerwünschten oder übergriffigen Interaktion ist die Hemmung sexueller Erregung und die Aktivierung sexuellen Widerwillens und entsprechend defensiven Verhaltens ein sinnvoller Schutz der körperlichen, sozialen und psychischen Integrität. Das gilt ansatzweise auch für die Entwicklung der weiblichen/männlichen Geschlechtsidentität, paradigmatisch etwa bei dem psychoanalytischen Konzept der Dis-Identifikation (Greenson 1967), welches die aktive Verneinung weiblicher Impulse als maßgeblich für die Entwicklung einer männlichen Identität postuliert.

Differenzierung

Ein individuell ausgeformtes sexuelles Profil kann sich nur dann bilden, wenn neben sexuellen Vorlieben, Empfänglichkeiten und Erregungsbereitschaften auch ein Bewusstsein sexueller Abneigungen, Unempfänglichkeiten aktiv ist (wie eingangs bereits beschrieben), ganz unabhängig davon, ob sich diese aktiv gehemmten Motive subkortikal entwickelt haben oder das Ergebnis werteorientierter Entscheidungen sind. Dabei sind diese Hemmungen nicht nur als rein kognitive Ablehnungen zu verstehen, sondern psychosomatisch als

»embodied«, in den Körper eingeschriebene Verhaltensmuster, die teils unbewusst, teils aber durchaus bewusstseinsfähig sind.

Dramaturgie und Kontrastbildung

Anders als bei den genannten Funktionen, die eher stabile Traits (Persönlichkeitsmerkmale) beschreiben, kann der Hemmungs-Mechanismus auch genutzt werden, um situative und kontextabhängige *States* zu beenden. So findet sich in der Dramaturgie einer erotischen Geschichte (z. B. eine Liebesgeschichte, ein Flirt, ein Date) immer ein Wechsel von Elementen, die durch Erregung getrieben sind, und Elementen, die den sexuellen Ablauf infrage stellen, bremsen oder durch neue Hindernisse irritieren. Ohne diese hemmenden Elemente wären diese Geschichten trivial wie viele pornografische Filme, die nur auf das Durchpeitschen der Erregung angelegt und durch das Fehlen eines hemmenden Gegengewichts (z. B. ein Zögern, ein Anflug von Schüchternheit) dramaturgisch uninteressant sind.

Prozess-Steuerung

Auch der Ablauf eines sexuellen Aktes beinhaltet Elemente der aktiven Hemmung. Am offensichtlichsten zeigt sich das in der Temposteuerung der beiden Partner, in der Verständigung darüber, wann der richtige Zeitpunkt für die genitale Vereinigung ist und wann der Akt zu Ende sein soll. Aber auch die Verständigung über Positionen, Techniken, Kontext, also die gesamte erotische Feinabstimmung des Paares, oszilliert zwischen Erregungs- und Hemmungsimpulsen.

Nach diesem Exkurs zurück zum Thema der sexuellen Lustlosigkeit von Frauen.

1.4 Therapie

Frauen mit Luststörungen unterscheiden sich von Frauen ohne diese Störung nicht dadurch, dass sie mehr oder weniger ausgeprägte sexuelle Hemmungen hätten. Wenn wir Hemmung als Ressource verstehen, die einer Frau – jeder Frau! – zur Verfügung steht, liegt der Unterschied vielmehr im Ausmaß, in dem sie Zugang zu dieser Ressource hat und sie zur Wahrung ihrer sexuellen Integrität und Selbstachtung, aber auch zur Belebung ihres erotischen Handelns nutzen kann. Man könnte auch sagen: Die Leitunterscheidung liegt darin, ob sie sich als Gestalterin oder Opfer ihrer Hemmungen erlebt. Als Gestalterin hat sie einen gleich guten Zugang zu Go- und Stop-Optionen. Als Opfer erlebt sie sich den Hemmungen ausgesetzt. Die gleiche Hemmung wird unterschiedlich erlebt und unterschiedlich kommuniziert.

> Frau A. und Frau B. erleben beide ihren jeweiligen Partner als zu drängend und haben die Erfahrung gemacht, dass sie sexuell in die Defensive geraten und sich gebremst fühlen, wenn sie versuchen, sich seinem Tempo anzupassen.
>
> Frau A. beschreibt das so: »Ich fühle mich dann einfach nicht gut. Mir geht das zu schnell, ich komme nicht mit, werde nicht feucht und mache irgendwann dicht. Dann geht gar nichts mehr, und wir sind beide enttäuscht. Deshalb habe ich in der letzten Zeit die Lust verloren.«

Die sexuelle Lustlosigkeit von Frau A. ist so lange eine kompetente Reaktion, wie sie sich sexuell reaktiv definiert. In der inneren Logik, sich einem unangenehmen Drängen zu entziehen, kann man die Lustlosigkeit als Lösungsversuch interpretieren.

> Frau B. dagegen beschreibt: »Ich übernehme früh die Initiative, sodass er gar nicht erst das Gefühl zu haben braucht, er müsse mich überreden. Wenn er merkt, dass ich mitgehe, drängt er auch weniger. So kann ich ihn in meinen Rhythmus locken.«

Durch ihre eigene frühzeitige Aktivierung sorgt sie dafür, dass der Punkt der Hemmung gar nicht erst erreicht wird. Diese Kompetenz, also der gestaltende Zugang zu der Ressource Hemmung (und natürlich auch zu anderen Ressourcen) ist entwickelbar. Frau A. kann sich die Kompetenz von Frau B. aneignen. Therapie kann dafür wichtige Unterstützungen geben.

> Welche therapeutische Begleitung braucht sie, um Gestalterin ihrer Hemmung zu werden? Wie kann sie das Gefühl überwinden, sich durch ihre Hemmungen als sexuell beeinträchtigt zu erleben?

Ich will dafür eine konzeptionelle Überlegung vorstellen und einige Interventionen ins Spiel bringen.

Interventionen

Erst wenn die defensive Not, ungewollt einer sexuellen Hemmung ausgesetzt zu sein, vom Therapeuten verstanden und empathisch angenommen ist, kann die ressourcenorientierte Perspektive erfolgversprechend aufgemacht werden. Zu schnelle Lösungsorientierung, wie sie die Kurzzeittherapie favorisiert (z. B. de Shazer), führt leicht zum Widerstand, weil das damit angebotene therapeutische Tempo seinerseits als Drängen erlebt werden kann und analog mit derselben Reaktanz oder Lustverweigerung beantwortet wird wie in der sexuellen Interaktion. Die Klientin muss also das Gefühl haben, mit ihrem Leidensdruck, ihrer ratlosen und schwachen Seite angekommen zu sein. Erst auf dieser Basis ist sie frei, sich auf eine neue Perspektive einzulassen und das Potenzial zu entschlüsseln und auszuloten, das in der gehemmten Lust bereitliegt. In Kurzform ist die Sequenz so zu beschreiben:

1. *Annehmen des Leidensdrucks:* Die Klientin wird bei ihrer Hemmung »abgeholt«. Der damit verbundene Leidensdruck wird als Problem gesehen und gewürdigt.
2. *Reframing:* vom Defizit zur Ressource. Der Therapeut bietet ein Reframing an, in dem die kompetente lösungsorientierte Seite der Hemmung fokussiert wird.
3. *Vom kompetenten Nein zum kompetenten Ja:* Nachdem die Klientin sich eine Sichtweise erschlossen hat, in der sie die kompetente Seite ihrer Hemmung erkennt, lassen sich Suchprozesse einleiten, die sich darauf konzentrieren, diese kompetente Seite mit konkreten Inhalten zu füllen. Dafür haben sich einige spezifische Interventionen bewährt, die Lustlosigkeit a) als Problem und b) als Kompetenz fokussieren.

a) Interventionen, die Lustlosigkeit als Problem fokussieren

Um die Klientin in ihrem Leidensdruck »abzuholen«, ihre Gefühle, Sichtweisen, Bewertungen zunächst so anzunehmen, wie sie sie ausdrückt, können Fragen hilfreich sein, die auf eine Differenzierung der als Problem erlebten Hemmung und Lustlosigkeit zielen:

- Welche Seite Ihrer Sexualität möchten Sie ungern zeigen?
- Worauf genau haben Sie keine Lust?
- In welchen Situationen fühlen Sie sich sexuell gehemmt? (oder: mehr gehemmt als Ihnen lieb ist?)
- Was ist der typische Ablauf einer sexuellen Situation, in der Sie sich sexuell gehemmt fühlen oder Lustlosigkeit entwickeln?
- Wann fällt es Ihnen schwer, sich auf etwas einzulassen, das Sie eigentlich wollen?

- Wann fällt es ihnen schwer, nein zu sagen, obwohl Sie etwas nicht wollen?

Oft liegen die Antworten auf diese Fragen nicht bewusstseinsnah bereit und können deshalb nicht ohne Weiteres gegeben werden. Um dann nicht in einer verlegenen Reaktion des Verstummens oder einem achselzuckenden »weiß ich nicht« hängenzubleiben, kann die Frage nach dem Interesse der Klientin als hilfreiche Brücke dienen:

- Ist es für Sie interessant, das genauer anzusehen?

Diese Frage nach dem Interesse ist nicht hoch genug einzuschätzen. Sie signalisiert zum einen die Wertschätzung des Therapeuten. Zum anderem lenkt sie den vermeidenden Blick hin auf eine zugewandte Analyse des Problems und entschärft damit den Bann einer Problemtrance. Zudem markiert sie einen Wechsel von einer eher schnellen Frage-Antwort-Sequenz zu einem langsameren Modus des Innehaltens und gründlichen Überlegens und Nachspürens.

Eine vertiefende Möglichkeit besteht in einer körperorientierten Fokussierung, wie sie z. B. im Hakomi (Kurtz 1990) praktiziert wird. Hier wird das Gefühl (in diesem Fall also die Hemmung bzw. Lustlosigkeit) danach untersucht, wie und wo es körperlich empfunden wird. Das Vorgehen ist konsequent gegenwartsorientiert, auch wenn das untersuchte Gefühl durch vergangene Situationen ausgelöst wird oder an sie erinnert. Die Frage würde nicht lauten: »Wie ging es Ihnen, als Sie sich damals beschämt oder gehemmt fühlten?«, sondern: »Was fühlen Sie heute, wenn Sie über die damalige Situation sprechen? Wo genau im Körper spüren Sie dieses Gefühl? Wie fühlt es sich an (warm – kalt, stark – schwach, auf der Haut – unter der Haut usw.)?«

Dieses konsequent beschreibende Fragen, das nicht interpretiert, nicht bewertet und nicht erklärt, kann den Zugang zu »tieferen« existenzielleren Emotionen öffnen, die mit dem sexuellen Symptom verbunden sind, zu Einsamkeit, Trauer, Wertlosigkeitsgefühlen, mit denen dann therapeutisch weitergearbeitet werden kann.

b) Interventionen, die Lustlosigkeit als Kompetenz fokussieren

Wenn die Problemseite und die damit verbundenen Emotionen von der Klientin berichtet und vom Therapeuten verstanden und angenommen sind, – erst dann! – kann die kompetente Seite der Hemmung oder Lustlosigkeit in den Blick genommen werden. Die Fragen dazu zielen auf die »Täterschaft« der Hemmung, also darauf, wo sie aktiv eingesetzt werden kann, wo sie eine schützende oder stabilisierende Funktion hat. Geeignete Fragen sind etwa:

- Wie können Sie Ihr Nein-Empfinden einsetzen, um sich zu schützen?
- Was ermöglichen Sie sich durch Ihre Lustlosigkeit?
- In welchen Situationen haben Sie es als stimmig erlebt, sexuell unansprechbar zu sein?
- Was ist Ihr persönlicher Stil, eine sexuelle Initiative Ihres Partners zurückzuweisen?
- In welchen Situationen erleben Sie es als hilfreich, sich sexuell lustlos oder gehemmt zeigen zu können?
- Wann erleben Sie sich als selbstbewusst, wenn Sie zu einer sexuellen Einladung »Nein« sagen können?

Wie die problemorientierten Fragen sind auch diese kompetenzorientierten Fragen deskriptiver Natur, interpretieren und erklären also möglichst wenig, sondern fokussieren in erster Linie auf das Wie, Was und Wann der Kompetenz.

Auch hier ist es durchaus möglich, dass die Klientin zunächst keine Antwort weiß oder ihr der Sinn der Frage nicht einleuchtet. Es ist dann Aufgabe des Therapeuten, sie ihr plausibel zu machen, etwa in der Art: »Ich habe schon verstanden, dass Sie Ihre sexuelle Unlust gerne loswerden möchten. Ich habe allerdings den Eindruck, dass sich darin auch eine Fähigkeit ausdrückt, kritisch zu prüfen, auf wen und auf was Sie sich sexuell einlassen wollen. Wollen Sie sich noch einmal genauer ansehen, wie Sie sie auch nutzen können?«

Wenn die Klientin sich auf diese Perspektive einlässt, kann es ihr besser gelingen, ihre Unlust oder Hemmung nicht nur als unabweisbaren Selbstanteil zu akzeptieren, sondern ihn zu utilisieren.

Eine Methode, die erlaubt, ein erstes Gespür dafür zu bekommen, wie sich aus einer zunächst problematisch erlebten Bewertung eine Stärke ableiten lässt, sind verstärkende Sätze. Hierbei greift der Therapeut eine Tendenz der Klientin auf, die sie vielleicht nur zögernd zu erkennen gibt, und formuliert sie prägnanter. Er schlägt dann der Klientin vor zu prüfen, ob sie diesen Verstärkungssatz aussprechen kann und wie er sich beim Aussprechen anfühlt bzw. wie es sich anfühlt, dass er nicht ausgesprochen werden kann. Ein Beispiel aus einer Paartherapie:

> Evelyn erlebt sich als sexuell lustlos und frustriert, sieht sich nicht in der Lage, Martins ausgeprägten sexuellen und Nähewünschen entgegenzukommen. Sie äußert ihre Veränderungswünsche ambivalent. »Ich möchte schon wieder Lust auf ihn haben, aber nicht so, wie er sich das vorstellt.« Die Frage, wie sie sich Sex nach ihren eigenen Maßstäben vorstellt, kann sie in den ersten Therapiestunden noch nicht beantworten. Sie weiß nur, was sie nicht will. Das greife ich auf.
>
> Ich schlage ihr »ein Experiment« vor. Nachdem ich ihr das Vorgehen beschrieben habe und sie einverstanden ist, erläutere ich genauer:
>
> »Ich werde gleich einen Satz sagen und möchte Sie bitten zu prüfen, wie er sich anfühlt und ob Sie ihn aussprechen können. Sprechen Sie ihn nicht sofort nach, sondern lassen Sie sich dafür Zeit. Wenn er Ihnen passend vorkommt, sprechen Sie ihn aus. Wenn Sie ihn nicht glaubhaft über die Lippen kriegen, dann erzwingen Sie das nicht. O. k.!?«
>
> Sie nickt und ich formuliere nach einer kurzen Pause: »Der Satz lautet: ›Ich habe ein gutes Gespür dafür, was mir sexuell nicht entspricht‹.«
>
> Sie überlegt nur kurz und spricht den Satz klar und ohne Zögern aus. »Der fühlt sich gut an. Viel besser als das, was ich selbst formuliert hätte. Ich hätte das nur mit schlechtem Gewissen meinem Mann gegenüber gesagt.«
>
> Im weiteren Verlauf der Therapie fühlt sich Evelyn sicherer und vor allem ohne Schuldgefühle, wenn sie nicht sofort auf Martins Initiativen eingeht, auch wenn diese mittlerweile einen gekränkten und dadurch erotisch wenig attraktiven Unterton haben. Sie bringt es auf den Satz: »Der Normalfall ist, dass ich nicht sexuell erregt bin. Und das ist mein gutes Recht. Aber ich bin offen für Ausnahmen.«

Damit macht Evelyn einen entscheidenden Schritt, den vom absoluten Nein zum bedingten Ja. Von dem defensiv motivierten Nein, das nicht nur ihren Partner, sondern auch sie selbst unfrei gemacht hat, wird sie mit der neu entwickelten Wahlmöglichkeit, unter bestimmten Bedingungen Ja zu sagen, kompetente Autorin der eigenen Lust.

2 Die »innere lustvolle Frau« – eine sexualtherapeutische Intervention

Diana Ecker

In diesem Kapitel möchte ich einen ressourcenzentrierten Blick auf das bereits vorhandene erotische Potenzial »lustloser« Frauen richten. Dies impliziert, dass auch sie bereits Fantasien, Vorstellungen oder innere Bilder von sich als »lustvoller« Frau in sich tragen, die allerdings in der Regel nicht direkt zugänglich sind, sondern psychotherapeutisch »freigelegt« werden müssen. In einer Sexualtherapie setzt dies aufseiten der Klientin die Bereitschaft voraus, sich auf einen Suchprozess einzulassen. Für die Entdeckung, Aneignung und Weiterentwicklung der Ressource »innere lustvolle Frau« eignet sich am besten eine einzeltherapeutische Arbeit (s. Ecker u. Ecker 2013), die einer – falls dann noch notwendigen – paartherapeutischen Phase vorgeschaltet wird und auch den Schwerpunkt dieses Beitrags bildet. Denn sexuell »lustlose« Frauen fühlen sich in ihrem Begehren oft fremdbestimmt (der Partner erwartet sexuelle Lust, sie sollen funktionieren) und haben es häufig generell »verloren« – also nicht nur bezogen auf den eigenen Partner und jenseits einer potenziellen systemischen Funktionalität der Luststörung. Sie haben sich ihr Begehren vielfach nie als natürlichen Teil ihrer weiblichen Identität »angeeignet« und können daher kaum signalisieren, was sie in der gemeinsamen Sexualität wollen.

Kathrin, eine 33-jährige Frau, hat mir erlaubt, ihren »Fall« für diesen Beitrag zu verwenden. Nach einer abgeschlossenen Langzeittherapie bei einem Kollegen arbeitete sie weitere 15 Stunden bei mir am Thema ihrer sexuellen Unlust. Hier stelle ich den Ausschnitt der Arbeit mit der »inneren lustvollen Frau« vor, weitere Interventionen können aus Platzgründen nicht dargestellt werden. Wir einigten uns auf Doppelstunden in größeren Abständen (auch aufgrund der weiten Anfahrt) und ließen zunächst offen, ob auch ihr Partner teilnehmen sollte.

2.1 Zur Entwicklung eines vorläufigen Verständnisses sexueller Unlust

Die erste Verhaltensanalyse[8], wie sie sich für Kathrins sexuelle Unlust darstellt, ist auch für viele andere Frauen typisch. Beispiele für Auslöser können Äußerungen des Partners beim Kuscheln sein, wie etwa »Ich krieg total Lust auf dich, ich möchte mit dir schlafen«.

Da ihr Partner Jochen eine Ablehnung befürchtet, fügt er, wie schon häufiger passiert, noch hinzu: »Du weißt, dass ich dich begehrenswert finde und dass das als Kompliment gemeint ist.« Bei Kathrin geht sofort eine unangenehme Gedankenschleife los:

> »Jetzt muss ich, ich kann nicht immer ausweichen und ihn hinhalten. Was er sich wünscht, ist ja völlig normal und angemessen. Ich weiß, dass er mich begehrt und liebt, das fühle ich ja auch grundsätzlich für ihn. Ich weiß nicht, warum ich fast nie Lust habe. Ich wollte, es wäre anders. Ich bin diejenige, die ein Problem hat.«

Sie fühlt sich entsprechend unwohl und unter Druck und ist weit davon entfernt, Lust und Erregung aufkommen zu lassen. Obwohl sie ansonsten recht selbstbewusst ist, fühlt sie sich in der sexuellen Situation beeinträchtigt durch biografisch verwurzelte Zweifel am Selbstwert, am Grundvertrauen in Beziehungen und die Ambivalenz gegenüber Sexualität überhaupt. Aus der Überlegung heraus, sich diesmal ein Nein besser nicht zu leisten, geht sie auf Jochens Annäherung ein.

8 Das Instrument der Verhaltensanalyse eignet sich gut als »störungsübergreifendes Raster zur verhaltensnahen und multimodalen Exploration« (Abbruzzese u. Kübler 2013): Ein Problemverhalten in einer konkreten Situation wird mikroanalytisch in einem S-O-R-K-C-Modell erfasst. Dieses identifiziert interne und externe Auslöser (S), die der problematischen sexuellen Reaktion (R, bestehend aus den vier Komponenten Kognitionen, Emotionen, Körpersignale und Verhalten) vorausgehen, sowie deren kurz- und langfristige Konsequenzen (K, C). Diese Mikroanalyse liefert ein vorläufiges Problemverständnis, das sich in der weiteren verhaltenstherapeutischen Diagnostik und Behandlung mit zusätzlichen Informationen zu einem differenzierten Bild anreichert. Auch biologische Einflussgrößen werden über die sog. Organismusvariable (O) mitberücksichtigt (z. B. Beeinflussung der weiblichen sexuellen Lust durch den Eisprung, langjährige Einnahme der »Pille«). Eine zusätzliche Makroanalyse auf der Basis einer Sexualanamnese präzisiert, wie sich ebenfalls in der Organismusvariable abgebildete situationsübergreifende Einstellungsmuster und Grundüberzeugungen als Ergebnis der individuellen Lerngeschichte herausgebildet haben.

In der weiteren sexuellen Interaktion lässt sie sich streicheln und erregen, streichelt und erregt auch ihn, schließlich schlafen sie miteinander. Währenddessen läuft ein für Jochen kaum wahrnehmbarer Prozess in Kathrin ab. Gedanken und Gefühle bestürmen sie wie:

»Ich mag mich nicht leiden, weil ich fast nie will. Jetzt ist die innere Schwelle wieder so hoch! Ich weiß gar nicht, wie ich die Kurve kriegen soll, dass mein innerer Widerstand sinkt und ich mich auf Jochen einlassen kann. Das ist so mühsam, es quält mich. Ich weiß mir nicht zu helfen. Dabei liebe ich ihn doch und begehre ihn grundsätzlich. Wenn ich wieder Nein sage, wird der Druck nur noch schlimmer. Wenn ich Ja sage, dann tue ich das, ohne dass ich richtig will und ohne dass ich wirklich dabei bin. Der einzige Vorteil ist, dass ich hinterher lockerer bin. Dann sollte ich möglichst die Lockerheit nutzen und zeitnah nochmals mit ihm schlafen ...«

Gefühlsmäßig befindet sich Kathrin in einem Zustand der inneren Hilflosigkeit und Verzweiflung, wobei gleichzeitig durch die direkte genitale Stimulierung von Klitoris und Scheide automatische körperliche Reaktionen eintreten wie erigierte Brustwarzen, Feuchtigkeit in der Scheide und schließlich sogar ein vaginaler Orgasmus.

Kurzfristig fühlt sich Kathrin erleichtert, dass ihr Körper »funktioniert«; andererseits leidet sie unter der Diskrepanz zwischen den Reaktionen des Körpers und ihrem Fühlen: Tatsächlich verspürt sie viel weniger Genuss, als der Körper trotz Orgasmus zu signalisieren scheint. Außerdem hat sie ein schlechtes Gewissen, nicht authentisch zu sein und dem Geschlechtsverkehr »strategisch« zugestimmt zu haben. Eine bessere Lösung hat sie derzeit aber nicht zur Verfügung, was ihr Selbstvertrauen als Frau beeinträchtigt. Allerdings gibt ihr die kontinuierliche Paarsexualität auch das Gefühl, dass Jochen (einigermaßen) sexuell zufrieden und die Beziehung sicher ist. Trotz allem, was kompliziert und negativ ist, fühlt sie durch die Nähe bei der Sexualität eine große Verbundenheit. Langfristig bleibt die gemeinsame Sexualität ein kritisches Thema, denn Jochen findet, dass sie zu selten Sex haben; für Kathrin ist die Häufigkeit gerade so, dass sie mit ihren inneren Hindernissen »irgendwie« klarkommt. Beiden erlaubt diese Kompromisslösung (»der kleinste gemeinsame erotische Nenner«, Clement 2004, S. 74), die Beziehung aufrechtzuerhalten.

2.2 Wie und warum reagieren sexuell lustlose Frauen »anders« auf sexuelle Reize?

Kathrin findet ihren Partner zwar körperlich anziehend, mag ihn gut riechen, fühlt sich geliebt und begehrt etc., bleibt aber doch letztlich ratlos, weil diese positiven Voraussetzungen nicht dafür ausreichen, sich sexuell bereit zu fühlen oder Lust zu bekommen. Zu Jochens Enttäuschung kann sie auch ihm keine klare Antwort auf die Frage geben, was er tun müsste, damit sich seine Chancen erhöhen.

Was also muss geschehen, damit sexuelle Reize wirksam werden? – Erst die aufgrund der individuellen Lerngeschichte im Gedächtnis gespeicherte Bedeutung von Reizen macht sie zu emotional wirkungsfähigen Reizen (Damasio 2003; Both, Everaerd u. Laan 2005; Spiering a. Everaerd 2007; Laan a. Both 2011). Bei Frauen mit sexueller Unlust werden durch sexuelle Situationen und Aktivitäten mehr negative als lustvolle Gedanken hervorgerufen, sie erleben weniger sexuelles Vergnügen und ihnen stehen insgesamt weniger sexuell wirksame Reize zur Verfügung (Nobre a. Pinto-Gouveia 2009; McCall a. Meston 2006, 2007). Positive sexuelle Stimuli können ihre Attraktivität einbüßen, wenn sexuelles Erleben wiederholt mit negativen Erfahrungen wie Enttäuschung, Angst, Schmerzen beim Geschlechtsverkehr etc. einhergeht (Both et al. 2008).

Im Sinne einer automatischen unbewussten Informationsverarbeitung reagieren Frauen überraschenderweise mit Leichtigkeit genital erregt, wenn sie erotische Filme anschauen. Selbst negativ oder neutral bewertete sexuelle Stimuli erzeugen genitale Reaktionen (Laan a. Janssen 2007). Aktiviert ein sexueller Reiz gleichzeitig negative, mit einer sexuellen Annäherung konfligierende Bedeutungen, kommt es daher zwar zu einer Aktivierung genitaler Reaktionen, aber auch zu einer Beeinträchtigung der emotionalen Intensität, der subjektiven Erregung und der genitalen Reaktionen (Janssen et al. 2000).

Obwohl Kathrin ihren Partner als sexuell reizvoll wahrnimmt, sind ihr Bild von partnerschaftlicher Sexualität und ihr Frauenbild von einer Reihe von Regeln geprägt, deren Belastungspotenzial schwerer wiegt als die lustvollen Bedeutungen von Sexualität, so z. B. die lebensgeschichtlich geprägte Botschaft, dass eine Frau auf die sexuellen Bedürfnisse ihres Partners reagieren sollte, um die Ehe nicht zu gefährden. Bei der Durchführung einer Sexualanamnese (Ausschnitt pubertäre Sexualität) wird überdies deutlich, dass sie eine Reihe hochwirksamer sexueller Reize zur Verfügung hat. Ihre Wirkung entfalten diese jedoch bevorzugt bei der Selbstbefriedigung und weniger beim partnerschaftlichen Sex, denn die Wirkungsintensität wird durch eine biografisch erlernte Hemmung beeinträchtigt. Überdies reagiert Kathrin irritiert auf die vaginalen (automatisierten) Erregungsanzeichen, die sich bis zum Orgasmus steigern, denn entgegen ihrer Erwartung fühlt sie sich subjektiv wenig erregt. Enttäuschend findet sie auch, wie wenig sich ein Orgasmus sexuell motivierend auswirkt, und sie fragt sich, ob deshalb etwas nicht mit ihr stimmt. Für die Beziehung hat Kathrins sexuelles Profil folgende Konsequenzen: Ihr lebensgeschichtlich geprägtes Muster an wirksamen und hemmenden Reizkonstellationen lässt ihrem Partner nur einen kleinen Spielraum, um dieses Muster durch seine Person und sein Verführungsverhalten zu aktivieren. Und auch Kathrin hat wenig Ideen, wie sie sich öffnen und weiterentwickeln könnte. Die psychoedukative Erläuterung der skizzierten Forschungsbefunde in unseren Gesprächen liefert Kathrin zwar einige Ideen, warum sie sexuell »so kompliziert« ist, aber noch sind mehr Fragen offen als geklärt.

2.3 Lustvolles sexuelles Erleben als »Ausnahme«

In wenigen »Ausnahmesituationen« ist Kathrin von sich aus sexuell bereit und wird aktiv, wie der Ausschnitt aus einer ressourcenorientierten Verhaltensanalyse verdeutlicht:

> Kathrin beschreibt eine für sie überraschende Beziehungssituation, die sich eines Abends zugetragen hat. Sie selbst sei nicht bewusst sexuell gestimmt gewesen. Vielmehr habe sie, Kathrin, Jochen daraufhin taxiert, ob er sich in einer sexuellen Stimmung befände. Aber seine passive, »unschuldige« Verfassung sei ihr plötzlich sehr reizvoll vorgekommen. Anders als sonst sei sie ihm »voraus« gewesen. Ein Gefühl innerer Freiheit und Stärke habe sich ihrer bemächtigt. Dieses Gefühl habe ihr deutlich gemacht, dass sie nun die Wahl habe, entweder einen Schritt zu machen und sexuell initiativ zu werden oder es zu lassen. Interessanterweise sei ihr in den Sinn gekommen, dass sie nicht nur von seinen Erwartungen befreit sei, sondern, was ihr viel wichtiger erschienen sei, von ihren eigenen Erwartungen und besonders ihrer eigenen inneren Widersprüchlichkeit. Plötzlich sei sie offen gewesen, wirklich den Zugang zu ihrer Sexualität zu spüren. Diese Erkenntnis allein sei schon erregend für sich gewesen, und ihre Scheide sei feucht geworden.

Solche Ausnahmesituationen sind insofern wichtig, als sie den Klientinnen helfen, einen ganz konkret erlebten positiven »Zielzustand« zu definieren. Dieser enthält in der Regel Elemente, die auch in der Sexualforschung und in sexualtherapeutischen Konzeptionen betont werden.

So beruht nach Schnarch (2006, 2011) erfüllte Sexualität in einer längeren Paarbeziehung auf der persönlichen Reife (»Differenzierung«) zweier Menschen, die sich in »selbstbestimmter« (vs. »fremdbestimmter«) Intimität begegnen, d. h. in der Lage sind, generell und in der gemeinsamen Sexualität ihr Identitäts- und Selbstwertgefühl nicht vom Partner und seinen Reaktionen abhängig zu machen. Es geht also um ein anspruchsvolles positives Ziel für die Persönlichkeitsentwicklung beider Partner, das weit über die »Beseitigung einer Funktionsstörung« hinausgeht.

Wenn sich Kathrin widerstrebend Jochens Erwartungen anpasst, geschieht dies natürlich auch, weil sie ihr Selbstwertgefühl als Frau von seiner Reaktion abhängig macht. Umgekehrt gelingt es ihr in der Ausnahmesituation sehr gut, sich frei von Fremdbestätigungsbedürfnissen sowohl mit sich selbst als auch mit dem Partner verbunden zu fühlen.

Die Verwirklichung eines stabilen Selbstgefühls in einer Liebesbeziehung setzt voraus, dass ich selbst bereits in gutem Kontakt mit meinen sexuellen Bedürfnissen und Wünschen, mit meiner sexuellen Identität als Frau bin. Die Intervention der »inneren lustvollen Frau« zielt darauf ab, eine stabilere sexuelle Identität als nicht nur begehrte, sondern auch selbst begehrende Frau zunächst einzeltherapeutisch zu etablieren und zu verankern, auch als Voraussetzung für eine sich ggf. – falls notwendig – noch anschließende Paartherapie, die auf die von Schnarch formulierten Entwicklungsziele hin anzulegen wäre.

Nach Auffassung von Meana (2010) ist das weibliche sexuelle Selbstbild entscheidender für sexuelle Lust und Erregung als die Sicht des Partners auf seine Partnerin. Nicht wenige Frauen fühlen sich aufgrund ihres Aussehens und darauf bezogener Selbstabwertungen während einer sexuellen Begegnung gehemmt und abgelenkt, worunter die sexuelle Zufriedenheit leidet (Wiederman 2000; Meana a. Nunnink 2006). Andererseits scheint sich Selbstaufmerksamkeit für den eigenen Körper nur dann positiv auszuwirken und körperliche Erregung zu erleichtern, wenn sich eine Frau in ihrem Körper wohlfühlt und sich mag.

Der ressourcenorientierte Ansatz der »inneren lustvollen Frau« knüpft insofern an Meanas Konzeption an, als er darauf abzielt, Frauen ihr eigenes Begehren wieder als natürlichen Teil ihrer weiblichen Identität im Sinne eines positiven sexuellen Selbst zugänglich zu machen. Zumindest rudimentär vorhandene positive sexuelle Erfahrungen mit positiv erlebtem Bezug zum eigenen Körper in der Lerngeschichte bzw. aktuelle Ausnahmesituationen dienen hierbei als Anknüpfungspunkte.

2.4 Die »innere lustvolle Frau«

Das sexuelle Selbstverständnis ist oft nur in Teilen bewusst und daher über kognitive Methoden nur bruchstückhaft zugänglich. Zur Erfassung sind daher kreative Medien geeigneter. Insbesondere Frauen mit Lustproblemen ermöglicht sie die Erfahrung, dass eine »innere lustvolle Frau« existiert, auch wenn diese Seite oft nicht spontan zugänglich ist und noch seltener gelebt wird. Selbst bei Frauen, die von sich berichten, keine sexuelle Lust und Erregung (mehr) zu verspüren, gibt es in aller Regel zumindest Rudimente einer früheren, verschütteten, auch positive Ressourcen enthaltenden sexuellen Identität.

Das Konzept der »inneren lustvollen Frau« meint die Vorstellung einer Frau von sich selbst, wie sie sich als erotisch und lustvoll erlebt. Es repräsentiert ein Gegenwartsbild und enthält lerngeschichtliche Erfahrungen. Mit aktiviert werden auch als problematisch empfundene Aspekte. Nicht ungewöhnlich ist, dass jemand zwei oder mehrere hochwirksame sexuelle Selbstfragmente hat. Diese werden in unterschiedlichen sexuellen Situationen hervorgerufen (z. B. nur bei der Selbstbefriedigung, nur bei einem bestimmten Partner, nur bei einer bestimmten Praktik).

Die Durchführung des Konzepts (am besten in einer Doppelsitzung) ist dreigeteilt:

- Imaginationsübung: die Begegnung mit der »inneren lustvollen Frau«
- Malen des imaginierten Bildes (z. B. Ölkreiden oder Wachsmalstifte) auf großes Papier
- Exploration und vertiefende Interventionen

Imaginationsübung: die Begegnung mit der »inneren lustvollen Frau«

»Wenn wir über sexuelle Lust sprechen, so ist sie weit mehr als nur ein Wort. Sie haben sich vielleicht während unserer Gespräche an Szenen in Ihrem Leben erinnert, die erotisch sehr lustvoll waren. Oder auch an Szenen, in denen keine Lust aufkommen wollte. Ich möchte Ihnen zunächst vorschlagen, sich in Gedanken den lustvollen Situationen zuzuwenden oder vielleicht auch einem einzigen Erlebnis, das Ihnen jetzt besonders ins Gedächtnis kommt.

Schließen Sie dazu die Augen. Schenken Sie sich ein paar tiefe, volle Atemzüge … und wenn Sie ausatmen, dann spüren Sie, wie all die unnötige Anspannung in Ihrem Körper mit dem Atem aus Ihnen hinausfließt …

Nehmen Sie sich nun einige Augenblicke Zeit, diesen Erlebnissen oder diesem einen Erlebnis nachzuspüren.

Gibt es einen Ort in Ihrem Körper, wo Sie Ihre sexuelle Lust lokalisieren können? Natürlich kann es sich auch um mehrere Orte handeln. Versuchen Sie, mindestens einen solchen Ort zu finden. Und machen Sie sich »ein Bild« von diesem Ort: Ist es ein sicherer, ein guter Ort? Kennen Sie diesen Ort oder ist er neu? Führt ein Weg dorthin?

Jetzt möchte ich Sie bitten, Ihrer Lust an diesem Ort/an diesen Orten eine Farbe zu verleihen, vielleicht auch mehrere. Vielleicht möchten Sie ihr auch eine Gestalt oder ein Symbol verleihen, so als würden Sie sie malen?

Stellen Sie sich nun vor, Ihre Lust hätte eine Stimme und würde zu Ihnen sprechen. Was würde sie Ihnen sagen: Gibt es eine Botschaft, die die Lust Ihnen zukommen lassen möchte? Vielleicht wollen Sie ihr auch eine Antwort geben?

Jetzt kommen wir langsam zum Ende der Reise. Bevor Sie die Augen öffnen, schlage ich Ihnen noch vor, sich von Ihrer Lust zu verabschieden, etwa indem Sie ihr noch etwas zum Abschied sagen. Denn vielleicht wollen Sie sie ja wieder einmal besuchen … Öffnen Sie jetzt bitte die Augen, rekeln und strecken Sie sich und schauen Sie sich im Raum um.«

Instruktionen zum Malen

»Suchen Sie sich nun einen Platz im Raum, an dem Sie ungestört für ca. 10 bis 15 Minuten arbeiten können. Wenn Sie unsicher sind, wie

Sie beginnen wollen, dann suchen Sie sich erst einmal die Farben aus, die Sie brauchen. Lassen Sie sich beim Malen mehr durch Ihre Hände führen und weniger durch Ihren Kopf. Nehmen Sie sich während des Malens immer einmal wieder für einige Augenblicke Zeit hinzuspüren, wie es Ihnen dabei geht. Sie können nichts falsch machen.«

Für viele Frauen ist die Erfahrung, entgegen ihrer anfänglichen Selbsteinschätzung doch noch eine lustvolle Seite entdecken zu können, die nun symbolhaft vor ihnen liegt, emotional bewegend. Dabei sind die Bilder auf den Papierbögen oft einfache, z. T. sehr typisierte oder holzschnittartige Zeichnungen.

Exploration

Im anschließenden Gespräch werden die Erfahrungen während der Imaginationsübung und des Gestaltungsprozesses thematisiert. Das Bild liegt als Bezugspunkt auf dem Tisch oder dem Boden. Die Exploration des Bildes beinhaltet:

- *den Schaffensprozess*: Wie erging es Ihnen während des Malens? Was hat Ihnen Freude bereitet? Was war unangenehm, bedrückend, ängstigend? etc.
- *die Inhalte*: Wie geht es Ihnen jetzt, während Sie das Bild betrachten? Was spricht Sie am meisten an, was am wenigsten? Haben Sie etwas weggelassen oder vergessen? Welches sind die angenehmen, welches die schwierigen Stellen? etc.
- *die formalen Aspekte und ihre Bedeutung*: Was drücken die Farben aus? Was die Symbole? Was nimmt viel, was wenig Raum ein? Was nimmt eine zentrale Position ein, was ist randständig? etc.

Während das Gespräch als beginnende Klärungsarbeit (Grawe 1998) verstanden wird, dient die nächste Intervention, die eine Identifizierung mit der »inneren lustvollen Frau« unterstützt, mehr der Problemaktualisierung. Kathrin erhält die Instruktion, viele Ich-Sätze bzw. Sätze, die ein Ich enthalten, zu bilden:

»Ich bin bunt im Becken. Das Bunt setzt sich aus drei Farben zusammen, Rot, Gelb, Grün. Das Rot ist kräftig, ich bin kräftig. Das Gelb ist hell und leicht. Ich bin hell und leicht ... Das Grün, weiß ich nicht. Das Bunte durchzieht den ganzen Beckenbereich. Das fühlt sich gut an,

> ich fühle mich gut an. Das Bunte, das ist die Lust und die Erregung. Ich bin die Lust und die Erregung ... Sie zieht auch in die Brust und in die Beine. Der Kopf ist auch da, er ist blass, er ist ›still‹, er sagt mir nichts vor. Die Empfindungen im Becken sind im Vordergrund. Das ist meine sexuelle lustvolle Seite. Das alles bin ich als lustvolle Frau.«

Kathrin stockt. Sie sagt, das sei nur die eine Seite. Sie müsse auch den Zustand der Lustlosigkeit malen, sonst sei sie unvollständig. Sie malt eine zweite, noch größere, stark stilisierte Figur daneben, deren Kopf sie schwarz strichelt. Brust, Bauch und Becken werden mit einer schwarzen geschlängelten Linie angedeutet.

> »Das Schwarz verdeckt jetzt fast die ganze Lust. Ich bin das Schwarz, und ich bin die Lust. Aber ich weiß nicht, ob die Lust zuerst da war und von dem Schwarzen zugedeckt wurde. Oder ob das Schwarz zuerst da war und die Lust sich jetzt mühsam gegen das Schwarze behaupten muss.«

Sowohl beim Prozess des Malens als auch bei der Auswertung kommen, z. T. sich zeitlich überlappend, alle fünf Wirkfaktoren nach Grawe (1998, 2005) zum Tragen:

Klärungsarbeit: Sowohl der Imaginations- als auch der gestalterische Prozess und dessen Ergebnis weisen hin auf bewusste und unbewusste Ziele, Werte und Motive, die das sexuelle Erleben und Verhalten steuern.

Problemaktualisierung: Der kreative Gestaltungsprozess und die Auseinandersetzung mit der Wirkung des gemalten Bildes wirken unmittelbar problemaktualisierend. Durch die Anregung emotionsnaher, rechtshemisphärischer Prozesse können rationalisierende Widerstände umgangen werden. Häufig führt die Problemaktualisierung zur Wiedererinnerung biografischer Episoden, die für die sexuelle Entwicklung richtungsweisend waren, und intensiviert die Wahrnehmung aktueller positiver und »schwieriger« Anteile.

Ressourcenaktivierung: Die Instruktionen zur »inneren lustvollen Frau« fokussieren nicht einseitig in der Vergangenheit als problematisch empfundene, sondern auch als positiv und beglückend erlebte Aspekte der eigenen Sexualität.

Aktive Hilfe zur Problembewältigung: Die Auseinandersetzung mit dem Bild der »inneren lustvollen Frau« liefert Hypothesen darüber, welche therapeutischen Schritte bzw. Transferaufgaben als Nächstes anstehen.

Therapeutische Beziehung: Die therapeutische Herangehensweise bei der Arbeit mit der »inneren lustvollen Frau« ist gekennzeichnet durch eine behutsame, nicht interpretierende Exploration der subjektiven Bedeutungsgehalte – sowohl der Gestaltungsarbeit selbst als auch des gemalten Bildes, bei der die Therapeutin über weite Strecken »auf gleicher Höhe« mit der Klientin ist. Beim Auftauchen eigener Hypothesen werden diese zwar registriert, jedoch nicht vorschnell geäußert.

Nach diesem therapeutischen Prozess, der die »innere lustvolle Frau« hervorbringt und zur Identifikation anregt, kann Kathrin nicht mehr hinter diese Erfahrungen zurück, und ihre alte, störungsbezogene Selbstdefinition bröckelt: Jetzt geht es nicht mehr darum, einen Mangel zu beheben oder einen Verlust zu bearbeiten; aus dem unbewussten »Nichtkönnen« soll ein »bewusstes Wollen bzw. Nichtwollen« im Sinne einer Übernahme von Selbstverantwortung werden (Clement 2004, S. 47). Die Selbstdefinition lautet nun, dass eine bisher mehr oder weniger latente lustvolle Seite vorhanden ist, jetzt die »innere lustvolle Frau« genannt, die nach einem bewussten und selbstverantwortlichen Umgang verlangt.

Therapeutische Hausaufgaben

1. Kathrin soll das Plakat zuhause an einem gut sichtbaren Platz aufhängen und täglich mit der »inneren lustvollen Frau« (der bunten oder der schwarzen) in einen stillen Dialog gehen.

2. Aus Sicht der »inneren lustvollen Frau« (der bunten) soll diese einen Brief an Kathrin schreiben: »Liebe Kathrin, was ich (deine »innere lustvolle Frau«) dir sagen möchte …«

Aneignung über Identifikationsprozesse

In der nächsten Doppelsitzung, vier Wochen später, berichtet Kathrin, es habe eine Reihe positiver Veränderungen gegeben. Nicht nur, dass Jochen sehr positiv auf ihr Bild reagiert habe; erstmals seit langer Zeit habe sie sich keine Sorgen um ihre fehlende Lust machen müssen, worüber sie ja sonst ständig nachgrübele. Vielleicht habe es auch damit zu tun, dass ihre Lust nun einen Platz in ihrem Leben bekommen habe, und es habe sie gedrängt, ihr Bild zu verändern und den bisher nur im Umriss bestehenden Kopf ebenfalls mit den Farben der Lust auszumalen. Außerdem habe sie ihrer Lust einen Brief geschrieben:

»Hallo Kathrin,
hier ist Deine ›innere lustvolle Frau‹. Ich bin total angenervt von Dir, und Du machst mich echt wahnsinnig. Ich habe auch meine Daseinsberechtigung! Außerdem würde ich Dir ja was Gutes tun, ich soll doch angeblich die schönste Nebenbeschäftigung der Welt sein. Bei Dir bin ich das nicht. Letztens, in den Wochen nach meinen Tagen, durfte oder konnte ich wieder nicht rauskommen, als würde ich gar nicht existieren. Warum legst Du die Schwelle so hoch für mich? Lass mich doch raus! Spürst Du denn nicht, dass ich da bin? Was hab ich Dir getan, dass Du so mit mir umgehst? Weißt Du was? Frühmorgens hast Du mich weniger im Griff, da bin ich manchmal einfach da, wenn Du im Halbschlaf bist. Aber dann, je wacher Du wirst, desto mehr gerate ich wieder in den Hintergrund. Und manchmal genügt ein falsches Wort von Jochen, Deinem Freund, und Du machst total zu und lässt mir keinen Raum mehr.«

Durch das laute Vorlesen des Briefes wird Kathrin emotional und kognitiv direkt involviert, der Prozess der Identifikation mit der »inneren lustvollen Frau« schreitet voran. Das Vorlesen wirkt stark problemaktualisierend, sichtbar u. a. an ihrer angespannten Mimik, die den Konflikt des inneren Ringens zwischen der kontrollierenden Instanz des Ich und der zum Ausdruck drängenden Kraft der Lust wahrnehmbar macht. Zur weiteren Verdichtung ihres Prozesses schlage ich ihr vor, das Plakat so zu positionieren, dass die Nähe bzw. die Distanz, die sie jetzt dazu empfindet, zum Ausdruck kommt. Kathrin schaut danach hochkonzentriert auf ihr Bild. Ich warte ab, in welche Richtung sie der angestoßene Prozess führen wird, ob sie sich den Ressourcen oder einem schwierigen Ausschnitt zuwendet.

Von außen betrachtet (wie die spätere Exploration bestätigt) wirkt das Bild als intensiver Reiz, der eine Art Sogwirkung entfaltet, wodurch Kathrin in einen Bewusstseinszustand eintritt, in dessen Verlauf die Außenwahrnehmung zurücktritt, zugleich aber der Rapport gewahrt bleibt.

Verständlich wird dieser sich steigernde Prozess intensiven Erlebens, wenn man die »vier Ebenen der therapeutischen Tiefung« (Petzold 1988, S. 104 ff.) zugrunde legt, ein heuristisches Modell aus der Integrativen Therapie. Es definiert die folgenden vier Ebenen als Spektrum mit fließenden Übergängen:

1. Reflexion
2. Bildererleben und Affekte
3. Involvierung
4. autonome Körperreaktionen

Dabei tritt die kognitive Kontrolle des Ich zunehmend zurück, das Bildererleben nimmt zu, die emotionale Beteiligung der Klientin steigert sich, und sie verlässt mit weiterer Involvierung zunehmend die »Zuschauerrolle« des reflexiven Blicks auf sich selbst. Sie tritt in die Bilderwelt ein, das Erleben wird so plastisch, die Identifikation so vollständig, als sei sie die imaginierte Person. Oft setzen Regressionen ein. Bei weiterer Verdichtung kann der Körper quasi autonom reagieren, Lebenssequenzen aus den ersten Lebensjahren werden aktiviert, die kognitive Kontrolle ist nahezu ausgeschaltet, auch wenn ein Rest eines beobachtenden Ich erhalten und der Rapport gewahrt bleibt.

Im Verlauf des folgenden therapeutischen Dialogs wird jeweils der Beginn der verschiedenen Tiefungsebenen markiert. Das Plakat liegt ausgebreitet vor Kathrin auf dem Boden. Nachdem sie die gemalten Bilder eine Weile aufmerksam angeschaut hat, faltet sie es spontan in der Mitte zusammen. Kathrin (Reflexionsebene) sagt dazu:

> »Ich möchte jetzt die schwarze Seite nicht sehen, sondern nur die positive bunte.«

Sie stellt das Bild mit der schematischen Umrisszeichnung ihrer Figur hochkant auf das Sofa, wobei deren Kopf nun auf der Höhe unserer Köpfe ist. Kathrin (Ebene des Bildererlebens und der Affekte) dazu:

> »Jetzt ist sie wie ausgestellt, sie kriegt jetzt alle Aufmerksamkeit« (lacht). »Das sieht witzig aus. Wie eine dritte Person. Das passt zu meinem positiven Wandel« *(lacht versonnen)*.
>
> THERAPEUTIN »Sie zeigt sich uns?«
>
> KATHRIN »Ja, sie ist selbstbewusst. Das ist schön« *(lacht)*.
>
> THERAPEUTIN »Sie kann sich jetzt sehen lassen?«
>
> KATHRIN »Ja, zum ersten Mal in ihrem Leben.«
>
> Kathrin schaut lange nachdenklich auf ihr Bild, sie scheint hochkonzentriert und versunken (Ebene der Involvierung). Irgendwann ändert sich ihre Mimik deutlich, sie wirkt zunehmend unzufriedender, skeptischer.
>
> THERAPEUTIN »Können Sie beschreiben, was in Ihnen vorgeht?«
>
> KATHRIN »Sie war superpositiv. Aber je länger ich sie anschaue, desto weniger gern tue ich es. Sie ist das Ideal, nach dem ich strebe. Aber

beim Schauen kommt das Negative durch. Das Bild auf der Rückseite kommt jetzt mit dem Schwarzen durch, es will sich auf die Vorderseite drängen. Das ist ja auch nicht verwunderlich, denn in dem bunten Bild ist eine Lüge drin. Das Schwarz gehört ja dazu. Es ist da, aber es überlagert das Bunte nicht *(verwundert)*. Es ist eher so, dass sich schwarze Flecken neben die bunten drängen ... Aber die bunten sind in der Überzahl ...« Kathrin, die ganze Zeit in ihr Bild »eingetaucht«, schaut jetzt fragend in meine Richtung.

THERAPEUTIN »Bleiben Sie ruhig in diesem Gedankenfluss und nehmen Sie wahr, wie es Ihnen dabei geht.«

KATHRIN schaut erneut hochkonzentriert auf ihr Bild, sie scheint schnell wieder in die Versunkenheit abzutauchen.

KATHRIN »Ich kann das Schwarz tolerieren, vielleicht akzeptieren« *(lacht)*. »Ich werde nicht traurig, so ist das nicht ...« Sie schweigt und schaut. Eine Weile später, wieder lachend: »Ich habe mich gerade gefragt, ob sich der Prozess umkehrt, indem der Fluss der Farben wieder schwärzer wird. Aber das ist nicht so« *(lacht)*. »Vielmehr kommt jetzt in meiner Vorstellung wieder das Bunte mehr durch und die schwarzen Flecke werden weniger ...« *(lacht)*. »Ich habe nichts getan. Es hat sich von selbst verändert. Ich muss mich nur lassen, ich muss mich nur diesem inneren Fluss überlassen. Aber ich kann mich so schwer lassen! Dann kommt das Schwarze wieder durch, wenn ich mich nicht lasse und steuern will: Es beginnt vom Kopf und breitet sich dann im Körper aus ... Aber es ist nicht so, wie ich dachte, dass das Schwarze als große Fläche im Kopf bleibt. Das Schwarze verflüssigt sich, mischt sich unter die bunten Flecken. Es ist wie ein Fluss, der dahinfließt. Und der Fluss sieht nie gleich aus, er ändert sich. Wenn ich ihn lasse ...«

THERAPEUTIN (fasst zusammen) »Das Bild schien Sie am Anfang wie ›hineingezogen‹ zu haben *(Kathrin nickt)* und hat dann einen Gedanken- und Gefühlsstrom ausgelöst, der Ihre ganze Aufmerksamkeit beansprucht hat. Sie haben erlebt, wie er geflossen ist und wie er gestockt hat.«

KATHRIN (Reflexionsphase) »Wie Konfetti ist es durch mich hindurchgeströmt. Ich habe versucht, an nichts zu denken. Ich war an einem neutralen Punkt und habe nichts erwartet. Die Gedanken sind von alleine gekommen. Aber wie habe ich das gemacht? Das wünsche ich mir beim Sex auch! – Ich bin in diesen Fluss ein- und später auch wieder ausgestiegen und wieder eingestiegen ... Ich habe ja auch fließende Schlangenlinien gemalt. Ich habe gewartet, bis etwas zu mir kommt, statt willentlich etwas herzustellen. Jetzt spüre ich auch, wie sich die Wellen durch meinen Körper hindurchbewegen.«

Kathrin gelingt es rasch, in weitere Ebenen der Tiefung einzusteigen: Während sie in einer kurzer Reflexionssequenz von bloßen Überlegungen ohne besondere emotionale Beteiligung geleitet ist, wird auf der sich anschließenden Ebene des Bildererlebens und der Affekte die beginnende emotionale Beteiligung sichtbar. Auch wenn sie durch aufsteigende bildhafte Szenen berührt wird, bleibt sie Zuschauerin ihrer eigenen Geschichte, und der Körper bleibt relativ unbeteiligt. Auf der Ebene der Involvierung verlässt Kathrin die Zuschauerrolle, sie tritt als Akteurin in das Bild hinein – dies ist der Moment der kompletten Identifikation, Kathrin ist die »innere lustvolle Frau«. Eine weitere Verdichtung der Involvierung auf der Ebene der autonomen Körperreaktionen findet nicht statt.

In der Phase der therapeutischen Involvierung identifiziert sich Kathrin – in einem »Flow«-ähnlichen Zustand[9] – also vollständig mit der »inneren lustvollen Frau«.

Diese Fähigkeit zur Involvierung ist m. E. eine wichtige Basisfertigkeit für ein gelingendes und beglückendes sexuelles Erleben.

Hausaufgaben

In achtsamer, nichtwertender Weise mit der »inneren lustvollen Frau« während einer Körperübung in Kontakt gehen: »Den eigenen Körper entdecken«, »Erogene Zonen erforschen« (s. Ecker 2005, S. 233–236).

Weitere Übungen für den Alltag: Ein Tag für die »innere lustvolle Frau« (analog der Übung »Ein Tag für mich«, s. Ecker 2005, S. 232–233). An einem Tag in der Woche die »innere lustvolle Frau« durch äußere Attribute (Kleidung, Accessoires, Schminke etc.) zum Ausdruck bringen und Erfahrungen (Gedanken, Gefühle, Körperempfindungen, Verhalten und Feedbacks anderer) protokollieren.

Konfliktzentriertes Arbeiten

Kathrins Erfahrungen mit den Hausaufgaben machen in der nächsten Sitzung deutlich, dass der Prozess der Identifikation mit der »inneren lustvollen Frau« voranschreitet.

So berichtet sie, wie beim Berühren der verschiedenen Körperregionen die Empfindung aufgestiegen sei, dass ja ihr ganzer Körper die »innere lustvolle Frau« ausmache. Für Momente habe sie sich »eins gefühlt« und durch die Berührungen »ganz belebt«. Außerdem habe es

9 Zum Flowkonzept vgl. Csikszentmihalyi (1975).

ihr Freude bereitet, sich bewusst zu schmücken, um sich »lustvoll« zu fühlen. Zunehmend sei sie jedoch auch über die »schwarzen Flecken gestolpert«, die sie mit Unruhe erfüllt hätten, und sie habe sich gefragt:

> »Was geht da eigentlich ab, wozu brauche ich noch Jochens Aufforderungen zum Sex, die mir dann doch nicht recht sind?« Sie habe gespürt, dass es »eine innere Schwelle gebe, eine Art Hemmung«, über die sie nicht hinwegkomme.

Zur Konfliktbearbeitung fordere ich Kathrin auf, das Bild auszurollen und es an einen Platz zu legen, der ihrem Gefühl entspricht (Problemaktualisierung). Sie legt es ca. drei Meter entfernt und sagt, sie habe eigentlich »keine Lust«, sich mit der »inneren lustvollen Frau« zu beschäftigen, es mache sie nur »traurig und hilflos«, und heute springe ihr die schwarze Farbe mehr denn je ins Auge ...

Im weiteren therapeutischen Prozess (Klärung und Problemaktualisierung) wird eine biografische Erinnerung aktiviert, in der die lustvolle Erfahrung der Selbstbefriedigung mit einem Verbot gekoppelt ist:

> »Mit 13/14 Jahren habe ich erotische Szenen im Fernsehen gesehen, die mich ganz ›kribbelig‹ gemacht haben. Vorm Schlafengehen habe ich begonnen, meinen Körper zu erkunden und den Ort des Kribbelns zwischen den Beinen zu identifizieren. Ich habe mich dann so lange gestreichelt, bis ich einen Höhepunkt erlebt habe. Danach habe ich mich nicht oft, aber regelmäßig selbst befriedigt. Immer habe ich mich dabei gefragt: ›Darf man das? Muss man sich dabei schämen?‹ Trotz der Gewissensbisse und der Scham habe ich es wieder gemacht; denn während ich erregt war, war das nicht nur ein Hochgefühl, sondern auch wie ein inneres Freiheitsgefühl.«

Die biografische Vorläuferin, das »erwachende lustvolle Mädchen«, erscheint in der Vorstellung, und der Kontext der Entwicklungsbedingungen mit seinen Schwierigkeiten wird als Teil der Sexualanamnese lebendig.

Während Kathrin als Pubertierende den ersten Teil ihres inneren Konflikts erfolgreich bewältigen konnte, kommt sie nun aufgrund weiterer Schwierigkeiten (Selbstunsicherheit gepaart mit ausbleibender mütterlicher Ermutigung) an die Grenzen ihrer damaligen Möglichkeiten.

»Meine Eltern haben mich nie aufgeklärt. Ich denke, sie haben keine Worte gefunden. Meine Mutter hat nur einmal, als ich zu meinem ersten Freund gegangen bin, gesagt: ›Schau, dass du verhütest.‹ Als Tochter habe ich mir von meiner Mutter immer gewünscht, dass sie das Thema Sexualität einmal in einer feinfühligen Weise anspricht ... Vielleicht hätte aber auch schon das Gefühl gereicht, fragen zu dürfen, wenn ich gewollt hätte. Denn als sich später Jungen für mich interessiert haben, habe ich einigen, aus lauter Angst davor, was passieren könnte, die Tür vor der Nase zugeknallt. Ich bin den leichten statt den mutigen Weg gegangen, wie meine Mutter.«

Während Kathrin erzählt, regrediert sie, ablesbar z. B. an ihrem schüchternen, verlorenen Blick und ihrer zarter werdenden Stimme. Ich »hole sie dort ab«, wo sie sich entwicklungspsychologisch befindet (in der Pubertät), und biete ihr die Möglichkeit einer mütterlichen Übertragung an (Wirkvariable therapeutische Beziehung):

THERAPEUTIN »Das ist ganz normal, dass man in diesem Alter neugierig ist zu erfahren, wie das mit der Sexualität geht. Da passieren so viele neue Dinge. Und man möchte herausfinden, wie sich der Körper wo anfühlt, und möchte auch hinschauen und Jungs kennenlernen. Und herausfinden, wie es sich anfühlt, einen Jungen zu streicheln und von ihm gestreichelt zu werden. Man darf dabei auch mutig sein und Dinge ausprobieren. Es ist aber auch gut, darauf zu achten, was einem nicht gut tut, und es dann auch nicht zu tun ...«

KATHRIN »Ich habe mir ein solches Gespräch immer gewünscht, ohne dass es mir bewusst war. Ich habe auch hören wollen, dass ich mutig sein und hinter die Tür schauen darf. Damit ich den Jungs, die sich für mich interessieren, nicht die Tür vor der Nase zuschlagen muss. Die Neugierde war zwar da, aber die Angst war immer größer. Lieber bin ich den leichten als den mutigen Weg gegangen, statt nachzusehen, was hinter der Tür ist ... Bin ich deshalb immer noch gehemmt und kann ich deshalb nicht loslassen?«

Danach berichtet Kathrin, dass sich dieser Konflikt in der Gegenwart mit ihrem Partner immer wieder von Neuem wiederholt. Eine innere Stimme sagt: »Du musst dich schämen«, und sie fragt sich: »Darf ich ohne Hemmungen sein?« Dagegen gibt der Partner ihr die Botschaft: »Dein Stöhnen ist erregend.« Sie sei daraufhin hin- und hergerissen, und dieser Konflikt störe und unterbreche ihre Lust und Erregung.

Die folgende Intervention macht sich die von Kathrin angebotene Metapher der Tür zunutze (Ressourcenaktivierung):

THERAPEUTIN »Ich schlage Ihnen vor, dass Sie in Gedanken einmal zu dieser Tür gehen, von der Sie wiederholt gesprochen haben. Wenn Sie wollen, können Sie die Augen schließen. Schauen Sie mit Ihrem inneren Auge diese Tür an. Wie sieht sie aus, wo genau stehen Sie da, sind Sie allein? Und schauen Sie bitte nun, welches Bild von Ihnen selbst da auftaucht: Sind Sie die Erwachsene, die da steht, oder das Mädchen? Und wenn Sie als Mädchen dort stehen, dann schauen Sie mal, wie alt Sie sind ...«

KATHRIN »Ja, ich sehe mich eher als Mädchen mit 14, 15. Meine Mutter ist auch da, aber sie ist abgewandt und beschäftigt.«

THERAPEUTIN »›Du musst Dich schämen‹, sagt eine innere Stimme. Und Sie fragen sich: ›Darf ich ohne Hemmung sein?‹ Spüren Sie nochmals nach, wie sich diese Sätze anfühlen.«

KATHRIN »Ich spüre, wie sich sofort ein Druck auf der Brust breitmacht, das ist die Hemmung.«

THERAPEUTIN »Stellen Sie sich bitte jetzt die erwachsene Frau, die Sie sind, vor und geben Sie ihr einen Platz in dieser inneren Szene an der Tür.«

KATHRIN »Sie geht auf das Mädchen zu, sie begrüßt es. Das Mädchen freut sich, dass es Gesellschaft bekommt ... Es sagt: ›Es wird Zeit, dass du endlich kommst‹ ... Es sagt: ›Ich brauche dich.‹«

THERAPEUTIN »Bekommt es auch eine Antwort?«

KATHRIN »Die erwachsene Frau schaut verdutzt. Sie sagt: ›Ja, Du hast recht. Eigentlich sollte ich da stehen.‹«

THERAPEUTIN »Ich schlage Ihnen vor, dass Sie jetzt in die Rolle der erwachsenen Frau schlüpfen ... Denn es gibt da verschiedene Botschaften. Die innere Stimme sagt: ›Du musst dich schämen‹, und Sie fragen sich: ›Darf ich ohne Hemmung sein?‹ Gleichzeitig sagt Ihr Freund: ›Dein Stöhnen ist erregend.‹«

KATHRIN »Das Mädchen ist jetzt verschwunden, ich, die erwachsene Frau, bin allein an der Tür. Nein, ich will mich nicht mehr schämen. Ich will endlich den Mut finden, hinter die Tür zu sehen. Ich will ausprobieren dürfen. Ich will Ja sagen zu meinem Freund. Ja, ich bin erregend ...«

THERAPEUTIN »Nehmen Sie sich noch einige Momente Zeit, die erwachsene lustvolle Frau zu sein: Spüren Sie, wie Sie dastehen, wie Sie sich in Ihrem Körper fühlen, spüren Sie in Ihre Brust, in Ihren Bauch und in Ihr Becken ... und öffnen Sie dann die Tür ...«

KATHRIN »Ja, das ist gut: Ich stehe fest auf dem Boden, ich bin groß, meine Brust ist frei, ich kann frei durchatmen, jetzt traue ich mich, ich öffne die Tür und schaue, was dahinter ist ...«

Zum Abschluss schauen wir uns nochmals gemeinsam das Plakat an, das Kathrin jetzt näher heranzieht: »Jetzt geht es mir so, dass ich in der schwarzen Gestalt das Mädchen sehe, das sich wie eine Erwachsene verhalten muss. Sie ist überfordert, sie möchte da weg.« Kathrin faltet das Blatt, sodass die bunte lustvolle Frau allein auf der Vorderseite ist, während die andere auf der Rückseite unsichtbar ist. »Jetzt möchte ich die bunte lustvolle Frau noch etwas größer malen, die Farben kräftiger und ihr einen guten Stand verleihen.« Kathrin greift zu den Farben und verändert das Bild.

Hausaufgaben (aktive Hilfe zur Problembewältigung)

1. Fantasieübung (schriftlich): »Die erwachsene lustvolle Frau schaut hinter die Tür«: Was sieht sie, wen trifft sie an, was möchte sie tun ...
2. Selbstbeobachtung der sexuellen Begegnungen mit dem Partner: Bin ich erwachsen oder pubertär? Wie gelingt es mir, meinen »Stand vor der Tür« zu finden, wenn ich Ja zum Sex sage: körperliche Befindlichkeit, emotionaler Zustand, Gedanken über mich als lustvolle Frau, Handlungsimpulse.

2.5 Weitere Interventionen

Zwei weitere Schwerpunktthemen runden Kathrins Sexualtherapie ab:

Sexuelle Lust in Zusammenhang mit dem Monatszyklus: Nach Psychoedukation zu evolutionspsychologischen Befunden (Gangestad, Thornhill a. Garver 2002; Gangestad, Thornhill a. Garver-Apgar 2005; Gangestad a. Thornhill 2008) fand es Kathrin lohnenswert, durch eine Pillenpause herauszufinden, ob sich zum Zeitfenster des Eisprungs sowohl die Häufigkeit ihrer Lust als auch ihre sexuellen Bedürfnisse verändern würden. Während einiger Zyklen protokollierte sie die Veränderungen in einem Selbstbeobachtungsbogen (Ecker 2004, S. 99). Gegen Ende der Therapie (nach 11 Monaten) war sie zu der Auffassung gelangt, dass sie während dieser kurzen Phase leichter in Beziehung zu ihrer leidenschaftlichen, sexuell aktiven Seite gehen konnte, und sie nutzte diese Erfahrung, um ihr sexuelles Verhalten danach auszurichten.

Ambivalenzen in sexuellen Entscheidungssituationen: Im Verlaufe der Therapie gelang es Kathrin besser, sich in sexuellen Annäherungssituationen ihres Partners klarer mit Ja zu entscheiden (seltener als gewünscht, vermehrt in der fruchtbaren Phase) bzw. mit Nein (öfter als sie gut fand, besonders in der unfruchtbaren Phase). Kompliziert fand sie nach wie vor, mit uneindeutigen und widerstreitenden eigenen Impulsen umzugehen, die ihres Erachtens häufiger in der unfruchtbaren, »responsiven« Zyklusphase auftraten. Bisher reagierte sie in solchen Situationen »vorsorglich« mit einem Nein, obwohl sie nicht eindeutig Nein meinte. Wie dem Spielraum, den die »Ein-bisschen-Ja-Situationen« eröffneten, eine Chance geben? Alternativ zum bisherigen Lösungsmuster des »Entweder-oder«, des »Sofort« und des willentlichen Herstellens erarbeiteten wir ein Lösungsmuster, dem die Metapher des Flusses zugrunde lag: Er (der Fluss der sexuellen Energie) fließt von selbst, man kann nur warten, bis er einen erreicht – oder auch nicht, und man kann mehrfach ein- und aussteigen.

Kathrin fühlt sich gegen Ende der Sexualtherapie so weit mit ihren Erfolgen zufrieden und mit Ideen und Übungen »gerüstet«, dass sie sich zusammen mit der »inneren lustvollen Frau« bis auf Weiteres in der Lage sieht, den Herausforderungen ihrer Lust und der ihres Partners zu begegnen.

Fazit

Eine ressourcenorientierte Sexualtherapie hilft Frauen mit sexueller Unlust, ein bereits vorhandenes sexuelles Potenzial zu erschließen und über das Malen zu konkretisieren. Therapeutisch unterstützte Identifikationsprozesse und »Hausaufgaben« verankern die »innere lustvolle Frau«, und konflikthafte Anteile werden »geklärt«.

3 Raum für die eigene Lust – Was Frauen brauchen, damit sie wollen können

Elsbeth Freudenfeld

Der Behandlungsansatz, den ich hier vorstellen möchte, ist erfahrungsgeleitet und in der therapeutischen Arbeit mit Frauen entstanden, die wegen sexueller Probleme eine Behandlung aufsuchten. Der Ausgangspunkt für die Entwicklung dieses therapeutischen Angebots war die häufige Beobachtung, dass die betroffenen Frauen zwar ungehinderte sexuelle Lust empfinden und leben möchten, sich aber gleichzeitig dem gefühlten Anspruch, sexuell funktionieren zu sollen – wie er auch in der ICD-10 Diagnose-Kategorie »Sexuelle Funktionsstörungen« zum Ausdruck gebracht wird – entziehen. Ein Konflikt, bei dem die Ablehnung des Funktionierens zunächst meist unbewusst bleibt und stattdessen einen körperlichen Ausdruck findet.

Sybille meldet sich zur Therapie an, weil sie unter Vaginismus leide und überhaupt wenig Lust auf Sex habe, was schon immer eine Belastung für ihre Ehe dargestellt habe. Auf meinen Hinweis, dass sich dann doch eigentlich eine Paartherapie anböte, erwidert sie: »Nein, das will ich diesmal nur für mich.« Ihr Mann und sie hätten gerade eine sich über fast zwei Jahre erstreckende Behandlung bei einem Sexualtherapeuten – was die Symptomatik anbelangt – erfolglos beendet, während ihrer vorherigen Beziehung habe sie bereits alleine eine Sexualtherapie gemacht.

Die Anamnese ergibt einen primären, generalisierten Vaginismus, der auch das Einführen eines Tampons oder Fingers ausschließt. Die Patientin wurde während einer gynäkologischen Untersuchung von dem Arzt, dem sie ihre vaginistischen Beschwerden geschildert hatte, medizinisch entjungfert, gefolgt von der munteren Feststellung: »So, das Problem haben Sie nicht mehr«, was die Patientin fassungslos zurückließ.

In der Familienanamnese zeigt sich, dass der Vater aus beruflichen Gründen wenig präsent war und die Mutter die Nähe der Patientin suchte. Wenn sie sich nicht an die Erwartungen und Bedürfnisse der Mutter anpasste, d. h. »eigensinnig« war, erklärte ihr die Mutter, die selbst Psychotherapeutin ist, welches psychische Problem der Patientin sich dahinter verberge. Sie zog sich viel in ihr Zimmer zurück, wo die Mutter sie häufig aufsuchte, auch um Eheprobleme mit ihr zu besprechen. Als sie älter wurde, schlug die Mutter regelmäßig gemeinsame Fahrrad- oder Shoppingtouren vor, wobei die Patientin gebeten wurde, Vorschläge zu machen, die aber letztlich nie berücksichtigt wurden. Auch die Kleider, mit denen die Patientin den Laden verließ, waren nie die, die sie selbst ausgesucht hatte, sondern immer die, die ihre Mutter gut fand. Ihre Mutter betonte gerne, dass sie beste Freundinnen seien.

Ihren ersten Freund hatte Sybille erst mit Anfang zwanzig, ihre jetzige, seit 6 Jahren bestehende Ehe, ist ihre zweite Beziehung. Sie verstehe sich mit ihrem Mann sehr gut und sei gern mit ihm verheiratet. Es belaste sie aber sehr, ihm sexuell so wenig zu bieten zu haben.

Zum Zeitpunkt des Therapiebeginns ist Sybille 37 Jahre alt, arbeitet in einer Unternehmensberatung und spielt in ihrer Freizeit in einer Theatergruppe, mit der sie regelmäßig auftritt. Sie ist eine attraktive, zierliche Frau, im Gespräch offen, lebendig und unterhaltsam.

Ein Behandlungsansatz, der auf das (Wieder-)Herstellen der sexuellen Funktion ausgerichtet ist, wird bei diesen Frauen Widerstände auslösen, die als Akte der Selbstbestimmung und der Verweigerung der Anpassung verstanden werden können.

Stattdessen können diese Frauen in der Anfangsphase der Therapie davon profitieren, einen therapeutischen Raum vorzufinden, in dem Sexualität – nach der ausführlichen Exploration der sexuellen Biografie – erst mal kein Thema ist. Einen Raum, der sie zunächst dazu einlädt, sich vielleicht zum ersten Mal in ihrem Leben in Ruhe und ohne den meist bereits seit Jahren bestehenden Funktionsdruck ihrer Weiblichkeit zuzuwenden, um herauszufinden, was Bedingungen sein könnten, die das Symptom überflüssig machen.

Die folgenden Ausführungen nehmen eine Perspektive in der Arbeit mit Frauen ein, die nicht auf die Funktion ausgerichtet ist, sondern auf die Bedingungen, die eine Basis für lustvoll gelebte Sexualität bilden. Diese Bedingungen sind nach meiner Erfahrung

1. das selbstbestimmte Verfügen über den eigenen Raum,
2. die Wiedererlangung der Subjekthaftigkeit,
3. eine gute Beziehung zu sich selbst.

3.1 Das selbstbestimmte Verfügen über den eigenen Raum

Weibliche Sexualität hat auf einer ganz grundsätzlichen archaischen Ebene etwas mit Raum zu tun, genauer gesagt mit der Öffnung des inneren Raumes. Wenn Frauen ihre Sexualität mit einer anderen Person leben, ist es nicht zwingend, aber nahe liegend, dass sich irgendetwas davon in ihrem Innenraum abspielt. Die weiblichen Geschlechtsorgane sind so angelegt, dass Geschlechtsverkehr, Befruchtung, Schwangerschaft und Geburt im Körperinneren stattfinden. Frauen öffnen also ihren Raum und stellen ihn für das gemeinsame sexuelle Erleben zumindest teilweise zur Verfügung. Das hat etwas Einladendes, Großzügiges, Rezeptives und kann als angenehm, potent, lustvoll bis hin zu ekstatisch und mystisch erlebt werden.

Dies ist aber nicht immer der Fall. Manche Frauen ziehen es vor, in diesem Bereich lieber nichts zu erleben und sich stattdessen zu verschließen oder zu entziehen. Manche Frauen sprechen das dem Partner gegenüber aus und haben dann einen offenen Beziehungskonflikt, andere entwickeln stattdessen Symptome und werden zur Patientin. Es scheint offenbar günstige und ungünstige Bedingungen zu geben, die darüber entscheiden, ob eine Frau sich lustvollen Erfahrungen öffnet oder eben nicht.

Ungünstige Bedingungen für den eigenen Raum

Stellen Sie sich vor, Sie leben in einem Raum, den Sie nicht verschließen können, über den Sie nicht souverän bestimmen können. Sie können nicht entscheiden, was sich in diesem Raum abspielt, wer hereinkommt, wie sich die Gäste benehmen, wann sie wieder gehen. Wenn jemand anklopft, können Sie nicht sagen: »Ach, ich möchte gerade lieber meine Ruhe haben«; wann und wie lange Sie für sich alleine sind, entscheiden nicht Sie, sondern andere. Wie wohl würden Sie sich in diesem Raum fühlen? Wie entspannt und wie neugierig? Wie gerne würden Sie eine Einladung aussprechen, wenn der Gast ohnehin schon an der Tür rüttelt und Einlass begehrt? Wie offen wären Sie für Überraschungen und neue Entwicklungen? Oder wären Sie vielleicht abwehrend? Zurückgezogen? Würden Sie vielleicht versuchen, irgendetwas in diesem Raum zu schützen, für sich zu bewahren, eine kleine Schachtel oder Truhe, die Sie abschließen können und die nur Ihnen gehört? Oder wären Sie womöglich am liebsten gar nicht daheim?

Diese Darstellung mag überzogen und konstruiert wirken. Doch tatsächlich fanden sich bei nahezu allen Patientinnen, die wegen sexueller Probleme bei mir in Therapie waren, in der Biografie auffällige Missachtungen oder Verletzungen des eigenen Raumes, d. h. der Selbstbestimmung und der Privatsphäre, und zwar meist nicht auf sexueller Ebene:

Christiane, 39 J., kam wegen einer Erregungsstörung zur Behandlung. Sie wurde, vom Vater ungewollt, als viertes Kind geboren. In der Folge wurde für sie bis zur Pubertät kein eigenes Bett angeschafft, und sie musste jeden Abend eines ihrer unwilligen Geschwister überreden, mit in dessen Bett schlafen zu dürfen.

Corinna, 42 J., hatte zwar mit sich alleine, aber noch nie mit einem Mann einen Orgasmus erlebt. In der Kindheit bestand ihr Vater darauf, dass die Tür zu ihrem Zimmer immer offen stehen müsse. Ihre Mutter weckte sie morgens nicht besonders liebevoll, was gelegentlich so weit ging, dass sie den Mülleimer über ihr auskippte.

Anke, 36 J., wurde nach der Trennung der Eltern dem Vater zugesprochen. In der Folge lebte sie mit ihm in einer kleinen 2-Zimmer-Wohnung und schlief bei ihm im früheren Ehebett. Sie erinnert keine sexuellen Übergriffe, wohl aber seinen warmen Atem in ihrem Nacken. Ihrer häufiger werdenden Bitte nach einem eigenen Bett und später auch einem eigenen Zimmer begegnete er mit der Feststellung: »Uns geht es doch gut so.« In jeder ihrer Beziehungen stellte sich bei ihr nach relativ kurzer Zeit eine sexuelle Aversion ein, was auch nach 10 Jahren zum Scheitern ihrer Ehe führte. Das war der Auslöser für sie, eine Therapeutin aufzusuchen.

Vor diesem Hintergrund gehe ich davon aus, dass die sogenannten sexuellen Funktionsstörungen der Frau – Lustlosigkeit, sexuelle Aversion, Erregungsstörung, Orgasmusstörung, Vaginismus, Dyspareunie – als letztes Mittel zur Bewahrung der Autonomie und des eigenen Raumes sowie als Verweigerung des angepassten Funktionierens und Zur-Verfügung-Stehens verstanden werden können. Und zwar auf unwillkürlicher Ebene: Was eine Frau sich bewusst nicht zugestehen kann, weil sie es nie gelernt hat, übernimmt ihr Körper: keine Lust, keine Öffnung, Schmerz oder Aversion. Frauen, die unter diesen Einschränkungen ihres sexuellen Erlebens leiden, haben oft nicht das Gefühl, über ihren intimsten Raum zu verfügen, ihn wirklich zu besitzen und frei über sich bestimmen zu dürfen, Grenzen und Bedürfnisse ungestraft vertreten zu dürfen – letztlich sich selbst zu gehören. Dagegen handelt es sich meist um Frauen, die auffallend sensibel für die Bedürfnisse ihrer Mitmenschen sind und es selbstverständlich finden, sich so zu verhalten, dass die anderen sich möglichst gut fühlen. Die Selbstbestimmung wird der äußeren Anpassung zuliebe ins Innerste zurückgedrängt, die eigenen Bedürfnisse werden wenig wahrgenommen und leicht übergangen. Die Symptome bewirken, dass dieser innerste Raum nicht verfügbar ist, sich entzieht, verschließt oder unangenehm erlebt wird, und zwar »von selbst«, d. h. unwillkürlich.

Um keine Missverständnisse aufkommen zu lassen: Die Frauen, von denen ich berichte, erscheinen weder farblos noch unterwürfig. Im Gegenteil handelt es sich um überzeugend auftretende, attraktive Frauen mit interessanten, kreativen Berufen und großem Freundeskreis, in dem sie wegen ihres Einfühlungsvermögens und der Bereitschaft, auf andere einzugehen, meist besonders beliebt sind.

In der sexuellen Beziehung zu ihrem Mann fühlt Sybille sich defizitär, weil aufgrund ihres Vaginismus kein Geschlechtsverkehr möglich ist. Dass sie zusätzlich auch meist keine Lust auf Sex hat, verheimlicht sie ihrem Mann und kaschiert die Lustlosigkeit, indem sie sexuell auf ihn zugeht, wenn sie den Verdacht hat, es wäre mal wieder an der Zeit. Sie bemüht sich dann sehr, eine gute Liebhaberin zu sein, um ihn für die Einschränkung zu entschädigen, mit der er sich verständnisvoll arrangiert hat. Wenn er den Sex initiiert, würde sie ihn nie abweisen, höchstens dreht sie ihm manchmal den Rücken zu und liest in ihrem Buch weiter, während er sich an ihr reibt und sie ihm eine Hand leiht.

Vielleicht wird an dieser Stelle deutlich, warum Frauen mit diesen Voraussetzungen zumindest in der Anfangsphase einer Sexualtherapie nicht unbedingt vom Paar-Setting profitieren. Auch wenn in Paartherapien durch ein anfängliches sexuelles Abstinenzgebot der Druck des Funktionierens bzw. die Angst vor dem Nicht-Funktionieren abgebaut werden soll, fällt es manchen Frauen dennoch schwer, in Anwesenheit des Partners ihren eigenen Raum zu entdecken und zu beanspruchen. Daher erscheint die Entscheidung von Sybille und den anderen oben genannten Frauen, sich mit der sexuellen Problematik lieber im Einzelsetting befassen zu wollen, gut nachvollziehbar.

Günstige Bedingungen für den eigenen Raum schaffen

Als Hypnotherapeutin biete ich Frauen, bei denen der innere Raum unzureichend etabliert zu sein scheint, eine Trance an, die das innere Gestalten und Erleben eines eigenen Raumes ermöglicht und in der sie erkunden können, wie sich das freie Verfügen über einen solchen Raum auf ihre Befindlichkeit und ihr Selbstgefühl auswirkt. Therapeuten, die mit Hypnose vertraut sind, können die Übung mit einer Induktion einleiten, alle anderen können den Text als Imagination so anbieten, wie er hier folgt. Wichtig ist lediglich, dass für die einzelnen Schritte genügend Zeit gelassen wird. Die Pausen sind mit ... angedeutet.

Trance: Der innere Raum

»Lassen Sie sich eine bequeme Haltung finden und nehmen Sie sich Zeit, bei sich selbst anzukommen ... wenn es geht, mit geschlossenen Augen ... Lassen sie sich spüren, wie Sie da sind ... wie sich Ihr Körper anfühlt ... und wie Ihr Atem fließt ... ganz von alleine ... Sie können Ihren inneren Raum wahrnehmen, in den Sie hineinatmen ... und mit jedem Einatmen können Sie Ihren inneren Raum öffnen, spüren, wie weit er ist ... vielleicht weiter werden lassen, so wie es sich angenehm anfühlt ... und mit jedem Ausatmen können Sie Ihren inneren Raum frei machen von allem, was Sie gerade nicht brauchen, als würden Sie mit einem Besen auskehren, ... und mit dem Einatmen so wie die Fenster öffnen, um Luft und Licht hereinzulassen, und dabei spüren, dass das Ihr ganz eigener Raum ist, in den Sie das hineinatmen, was Ihnen guttut, ... und alles ausatmen können, was gerade keinen Platz in Ihnen hat, was Sie gerade nicht brauchen ... Und stellen Sie sich vor, Ihr innerer Raum wäre tatsächlich ein Raum ... es gibt so viele Arten von Räumen ... kleine, heimelige Mansarden ... große, lichte Säle ... und ich weiß nicht, was das für ein Raum ist, der genau so ist, wie es sich gut für Sie anfühlt ... ein Raum, der genau so ist, dass Sie sich darin absolut wohl und zu Hause fühlen: Wie groß ist der Raum?... Was für Ausmaße hat er? ... Wie ist die Höhe ..., wie ist der Boden ..., wie ist das Licht, die Atmosphäre ... Lassen Sie sich Zeit, diesen Raum in Ihrer Vorstellung entstehen zu lassen ... Gibt es Fenster?... Was für welche und wie viele?... Gibt es Vorhänge?... Wie ist die Luft, die vielleicht von draußen hereinweht?... Wie ist der Blick nach draußen?... Was für Gegenstände oder Möbelstücke möchten Sie dort um sich haben?... Vielleicht einen Platz zum Niederlassen?... Und wie viel Raum möchten Sie, um sich bewegen zu können?... Was für einen Geruch hat der Raum?... Gibt es Klänge, ... Geräusche?... Lassen Sie alles in diesem Raum so entstehen, wie es sich gut anfühlt ... und ist es nicht ein gutes Gefühl, dass dieser Raum nur Ihnen gehört, nur Sie darüber verfügen?... wo Sie so sein können, wie Sie sind ..., Sie sich so fühlen dürfen, wie Sie sich fühlen, ... und nur Sie darüber bestimmen, wer Sie dort besuchen darf, wen Sie hineinlassen und wie lange ... nur auf ganz persönliche Einladung ... genau so, wie es gut für Sie ist und es sich richtig anfühlt ...

Und zu jedem Innenraum gehört ein Außenraum ... ein Garten oder Park ... Was ist das für ein Außenraum, wie groß ist er? Wodurch ist er begrenzt, sodass Sie sich ganz sicher und ungestört fühlen können in Ihrem inneren Raum? Gibt es vielleicht eine hohe Hecke ... oder einen Zaun?... Sodass Sie das gute Gefühl genießen können, von einem schützenden Außenraum umgeben zu sein ... Vielleicht gibt es Tiere, die den Raum schützen ... Und nehmen Sie sich noch etwas Zeit, diesen ganz eigenen Raum so zu genießen, wie es gerade für Sie passt ..., sich dort so aufzuhalten, wie es sich gut anfühlt ...

... um dann, in dem Wissen, dass Sie diesen inneren Raum jederzeit aufsuchen und für sich nutzen können, wenn Ihnen danach ist, diese Übung für den Moment abzuschließen, um hierher zurückzukehren, in diesen Raum, in diese Zeit, und mit ein bisschen Recken und Strecken wieder ganz wach und frisch zu werden ...«

Für Sybille F. war die Erfahrung dieses eigenen ungestörten Raumes ein Aha-Erlebnis. Während der Trance spürte sie deutlich, dass sie diesen Raum mit niemandem teilen möchte. Zu Beginn, als sie damit beschäftigt war, sich den Raum auszumalen, hörte sie ihre Mutter an die Tür klopfen und nutzte dann das Angebot eines Außenraumes, einen so großen Garten zu imaginieren, dass es sie nicht mehr erreicht, wenn die Mutter am Tor um Einlass begehrt. Ihr wurde auch bewusst, wie wenig sie sich im Zusammenleben mit ihrem Mann berechtigt fühlt, sich zurückzuziehen, obwohl die räumlichen Verhältnisse das durchaus gestatten würden und ihr Mann aller Wahrscheinlichkeit nach überhaupt nichts dagegen hätte. Ihr wurde bewusst, wie sehr sie glaubt, verfügbar sein zu müssen und wie sie stets bemüht ist, die Bedürfnisse und Erwartungen ihrer Mitmenschen zu erahnen – besonders was ihren Mann, ihre Chefin und ihre Mutter anbelangt.

Einen Raum für sich selbst haben

Ausgelöst durch die Erkenntnisse aus der Trance besprachen Sybille und ich die Möglichkeit, sich in ihrem Haus ein eigenes Zimmer einzurichten, das ihr die Option bietet, dort auch allein schlafen zu können, wenn sie das Bedürfnis dazu hat, und mit ihrem Mann zu vereinbaren, dass sie gerne gelegentlich Gebrauch davon machen würde. Bis zur nächsten Sitzung hatte Sybille das bereits umgesetzt und sehr genussvoll eine Nacht für sich dort verbracht: »Ich wusste schon gar nicht mehr, wie schön es ist, allein im Bett zu liegen.«

Das gemeinsame (Ehe-)Bett scheint immer noch der Standard des deutschen Paarlebens zu sein, der allenfalls bei unzumutbar empfundenem Schnarchen des Mannes infrage gestellt wird. Die spontane Reaktion der meisten Frauen, die die Fantasie des ungestörten Raumes als inspirierend erlebt haben, auf die Idee, zumindest gelegentlich getrennte Schlafzimmer (falls die räumlichen Voraussetzungen überhaupt gegeben sind) zu nutzen, ist: »Mir würde das gefallen, aber meinem Partner brauche ich das gar nicht erst vorzuschlagen. Dann wäre ja gar nichts mehr übrig.« An der Stelle ist es wichtig, die Idee des eigenen Bettes nicht nur als Ort, an dem sie ihre Ruhe hat, einzuführen, sondern als einen Ort, der eine grundsätzliche Entscheidungsfreiheit und Wahlmöglichkeit eröffnet: Erst wenn sie über ihren eigenen Raum zu verfügen in der Lage ist, kann sie aus eigener Initiative Einladungen aussprechen, sich verabreden oder ihren Raum verlassen, um Besuche abzustatten. Diese Wahlmöglichkeiten erscheinen den Frauen nach Jahren des Zusammenlebens meist erst einmal sehr überraschend, aber auch reizvoll.

Es geht dann darum, die Frauen zu ermutigen, diese neue Freiheit zu erkunden und auszuloten: Wann möchte ich meinen Partner einladen? Soll er die ganze Nacht bleiben? Was ist Verhandlungsgegenstand und was nicht? Was wird vorher verabredet und was wird offengelassen?

Durch die Idee eines realen eigenen Raumes und den Umgang damit innerhalb der Paarbeziehung entsteht eine Situation, in der die Frau sich aufgefordert sieht und Erfahrungen damit sammeln kann, selbst herauszufinden, was sie will, die Initiative zu ergreifen, aktiv in Verhandlungen zu treten, in denen sie das Gefühl hat, überhaupt auf eigenem Grund zu stehen, und die Begegnungen aktiv mitzugestalten.

Oft kommen auf die therapeutischen Anregungen hin kreative gemeinsame Prozesse und überraschende Ergebnisse zustande. Die meisten Paare entscheiden sich nicht für eine dauerhaft getrennte Variante, sondern einigen sich auf bestimmte Nächte, die ohne vorherige Absprache in jedem Fall getrennt verbracht werden dürfen, und solche, die gemeinsam verbracht werden sollen. Andere Paare signalisieren sich über die Optionen geschlossene vs. angelehnte Zimmertür die Bereitschaft zu nächtlicher Nähe. Und für viele Frauen stellt sich auch das wieder ein, was sie schon lange schmerzlich vermisst haben: Sehnsucht nach dem Partner zu haben, das eigene Wollen und Neugier zu spüren. Wie eine Patientin es formulierte: »Es ist so schön, am Sonntag morgens alleine aufzuwachen und mir zu wünschen, dass er da wäre. Und dann zu überlegen, gehe ich zu ihm oder lade ich ihn zu mir ein.«

Was hier im Umgang mit einem konkreten Raum erfahrbar wird und zum Ausgangspunkt von Entwicklungen werden kann, reicht potenziell weit über das konkret Räumliche hinaus: Die Frau schafft damit günstige Bedingungen dafür, sich zu erlauben, ihre Lust für sich zu beanspruchen, und nicht darauf angewiesen zu sein, ihren Körper als letzte Bastion gegen die Bedrohung ihrer Selbstbestimmung zu empfinden. Die Möglichkeit, wieder oder vielleicht zum ersten Mal diese Lust als etwas grundsätzlich ihr Gehörendes wahrzunehmen, über das sie eigenmächtig verfügt und das sie ihren eigenen Wünschen entsprechend als Potenzial nutzen darf.

Letztlich geht es um die Transformation eines Schutzraumes in einen Freiraum oder Spielraum, der dazu einlädt, sich als Frau und als Paar in unterschiedlichsten Facetten kennenzulernen, zu erkunden und zu entwickeln.

3.2 Das Wiedererlangen der Subjekthaftigkeit

Es gibt eine Vielzahl von Faktoren, die beeinflussen, wie wir unsere Sexualität wahrnehmen, entwickeln und erleben. Angefangen mit unserer biologischen Ausstattung über die biografischen Prägungen bis hin zu der Art, wie die Beziehung zum jeweiligen Sexualpartner erfahren wird, spielt auch und gerade der gesellschaftliche und kulturelle Hintergrund eine wichtige Rolle in Hinblick darauf, wie Männer und Frauen sich als Angehörige ihres Geschlechts und sexuelle Wesen definieren bzw. definieren lassen.

Betrachtet man die in den Medien, in Filmen und der Werbung favorisierten Standards von weiblicher Jugend und Schönheit, so wird deutlich, dass Frausein in unserer Kultur auch in »postfeministischen«

Zeiten (Butler 2009) bedeutet, vor allem Objekt zu sein (Wolf 1991; Illouz 2011; Penny 2012) (siehe auch Kap. 6 und Kap. 7).

Objekt zu sein bedeutet in dem Zusammenhang, nicht in erster Linie für sich selbst Frau zu sein, sondern die eigene Weiblichkeit, den eigenen Körper in Hinblick auf die Erwartungen und Wertmaßstäbe der Außenwelt zu definieren. Es bedeutet, sich vor allem aus der Außenperspektive wahrzunehmen und zu beurteilen, meist mit kritischem und kaltem Blick. Die Frage, die Frauen sich im Zustand der Objekthaftigkeit vor allem stellen, ist: »Wie wirke ich als Frau?« Das daraus resultierende Lebensgefühl ist geprägt durch Abhängigkeit von Bestätigung sowie Einengung der eigenen Entwicklung durch die Anpassung an äußere Maßstäbe.

Subjekt zu sein bedeutet dagegen, sich von innen zu spüren und von innen geleitet zu entscheiden, wie man sich als Frau nach außen präsentieren, mit welchen Rollen man spielen, welche Facetten des weiblichen Spektrums man erkunden möchte. Die Frage, die sich im Erleben von Subjekthaftigkeit stellt, ist: »Wie fühle und erlebe ich mich als Frau?« oder auch »Was interessiert mich als Frau?«, eine Ausrichtung, die Freiheit mit sich bringt und Spielräume eröffnet, die in Abstimmung mit den eigenen Bedürfnissen und Vorlieben gestaltet werden. Ob eine Frau sich als Objekt oder Subjekt wahrnimmt, ist von außen vermutlich gar nicht erkennbar, da auch sich als subjekthaft empfindende Frauen mit gängigen Geschlechterrollen umgehen und experimentieren, so z. B. Dolly Parton, die auch daheim, wenn sie alleine am Klavier ihre Songs schreibt, High Heels trägt, weil sie das in die für sie richtige Stimmung versetzt (Spitznagel 2014).

Doch was mag es für das sexuelle Erleben bedeuten, wenn man sich selbst vorwiegend objekthaft wahrnimmt und sich fast alles um die Frage dreht: »Wie muss ich sein, damit ich eine gute Geliebte bin?« Es wird womöglich als entfremdet erlebt, begleitet von vielen Selbstzweifeln bei gleichzeitiger Hemmung, eigene Bedürfnisse zu äußern.

Die folgende Trance-Übung lädt dazu ein, der als »innere Frau« benannten Repräsentantin einer tieferen Schicht der eigenen Weiblichkeit zu begegnen, und kann daher anregen, eine Frau mit ihrer Subjekthaftigkeit in Kontakt zu bringen. Es ist wichtig, für die Entwicklung der Bilder und Empfindungen genügend Zeit zu geben, ebenso für die Nachbesprechung, weshalb es sich empfiehlt, für diese Intervention eine Doppelstunde vorzusehen.

Trance: Begegnung mit der inneren Frau

»Machen Sie es sich bequem und nehmen Sie sich ein paar Momente, um mit einigen angenehmen Atemzügen bei sich selbst anzukommen ... Sie können bei jedem Ausatmen etwas abgeben, was Sie gerade nicht brauchen ... um sich bei jedem Einatmen auf Ihr inneres Erleben zu konzentrieren und neugierig auf die inneren Bilder zu sein, die ganz von selbst auftauchen können, wenn Sie damit beginnen, sich eine Wiese vorzustellen, so wie Sie eine Wiese gerne mögen ... in der Jahreszeit und dem Klima, das Ihnen gerade am liebsten ist ... die Farben ... der Himmel ... die umgebende Landschaft ... und wenn Sie diese Wiese so ungefähr vor sich sehen, dann können Sie in Ihrer Vorstellung auf die Wiese gehen und spüren, wie es ist, dort zu sein ... die Brise, die Ihnen um die Nase weht ... die Geräusche und Klänge ... und wenn Sie Ihren Blick schweifen lassen, dann können Sie sehen, dass irgendwo dort ein Weg beginnt ... und es gibt so viele Arten von Wegen ... gerade und verschlungene ... breite und schmale ... und wenn Sie Ihren ganz eigenen Weg entdeckt haben, dann können Sie diesen Weg gehen, auf dem Ihnen Ihre innere Frau begegnen wird ... eine Frau, die Ihnen irgendwie vertraut, aber auch fremd erscheinen kann ... und während Sie diesen Weg gehen, können Sie dort am Horizont eine weibliche Gestalt erkennen, die Ihnen entgegenkommt, und können mit jedem Schritt, den Sie sich Näherkommen ... in Ihrer eigenen Zeit ... etwas genauer erkennen, was für eine Art von Frau das ist ... ihre Gestalt ... ihr Gang ... und Sie können sie im näher kommen immer deutlicher wahrnehmen: die Kleidung, die Statur ... die Haare ... wie bewegt sie sich?... irgendwann das Gesicht ...

Sie können ihr irgendwann auf der Hälfte des Weges begegnen ... sie begrüßen, so wie es Ihnen angemessen erscheint ... und Sie können sich von der inneren Frau einladen lassen, sie in ihre Welt zu begleiten, in die Landschaft, in der sie lebt, in der sie sich niedergelassen hat ... und während Sie mit ihr gehen, dürfen Sie weiter neugierig sein und genau beobachten: Was für eine Art von Frau ist das, welche besondere Qualität macht diese Frau aus?... Was hat sie für eine Ausstrahlung ... Alles kann sich noch verändern ... und kann allmählich immer deutlicher werden: Was ist ihre Art, in der Welt zu sein ... wie schaut sie in die Welt?... Die Augen ..., das Lachen ... Was hat sie für eine Stimme ..., wie bewegt sie sich?... Was hat sie für ein Temperament?... Wie geht sie durchs Leben?... Und wenn Sie dort ankommen, wo Ihre innere Frau lebt: Welche Umgebung hat sie gewählt, was passt zu ihr?... Wie wohnt sie?... Womit umgibt sie sich?... Lassen Sie sich Zeit, alles genau anzuschauen und mit ihr durch ihren Tag zu gehen ... alles zu erkunden: Wie verbringt sie ihre Tage?... und womit?... Was hat Platz

> in ihrem Leben – und was vielleicht nicht?... Gibt es Pflanzen, ... Tiere, ... andere Menschen?... Was ist ihr Lebensgefühl ... was ist ihr wichtig?... Wie geht sie mit ihrem Körper um?... Was für eine ganz spezielle Qualität wird für Sie spürbar, wenn Sie dort sind?... Wie fühlt sich das an?...Wie lebt diese Frau ihre Liebe?... Und wie lebt sie ihre Sexualität?... Wenn Sie möchten, können Sie eine Weile so wie in sie hineinschlüpfen, um von innen zu spüren, wie es sich anfühlt, so da zu sein, sich so zu fühlen, sich so zu bewegen, so zu leben ... Wie fühlt sich das anders an? Lassen Sie sich Zeit, das zu erkunden, ... um dann wieder zurückzukehren in den eigenen Körper ..., um sich noch ein wenig umzuschauen ... noch mal alles auf sich wirken zu lassen ... Vielleicht möchten Sie Ihrer inneren Frau eine Frage stellen ... vielleicht möchte sie Ihnen etwas sagen ... vielleicht möchten Sie ein Geschenk von der inneren Frau empfangen, wie ein Souvenir, um sich daran erinnern zu können ... und sich dann langsam bereit zu machen für den Rückweg ... und sich von der inneren Frau zurückbegleiten zu lassen bis zu dem Punkt, an dem Sie sich getroffen haben ... und sich dort verabschieden ... sich bedanken ..., fragen, ob Sie wiederkommen dürfen ..., um dann den restlichen Weg alleine zurückzulegen, bis zu der Wiese, auf der Ihre Reise begann ... Und nehmen Sie sich noch ein paar Momente, um das, was Sie erlebt haben, ein wenig nachwirken zu lassen ... und dem Erlebten einen guten Platz in Ihrem Körper zu geben ..., um dann – mit ein bisschen Recken und Strecken und einem tiefen Atemzug – wieder hier anzukommen, in diesem Raum und dieser Zeit, ganz wach und frisch!«

Häufig kommen Frauen während dieser Trance mit einem von Anpassungszwängen befreiten Aspekt ihrer Weiblichkeit in Kontakt, der ein im Alltag nicht realisiertes Potenzial oder uneingestandene Bedürfnisse erlebbar macht. Jedoch kann die »innere Frau« auch auf ein Defizit in der Entwicklung der Weiblichkeit hinweisen, wie bei Karin, die mit 30 sexuell noch gänzlich unerfahren war und in der Trance einer körperlosen Frau mit vertrocknetem Gesicht begegnete. Durch das von ihr als erschütternd empfundene Bild wurde sie sich der Verleugnung ihres Körpers und ihrer Sexualität bewusst, was eine intensive, experimentierfreudige und bald auch zu einer sexuell gelebten Liebesbeziehung führende Auseinandersetzung mit diesen Themen auslöste. Es ist also wichtig, in der Anleitung offenzulassen, auf welche Qualität des weiblichen Spektrums die »innere Frau« aufmerksam machen wird. Man kann jedoch davon ausgehen, dass es sich um einen Aspekt handeln wird, der zum jeweiligen Zeitpunkt auf den nächsten, von innen geleitet sinnvoll erlebten Schritt in der Entwicklung der betreffenden Frau hinweisen wird.

Sybille ist während dieser Übung einer Frau begegnet, die sie als alterslos beschreibt, mit dunkler Mähne und von kräftiger und – verglichen mit ihr selbst – fülliger Gestalt. Besonders beeindruckt war sie von ihrer Präsenz: Sie habe in sich geruht, die Bewegungen entstanden aus der Mitte heraus, sie habe allein und entlegen in einem kleinen Haus mit großem Garten hinter einer Düne gelebt, mit verschiedenen Tieren und einem Pferd, auf dem sie Ausritte ans Meer unternahm. Ansonsten habe sie nicht viel gemacht, sei im Garten gesessen, wo sie die Natur auf sich wirken ließ oder sammelte Strandgut, um daraus Objekte zu gestalten. Es gab einen Liebhaber, den sie ab und zu empfing, dann sei sie sehr sinnlich und »verschwenderisch« gewesen, aber es sei klar gewesen, dass sie bald wieder für sich sein möchte. Als Sybille für ein paar Momente in den Körper ihrer inneren Frau schlüpfte, empfand sie dieses »Nichts-tun-Müssen« und »Einfach-nur-da-Sein« besonders stark, eine Erfahrung, die eine Sehnsucht in ihr berührte, die gleichzeitig mit einer Trauer verbunden war. Als Souvenir suchte sie sich einen schlichten, glatten Stein aus, der gut in ihrer Hand lag. Die Botschaft, die ohne Worte bei ihr ankam, war »Klarheit, Bei-sich-Sein und die Kraft, die daraus entsteht«.

In der Nachwirkung der Trance-Erfahrung hat Sybille ihr Leben dahingehend verändert, dass sie mehr Zeit mit Dingen, die nur sie selbst betrafen, verbrachte. Die Theatergruppe löste sich auf, nachdem sie die Verantwortung, die sie für das Projekt übernommen hatte, niederlegte, was sie als Erleichterung empfand. Sie fing an, mit einem Kollegen zu flirten, der ihr schon länger gefiel, was sie erotisch sehr inspirierte. Sie erwog, sich auf eine Affäre einzulassen, hatte auch einige Treffen, die sie sehr erregend fand, entschied sich aber dagegen, weil sie den Konflikt, in den es sie in der Beziehung zu ihrem Mann brachte, nicht ertrug. Stattdessen ging sie, in dieser Weise inspiriert, auf ihren Mann zu, konfrontierte ihn mit ihrer Unzufriedenheit und kündigte an, dass sie einiges in ihrer Ehe verändern möchte. Dazu gehörte mehr Zeit für sich alleine, vor allem nachts, aber auch gezielte Unternehmungen, die der Belebung der gemeinsamen Erotik dienen sollten. Sybille schaffte sich erotische Literatur an und las diese mit großem Vergnügen, erst für sich alleine, im Geheimen (»Ich möchte gar nicht, dass er weiß, was ich da lese und was das bei mir auslöst«), bis sie nach einer Weile Lust hatte, einige Geschichten mit ihrem Mann zu teilen. Sie entwickelten Rollenspiele, für deren Plot mal sie und mal ihr Partner zuständig waren, die immer an einem aushäusigen Ort mit bestimmten Kleidungsvorgaben begannen, und deren Ausgang offen war. Sybille erlebte sich als experimentierfreudig und hatte Lust, Grenzen auszutesten.

Die Rollen in der Ehe veränderten sich: Je mehr Initiative Sybille zeigte, desto mehr kam ihr Mann mit eigenen Ängsten, Unsicherheiten und inneren Grenzen in Berührung, was Sybille sehr entlastend und auch belebend empfand. Zum ersten Mal war nicht ausschließlich sie diejenige, die ein »Problem« hat.

3.3 Eine gute Beziehung zu sich selbst

Ein sexuelles Problem ist immer auch ein Beziehungsproblem. Im Spannungsfeld zwischen den Grundbedürfnissen Bindung und Autonomie, in dem sich jeder der Partner einer Paarbeziehung bewegt, scheinen Frauen insgesamt beziehungsorientierter zu sein als Männer, d. h., sie nehmen das Beziehungsgeschehen differenzierter wahr und sind bereit, mehr für die Beziehung zu tun (Hatfield et al. 1982) – manchmal mehr, als ihnen guttut. Auch sind sie mehr als Männer in ihrer Befindlichkeit auf eine gute Beziehungsqualität angewiesen. Laut Brizendine (2008) ist dies neuronal angelegt, indem schon beim weiblichen Fötus sich Hirnregionen, die für Kommunikation und Beziehung zuständig sind, stärker und differenzierter entwickeln. Evolutionstheoretiker argumentieren damit, dass für Frauen Vernetzung ursprünglich einen größeren Überlebensvorteil darstellte als die Durchsetzung von eigenen Zielen, die eher eine archaische Strategie der Männer ist (Fisher 1993; Buss 1997).

Eine gute Beziehung zu sich selbst zu haben, beginnt damit, die eigenen Bedürfnisse, Wünsche und Vorlieben als solche wahrzunehmen, sie sich zuzugestehen und zu achten und sich im Rahmen der vorhandenen Möglichkeiten für ihre Realisierung einzusetzen. Viele Frauen geben an einem dieser Punkte nach. Einigen fällt es bereits schwer, eigene Bedürfnisse überhaupt wahrzunehmen. Andere nehmen sie wahr, halten es aber nicht aus, wenn ihre Bedürfnisse oder Wünsche sie in Konflikt zu denen anderer Menschen bringen und verzichten dann lieber auf deren Berücksichtigung.

Offensichtlich möchten viele Frauen nicht egoistisch oder rücksichtslos erscheinen und ertragen es nicht, jemand anderen zu frustrieren. In sexuellen Beziehungen führt das nicht unbedingt dazu, das zu bekommen, was man gerne hätte. Die schwedische Journalistin Johanna Koljonen wunderte sich nach einer zunächst einvernehmlichen sexuellen Begegnung mit einem Mann sehr darüber, dass sie Dinge widerspruchslos akzeptiert hatte, die sie eigentlich nicht wollte. Um der Frage nachzugehen, warum sie, eine emanzipierte, selbstbewusste Frau, Hemmungen hat, einem Liebhaber während des Sexes eine Grenze zu setzen, die dieser ihrer eigenen Einschätzung nach ohne Weiteres respektiert hätte, etablierte sie eine Webseite unter dem Titel »Sprich darüber«, auf der bald Hunderte von Frauen über vergleichbare Erfahrungen berichteten. Dieses Phänomen war so eindrücklich, dass man in Schweden damals von einer »zweiten sexuellen Revolution« sprach (Wahba 2012). Die gemeinte Revolution scheint darin zu bestehen, dass Frauen ihre Bedürfnisse ernst nehmen und vertreten. Genau das scheint allerdings schwerzufallen. Koljonen selbst sagte dazu:

> »Irgendwie hatte ich in der Situation damals das Gefühl, wenn ich jetzt Nein sage, dann ist das kindisch, dann stehe ich als Spielverderber da.« (ebd., S. 17)

Und:

> »Man will schließlich gemocht werden« (ebd., S. 17).

Andere Frauen begründeten ihr Schweigen mit mangelndem Selbstwert und mit dem Glauben, dass, wenn jemand sie begehrt, sie nicht auch noch Ansprüche stellen sollten.

Für das weibliche sexuelle Erleben scheint es also lohnend zu sein, sich unabhängig zu machen von der Bestätigung durch andere, es auszuhalten, es den anderen nicht immer recht zu machen, zu riskieren, eigene Vorstellungen zu vertreten und somit die Beziehung zu sich selbst genauso ernst zu nehmen wie die zum Partner. Dies wird bestätigt durch die Beobachtung von Schnarch (2008), dass Anpassungsdruck Lustlosigkeit verursacht und umgekehrt Autonomie eine gute Voraussetzung ist, eigenes Begehren entstehen zu lassen.

> Für Sybille stellte genau dies eine große Herausforderung dar: es auszuhalten, den Partner gelegentlich zu frustrieren, nicht seinen Wünschen zu entsprechen, etwas anderes zu wollen als er. Zu Beginn der Therapie empfand sie es als regelrechtes Wagnis, »eigensinnig« zu sein und damit zu riskieren – wie sie befürchtete –, für ihren Mann keine attraktive Partnerin zu sein. Erst die wiederholte Erfahrung, dass ihr Partner die etwaige Frustration sehr wohl verkraftet, verbunden mit der positiven Rückmeldung, dass er es entlastend findet,

endlich zu wissen, woran er ist, ließ sie allmählich sicherer werden in der Wahrnehmung und Äußerung ihrer Grenzen wie auch ihres Begehrens. Diese Freiheit des Selbstausdrucks empfand sie am Ende der Therapie auch als den größten Gewinn der Behandlung: »Mir war früher überhaupt nicht klar, wie weit ich von mir selbst entfernt war.«

Die vaginistische Symptomatik hat sich während des Therapieprozesses dahingehend verändert, dass Sybille zunächst beim Masturbieren einen Finger einführen konnte und wenig später als weiterer Schritt auch die manuelle Penetration durch ihren Partner möglich war, was sie als lustvolle Bereicherung erlebte. Bei Beendigung der Therapie war es für Sybille selbstverständlich, dass sie ihr sexuelles Spektrum entlang ihrer Neugier, gemäß ihres eigenen Tempos, in ihren eigenen Schritten weiterentwickeln würde.

Fazit

Der vorgestellte Ansatz kann als eine erste Phase in einem Behandlungsprozess weiblicher sexueller Probleme verstanden werden, in der zunächst ganz bewusst auf die Einbeziehung des Partners und das direkte Arbeiten am Symptom verzichtet wird. Insbesondere für Frauen, denen es schwerfällt, selbstbestimmt über ihren eigenen Raum zu verfügen, die es nicht gewöhnt sind, ihre Sexualität subjekthaft zu leben und deren Anpassungsbereitschaft in Beziehungen auf Kosten ihrer inneren Freiheit und Selbstakzeptanz geht, kann es sinnvoll sein, zu Beginn eine Situation zu schaffen, in der sich Frauen ohne den Druck des Funktionierens ihrer Bedürfnisse bewusst werden und ihr Frausein erkunden können. Davon ausgehend, dass es für manche Frauen darum geht, wenigstens ihren intimsten Bereich der Sexualität vor dem problemlosen Funktionieren, das ansonsten ihr Leben bestimmt, zu schützen, erscheint es sinnvoll, in der Therapie der entsprechenden sexuellen Probleme zunächst darauf hinzuarbeiten, dass die Frauen ein Gefühl für ihren eigenen inneren Raum sowie die Berechtigung, selbstbestimmt darüber verfügen zu dürfen, entwickeln können. Erst dann scheint es möglich, dass die bisherige Symptomatik nicht mehr benötigt wird, was aber nicht heißt, dass sie sich nach jahrelangem Bestehen sofort auflöst. Daher sollten in einer späteren Phase auch therapeutische Angebote gemacht werden, die das aktive Umsetzen von Impulsen in der Paarbeziehung fördern. Ziel ist, dass Frauen befähigt werden, in selbstbestimmter, von innen geleiteter Weise mit dem eigenen Begehren verbunden zu sein und diese Verbindung in der sexuellen Begegnung halten zu können.

4 Sexualtherapie bei Vaginismus – Übersicht, Kritik und eine humanistische Alternative[10]

Peggy Kleinplatz

4.1 Problembeschreibung

Vaginismus gilt als psychosomatisches Störungsbild und als

> »psychophysiologisches Syndrom, das die Freiheit der sexuellen Reaktion beeinträchtigt durch eine schwere, wenn nicht vollständige Behinderung der sexuellen Funktionalität« (Masters a. Johnson 1970, S. 243).

Er wird auch als Penetrationsphobie (Kaplan 1974, 1987), als Angst vor Schmerzen und dem Geschlechtsverkehr beschrieben (Barnes, Bowman a. Cullen 1984; Kessler 1988; Silverstein 1989). Andere Autoren betrachten Vaginismus als konditionierte Reaktion oder unfreiwilligen spastischen Reflex (DeVane et al. 1985; Duddle 1977). Shortle und Jewelewicz (1986) unterscheiden zwischen primärem Vaginismus, bei dem der Koitus angestrebt, aber nie vollzogen wird, und sekundärem, bei welchem Geschlechtsverkehr vor Beginn der Störung möglich war.

Ursachen des Vaginismus

Zu den Ursachen des Vaginismus werden Erfahrungen mit schmerzhaftem Geschlechtsverkehr bzw. Angst davor, Unwissenheit oder negative Einstellungen gegenüber dem eigenen Körper oder der Sexualität (Ng 1993; Shahar a. Jaffe 1978; Silverstein 1989; Valins 1992) ebenso wie Erfahrungen mit sexuellem Missbrauch oder sexuellen Übergriffen (LoPiccolo a. Stock 1986; Shortle a. Jewelewicz 1986) gezählt. Die Ursprünge der Störung werden oft in einer maladaptiven Lerngeschichte gesehen (DeVane et al. 1985; Duddle 1977), die zu einem Kontrollverlust über die vaginalen Muskeln führte (Fordney

10 Aus dem Englischen übersetzt von Angelika Eck. Der Originalartikel erschien bereits im Jahr 1998. Die Inhalte sind nach wie vor höchst aktuell. Mit freundlicher Genehmigung der Autorin und des Verlages wird der Text in gekürzter Form erstmals in deutscher Sprache veröffentlicht. *Originalquelle*: Kleinplatz, P. J. (1998): Sex Therapy for Vaginismus: A Review, Critique, and Humanistic Alternative. *Journal of Humanistic Psychology* 38: 51–81.

1978; LoPiccolo 1984). Aus psychodynamischer Sicht können die Ursachen auch unter dem Aspekt einer fehlgeleiteten oder unreifen psychosexuellen Entwicklung betrachtet werden (Fuchs et al. 1973, 1975; O'Sullivan 1979).

Manche Autoren sehen eher den Sinn der vaginistischen Symptomatik im Vordergrund als seine Ursachen: Sarrel (1986) nimmt z. B. an, dass Frauen mit Schwierigkeiten, »ihre Bedürfnisse durchzusetzen oder einfach spontan zu äußern, wenn etwas wehtut«, typische Kandidatinnen für Vaginismus seien (S. 68). Das Symptom kann einen »adaptiven Wert« für Frauen besitzen, die mit der Penetration unklare Gefühle der Verletzlichkeit oder Abhängigkeit verbinden (Pridal a. LoPiccolo 1993). Es könnte ebenso in Analogie zum Mund und frühen Fütterungsstörungen als »Mittel, um Wut auszudrücken und Kontrolle zu gewinnen,« gesehen werden (Leiblum, Pervin a. Campbell 1989, p. 133). Ähnlich beschreibt Judith L. Silverstein (1989) Frauen mit Vaginismus als »brave Mädchen«, die gefallen müssen und unfähig seien, Ärger zu verbalisieren, der dann in Symptomen oder passiver Aggressivität zum Vorschein komme. Vaginismus habe für solche Frauen protektiven Wert:

> »Das Symptom repräsentiert ein defensives Bedürfnis, sich zu verschließen und zu beschützen, sich herauszuhalten, sich zu verbarrikadieren und Grenzen zu setzen ... es drückt den Wunsch aus, die Selbstintegrität zu erhalten« (S. 202).

In ihrem Review schlussfolgern Leiblum, Pervin a. Campbell (1989), dass eine multikausale Ätiologie des Vaginismus angenommen werde, aber dass es »glücklicherweise« nicht nötig sei, das »Geheimnis« der Ursachen der Symptomatik zu lösen, um die meisten Patientinnen erfolgreich zu behandeln.

Klassische Therapieziele

Unabhängig von der theoretischen Orientierung wird innerhalb der sexualtherapeutischen Literatur das Behandlungsziel für Vaginismus in einer Aufhebung der Symptomatik und der Ermöglichung vaginaler Penetration gesehen.

> »Wenn die Patientin ein Objekt der Größe eines Phallus tolerieren kann, ist sie geheilt« (Kaplan 1987, S. 99).

Der Vollzug des Koitus wird stark betont. Dieses Ziel ist insbesondere bemerkenswert angesichts der häufigen Hinweise in der Literatur auf die Fähigkeit der Patientinnen, andere sexuelle Aktivitäten zu genießen und dabei zum Orgasmus zu kommen (Hawton a. Catalan 1990; Kaplan 1987; Leiblum, Pervin a. Campbell 1989; Pridal a. LoPiccolo 1993; Silverstein 1989; Valins 1992).

Behandlungsmethoden

Kurzzeit-Verhaltenstherapie gilt bei Vaginismus als Methode der Wahl. Variationen beinhalten kognitive Verhaltens- und Hypno-Verhaltenstherapie. Die meisten Ansätze konzentrieren sich im Wesentlichen auf eine systematische Desensibilisierung mithilfe vaginaler Dilatoren abgestuften Umfangs. In Verbindung mit der Dilatation wird eine Vielzahl unterstützender Techniken verwendet, z. B. Entspannungstraining, Einzel- und Paartherapie, Sensate Focus, Gegenkonditionierung, Stimulus-Löschung und Beckenbodentraining.

Wie sollte mit den Gefühlen der Patientin umgegangen werden?

Manche Autoren vertreten die Auffassung, es sei am besten, die Gefühle und die bewusste Selbstwahrnehmung der Patientin zu umgehen. Fuchs et al. (1975) versuchen in ihrem Behandlungsansatz, die Patientin mittels Hypnose zu entspannen und ihr Bewusstsein für die Behandlungsprozedur zu verringern. Die Frau wird gebeten, sich einer gynäkologischen Untersuchung zu unterziehen. Wenn ihr gesagt wird, dass es vorbei sei (tatsächlich hat gar keine vaginale Untersuchung stattgefunden!), ist sie überrascht darüber, dass sie überhaupt keine Schmerzen hatte und anschließend kooperationsbereit. »Der Arzt bittet dann um die Erlaubnis, einen Hegar Dilator mehrmals einzuführen, und dabei gelingt es uns, zu einem größeren Dilator überzugehen, ohne dass die Patientin den Wechsel bemerkt« (Fuchs et al. 1975, S. 43). Dies alles geschieht ohne Information der Patientin. Schließlich wird empfohlen, die Klientin zu ermutigen, Gefühle der Angst oder des Unwohlseins zu übergehen und die Behandlungsstufen ohne Rücksicht darauf zu durchlaufen. Manche Autoren sehen im Widerstand von Patientinnen gegenüber diesen Empfehlungen allerdings ein Zeichen für die Limitation solcher Techniken (Pridal a. LoPiccolo 1993).

Therapieerfolg

Die Wirksamkeit der Kurzzeittherapie bei Vaginismus liegt generell sehr hoch, sofern Erfolg lediglich als vaginale Aufnahmefähigkeit definiert wird. Die große Mehrheit der Frauen oder Paare, die mit Vaginismus vorstellig werden, sind am Ende der Behandlung in der Lage, den Koitus zu vollziehen. Es finden sich kaum Hinweise zu sexuellem Genuss oder anderen Outcome-Variablen in der Literatur.

4.2 Kritik an konventioneller Sexualtherapie bei Vaginismus

> Wenn nichts kaputt ist, gibt es auch nichts zu reparieren. Oder warum sollte man die herkömmlichen Behandlungsmethoden bei Vaginismus kritisieren?

Von allen sexuellen Funktionsstörungen gilt Vaginismus als die am einfachsten zu behandelnde mit der höchsten Erfolgsrate. Warum sollte die herkömmliche Behandlung also kritisiert werden? Weil Vaginismus ein Paradebeispiel für den Erfolg einer Sexualtherapie darstellt, deren Annahmen hier besonders deutlich sichtbar werden. Diese beinhalten, wie weiter oben beschrieben, die Identifikation der vaginalen Verkrampfung als zu behandelndes Problem, sowie die Beseitigung der Verkrampfung, kulminierend im Geschlechtsverkehr, als Behandlungsziel.

Ungeachtet der Behandlungseffektivität werden sowohl die Ziele des konventionellen Ansatzes als auch der Prozess, um diese Ziele zu erreichen, ebenso wie die Limitationen und Konsequenzen dieses »Erfolgs« dafür kritisiert, mechanistisch und reduktionistisch zu sein und die Klientin zu objektifizieren. Auf einer grundlegenden Ebene betrifft dies das aktuelle Verständnis sexueller Funktion und Dysfunktion im sexualtherapeutischen Feld insgesamt.

Der konventionelle Ansatz basiert auf einer Adaption der frühen Arbeiten von Masters und Johnson (1966, 1970) sowie Kaplan (1974). Diese folgten einer biologischen Konzeption menschlicher Sexualität innerhalb eines psychosozialen Kontextes. Tiefer (1991) und Schnarch (1991) wiesen darauf hin, dass die Berücksichtigung des psychosozialen Kontexts im Übergang von der Theorie menschlicher Sexualität zur Behandlung sexueller Dysfunktionen verloren gegangen sei. Der

Behandlungsschwerpunkt liege auf der Verbesserung von Symptomen, ungeachtet der intrapsychischen, interpersonellen und sozialen Bedeutung des präsentierten Problems.

Gegen das konventionelle Paradigma können somit die folgenden Einwände erhoben werden:

1. *Zielorientierung statt sexueller Genuss*: Viele Klientinnen mit Vaginismus sind orgasmusfähig und genießen ihre Sexualität jenseits des Koitus. Dennoch wird die Möglichkeit, dass diese Frauen und Paare keiner Therapie bedürfen, selten diskutiert.

   Es wäre wünschenswert, eine Alternative in Betracht zu ziehen, in welcher sexueller Genuss per se geschätzt wird (im Gegensatz zur einfachen vaginalen Penetration).
2. *Förderung von Konformität statt sexueller Vielfalt*: Was sind die sozialen Konsequenzen, wenn man die Annahme infrage stellt, dass Vaginismus ein Problem darstellt, weil dadurch der Geschlechtsverkehr verhindert wird? Was, wenn Vaginismus vielmehr eine Ambivalenz gegenüber dem Geschlechtsverkehr per se ausdrückt? Sollten Sexualtherapeuten dann Vaginismus mit dem Ziel behandeln, eine Penetrationsbarriere zu beseitigen? Was, wenn die Frau einfach keinen Koitus vollziehen will?

   Diesen Fragen nachzugehen, regt eine Neudefinition und Erweiterung des Verständnisses von angemessenem sexuellem Verhalten für Männer und Frauen an.
3. *Aufrechterhaltung patriarchalischer Werte statt sexueller Gleichheit*: Keystone (1994) stellt heraus, dass in einer patriarchalisch geprägten Gesellschaft der Körper der Frau eine Möglichkeit darstelle, ihre Nichttoleranz gegenüber einem Machtungleichgewicht in der Beziehung auszudrücken.

   Ein anderes Argument dieser feministischen Kritik muss genauer geprüft werden: die Annahme, dass die individuelle Bedeutung der vaginistischen Symptomatik im Vorhinein festgelegt werden könnte. Vielleicht lehnen manche Klientinnen tatsächlich ab, im Bett stereotype Geschlechterrollen zu inszenieren. Andere Fälle können allerdings mit vollkommen anderen Erfahrungen zu tun haben: Ärger, Kontrolle, Furcht, Selbstbehauptung, Trotz und viele weitere Emotionen können im Spiel sein. Man kann jedoch nicht davon ausgehen, dass diese Emotionen verstanden werden können, noch ehe der Therapeut ein individuelles Verständnis für jede Klientin und die spezifische Bedeutung der Symptomatik in ihrem Lebenskontext entwickelt hat.

4. *Berücksichtigung objektiver, behavioraler und physiologischer Größen anstelle der subjektiven Bedeutung und Erfahrung*: Sexualtherapeuten zählen zwar die möglichen Ursachen des Vaginismus auf, behandeln aber dennoch lediglich den vaginalen Krampf. Dass die Symptome wirksam »kuriert« werden, bringt unsere Patientinnen nicht unbedingt näher an ein besseres Verständnis oder Erleben ihrer sexuellen Lust.

   Sexualtherapeuten sollten alternative Ziele in Betracht ziehen, die individuelle Erfahrung bedeutungsvoller Sexualität und Erfüllung als übergeordnete Werte betrachten.

5. *Fokus auf die sexuelle Funktion statt auf Embodiment, Verbundenheit und Integration*: Techniken, die sich darin bewährt haben, Klientinnen so zweckdienlich von ihren Symptomen zu befreien, »können faktisch Individuen von ihren eigenen Körpern entfremden. Dies trifft insbesondere auf Frauen zu, die seit Jahrhunderten Expertendiagnosen unterworfen sind« (Irvine 1990, S. 225). Sexualtherapeuten streben im wahrsten Sinn des Wortes eine Desensibilisierung der Patientinnen an bis zu dem Punkt, an dem sie adäquat funktionieren können, um sexuelle Akte auf Kommando zu vollziehen. Patientinnen lernen, sexuelle Gedanken, Wünsche und Gefühle zu umgehen, die zum Vollzug im Widerspruch stehen, sodass ihre Genitalien unabhängig von ihrer inneren Erfahrung funktionieren (Kleinplatz, 1996b).

   Therapeuten wünschen sich möglicherweise alternative Behandlungsmethoden, die Integration anstelle von Fragmentierung fördern.

4.3 Das Modell der existenziell-erlebnisorientierten Psychotherapie: eine Alternative zur konventionellen Sexualtherapie

Ein alternatives Verständnis sexueller Probleme und ihrer Behandlungsmöglichkeiten stammt aus der existenziell-erlebnisorientierten Psychotherapie (Gendlin 1978a; Mahrer 1983). Auch wenn dieser Ansatz selten auf die Behandlung sexueller Probleme angewandt wurde (mit bemerkenswerten Ausnahmen, z. B.: Frankl 1978), kann er für Sexualtherapeuten von besonderem Wert sein.

Das Verständnis des Anliegens der Klientin, der Bedeutung ihres Symptoms sowie die Methoden und Ziele der Therapie basieren auf einer humanistischen Persönlichkeitstheorie. Der Schwerpunkt liegt auf der Integration von Psyche und Körper. »Das Selbstgefühl basiert auf dem Erleben, ›verkörperlicht‹ zu sein« (Pruzinsky 1990, S. 298). Die Natur des Problems kann somit im Sinn einer »Entkörperlichung«, eines Mangels an bewusster Wahrnehmung, einer Entfremdung, der inneren Abkopplung und aufgelösten Verbindungen zwischen zahlreichen Aspekten des eigenen Wesens oder Erlebens verstanden werden (Mahrer 1978).

Die Verbindung von Psyche und Körper wird hier betont, ohne dass eines über das andere gestellt wird. Es wird weder davon ausgegangen, dass Probleme biologisch determiniert sind (wie in manchen psychoanalytischen Ansätzen), noch, dass körperliche Symptome kognitiv überwunden werden (wie in der kognitiven Verhaltenstherapie). Stattdessen wird ein ganzheitliches Modell des Zusammenwirkens von Psyche und Körper im Ausdruck tieferer Persönlichkeitsprozesse postuliert (Kepner 1987; Mahrer 1978). Sexualität ist laut Malone und Malone (1987) aus dieser Perspektive:

> »vertrauensvoll in der Welt zu leben und ... hat zu tun mit der Lust, die wir in dieser Welt erleben ... mit Freude an, Befriedigung durch und Verbundenheit mit dieser Welt« (S. 200).

So betrachtet gilt, wenn sexuelle Dysfunktionen auftreten:

> »Dein Körper will Dir etwas mitteilen. Er macht eine Aussage« (Keen 1979, S. 20).

Sexuelle Symptome werden als ein möglicher Weg gesehen, darunterliegende Empfindungen auszudrücken. Diese sollen nicht primär zur Ursachenbestimmung und nicht einmal auf ihren Zweck hin untersucht, sondern im Hinblick auf das Erleben verstanden werden, das sie mit sich bringen (Mahrer 1983).

Somit könnte eine mögliche Richtung der Veränderung für die Klientin sein, sich direkter (z. B. verbal), reichhaltiger und mit größerer Achtsamkeit und Bewusstheit auszudrücken.

Therapieziele

Das Therapieziel im existenziell-erlebnisorientierten Ansatz ist durch Perls' (1971) Diktum

> »Verliere deinen Verstand und komme zu deinen Sinnen«

bestimmt. Veränderung geschieht in diesem Verständnis mehr über unmittelbar bewusste Wahrnehmung als über kognitive Einsicht oder vermehrte Kontrolle. Es wird weder angenommen, dass »normales« Funktionieren der optimale Zustand ist, noch dass Menschen, die auf Befehl funktionieren können, besser dran sind als solche, deren Funktionsniveau mit ihrer inneren Stimme übereinstimmt.

> »Menschen, die funktionieren können, ohne zu fühlen, sind nicht notwendigerweise sexuell gesünder oder zufriedener als solche mit genitalen Reaktionsschwierigkeiten« (Schnarch 1991, S. 16).

Im Gegenteil: Erstere werden als gefühlstaub angesehen. Letztere sind nach dieser Auffassung zumindest so weit mit ihrem Körper verbunden, dass sie ihn nicht betrügen (Lowen 1967). Anstatt die sexuelle Dysfunktion einfach zu korrigieren, »dringt man direkt zu ihrem Kern vor ...hört ihrer Botschaft zu« (Keen 1979, S. 20).

Es gibt keine im Voraus festgelegte Agenda, z. B. die vaginalen Muskeln zu kontrollieren oder Geschlechtsverkehr zu vollziehen.

> »Der Therapeut hat nicht *die* richtige Lösung im Sinn. Klientinnen finden häufig Lösungen, an die Psychotherapeuten nicht einmal im Traum gedacht hätten« (Mosher 1979, S. 123).

Die sexuellen Ziele der Patientin werden durch ihr eigenes Erleben geleitet und nicht durch die Art des präsentierten Problems vorausgesetzt.

Beispielsweise könnte sie entdecken, dass sie direkt Nein sagen möchte zu ihrem Sexualpartner. Es könnte sein, dass sie einen anderen Partner oder lieber allein leben möchte. Vielleicht bevorzugt sie einfach nichtpenetrative Sexualpraktiken oder möchte lieber künstliche Befruchtung in Anspruch nehmen. Es könnte aber auch sein, dass sie sich auf einmal ihrem Partner gegenüber sexuell öffnet, körperlich und emotional. Im existenziell-erlebnisorientierten Ansatz besteht die einzige Erwartung des Therapeuten darin, dass die Frau ihre unangenehmen Gefühle (z. B. beim Versuch des Koitus) zu Beginn der Therapie am Ende einer erfolgreichen Behandlung in dieser Form nicht mehr erleben wird (Mahrer 1996).

Therapiemethode

Die Methoden der existenziell-erlebnisorientierten Psychotherapie streben danach, Ziele wie Verbundenheit, Embodiment, Integration und das Erleben tiefer liegender Potenziale zu fördern. Der Therapieprozess sowie Veränderungen bei der Klientin werden durch intensives Erleben im Hier und Jetzt geleitet. Es wird angenommen, dass das Erleben starker, tieferer Emotionen zu bewussterem Erleben, dem Gefühl, wählen zu können, und zur Verantwortungsübernahme führt (Perls 1971). Was immer in intensiven Momenten des Erlebens in der Klientin entsteht, wird zum Fokus der jeweiligen Sitzung und markiert die Richtung der Veränderung. Dadurch entwickeln sich alle Veränderungen aus integrierten Gefühlen heraus und nicht durch eine Problemanalyse und vom Therapeuten vorgegebene Ziele (Mahrer 1996). Die Aufgabe des Sexualtherapeuten ist es, Klientinnen dabei zu helfen, nicht länger zu erstarren oder wegzulaufen, sondern stattdessen bei den eigenen inneren Prozessen zu verbleiben, sodass von innen heraus neue Lösungen entstehen können (Mosher 1979, S. 122).

Der Therapeut nimmt weder die Art der inneren Gefühle vorweg, noch ermutigt er die Patientin, diese zu übergehen, um klassische Behandlungsprozeduren wie z. B. die systematische Desensibilisierung mit Dilatoren zu durchlaufen. Die hier vorgestellte Methode klärt das initiale Gefühl, erlaubt ihm, sich zu intensivieren und geschätzt und willkommen geheißen zu werden, und lässt das innere Erleben voll hervortreten. Genau dieses lässt neue Möglichkeiten des Erlebens und Verhaltens entstehen, sexuell und anderweitig (Mahrer 1983).

Die Rolle des Therapeuten besteht darin, erlebnisorientiert zuzuhören und dabei seine eigenen Bilder, Gefühle oder körperliche Empfindungen zu nutzen (Gendlin 1978b). Der Therapeut sollte sich dabei von seinem normalen Selbstgefühl lösen und auf das achten, was immer die Klientin als zuvorderst und zentral identifiziert, ungeachtet dessen, ob es sich dabei um das »präsentierte Problem« handelt (Mahrer 1996). Die therapeutische Aufmerksamkeit sollte ganz auf die Klientin gerichtet sein, während beide, Therapeut und Klientin, in ihren eigenen Körpern verankert sind. Die Patientin bestimmt die Agenda und ist verantwortlich für ihren eigenen Fortschritt. Sie bestimmt das Schritttempo und den Fokus der Therapie. Der Schwerpunkt liegt auf dem Erleben per se anstatt auf der Interpretation von Erleben (Polster a. Polster 1974). Dies vermeidet eine Objektifizierung und Reduktion der Patientin und ihres Problems.

Vorteile für Frauen

Dieser Therapieansatz bringt spezielle Vorteile für Frauen in der Sexualtherapie und insbesondere solche mit Vaginismus mit sich. In der nordamerikanischen Gesellschaft sind Frauen oft geübt darin, sich selbst von außen zu sehen, anstatt in ihrem eigenen Erleben als körperliche und sexuelle Wesen verankert zu sein. Diese therapeutische Orientierung befähigt Frauen, sich auf ihre eigenen Bilder, Gefühle und körperlichen Wahrnehmungen einzulassen und sie für den Umgang mit ihren sexuellen Schwierigkeiten zu nutzen. Die Frauen beginnen, sich zu zentrieren und ein Vertrauen in ihren eigenen Körper zu entwickeln, das sie in zukünftigen Begegnungen leiten kann.

Weiterhin besteht bei Frauen mit Vaginismus anfänglich häufig das Gefühl, bezüglich ihres Körpers und ihrer sexuellen Beziehungen nicht selbst wählen zu können. Viele haben Erfahrungen sexuellen Missbrauchs und sexueller Gewalt hinter sich. Andere sind einfach mit Schamgefühlen über ihren Körper bzw. ihre Genitalien aufgewachsen und fühlen sich im wörtlichen und übertragenen Sinn »unberührbar«. Existenziell-erlebnisorientierte Therapie zielt darauf, die eigene Wahlfreiheit (im Gegensatz zu mechanischer Kontrolle) und ein Bewusstsein dieser Wahlfreiheit (wieder-)herzustellen. Anstatt der Autorität des Therapeuten (oder irgendeiner anderen) unterworfen zu sein, bestimmt dann das sich entwickelnde Wissen der Klientin über ihr eigenes Erleben ihre nachfolgenden sexuellen Beziehungen.

Klinisches Fallbeispiel

Frau S., 22, wurde von ihrem Gynäkologen an mich überwiesen. Seinem Arztbrief zufolge hatte Frau S. sich vor Kurzem verlobt und den Frauenarzt wegen einer Vorsorgeuntersuchung konsultiert. Dies war ihr dritter Versuch einer vaginalen Untersuchung gewesen, aber sie hatte so große Angst davor gehabt, dass sie bald der Mut verließ. Der Gynäkologe diagnostizierte Vaginismus und fragte die Patientin, ob sie je sexuell missbraucht oder genötigt worden sei. Frau S. bestätigte dies. Obwohl sie sich ein Dilatorentraining gut vorstellen konnte, empfahl der Gynäkologe ihr aufgrund ihrer Geschichte eine Sexualtherapie.

Vor diesem Hintergrund wirkte es geradezu ironisch, als Frau S. in unserer ersten Sitzung sagte, dass sie zwar vor 18 Monaten zu Oralverkehr gezwungen worden sei, ihre vaginistischen Symptome aber bereits seit langer Zeit bestünden. Frau S. war Jungfrau und hatte noch nie Tampons einführen können. Sie litt gelegentlich unter Pilzinfektionen, hatte jedoch so panische Angst vor Penetration, dass sie unfähig war, die dagegen verschriebene Creme einzuführen.

Frau S. wuchs in einer Familie auf, in der Gespräche über Sex, die über die rudimentäre Beschreibung des Fortpflanzungsaktes hinausgingen, tabu waren. Es wurde weder über sexuelle Lust noch über Nacktheit gesprochen. Aufgrund ihrer restriktiven religiösen Erziehung wurde sie vom schulischen Sexualkundeunterricht ferngehalten. Sie erinnerte sich daran, in Panik verfallen zu sein, als sie in der Pubertät hörte, wie eine Klassenkameradin beschrieb, es »sei etwas mit dem Tampon schiefgegangen, und sie sei deshalb im Krankenhaus gelandet«. Sie hatte seit langer Zeit Angst vor dem antizipierten Schmerz der Penetration und sagte sich: »Wenn ich diesen Teil meines Körpers nicht berühren kann, wie sollte es irgendjemand anderes können?« Mit ihrer Vulva fühlte sie sich wohler. Im Teenageralter war sie erstmals von einem Freund bis zum Orgasmus stimuliert worden. Seitdem war sie orgasmusfähig bei Selbststimulation, allerdings durch die Kleidung hindurch. In der Zwischenzeit hatte sie eine fürchterliche Beziehung mit einem Mann namens George gehabt. Er hatte sie zum Geschlechtsverkehr gedrängt, konnte aber nicht mehr als einen Zentimeter eindringen. Am Ende hatte er sie oral vor seinen Freunden genötigt und zudem verbal erniedrigt. Das war das Ende ihrer Beziehung. Sechs Monate später traf sie Tom, ihren Verlobten, der sich sehr verständnisvoll zeigte bezüglich des zurückliegenden Missbrauchs und ihrer sexuellen Schwierigkeiten. Sie genoss das »Vorspiel« mit ihm und erlebte Orgasmen über externe manuelle und orale Stimulation. Aber wenn der Zeitpunkt für die Penetration nahte, verkrampften sich alle Muskeln. Sie lobte seine Geduld und dass er keinen Druck machte. Sie nahm die Pille in der Hoffnung, dass Geschlechtsverkehr möglich werden könnte. Es ging ihr gesundheitlich gut, wenngleich sie sich darüber beklagte, »dick zu sein«, körperlich befangen war und vorhatte, ihr Gewicht zu reduzieren.

Therapieprozess

Frau S. konsultierte mich für sechs Sitzungen über eine Zeitspanne von zwei Monaten sowie eine Folgesitzung sechs Monate später. Ihre innerlichen Veränderungen schienen sich hauptsächlich während der dritten, vierten und fünften Sitzung vollzogen zu haben.

In der dritten Sitzung wollte Frau S. sich auf George und seine Tat konzentrieren. Als sie den gewaltsamen Übergriff zu erinnern begann, fühlte sie sich angstvoll, hilflos und ohnmächtig. »Ich habe nicht gekämpft. Ich habe gar nichts getan.« Sie war erstarrt. Als sie sich erlaubte, die Situation in ihrer Vorstellung erneut zu erleben, intensivierten sich diese Gefühle im Wechsel mit dem Gefühl, unzulänglich, eine Verliererin zu sein, unwert, ekelhaft und beschämt. Sie fühlte einen Knoten im Magen, der sich aufzulösen begann, als sie allmählich wütend wurde.

Die benannten Gefühle stimmen mit den in der Literatur über Opfer sexueller Gewalt beschriebenen überein. Statt über ihre Erfahrungen zu sprechen, erlebt Frau S. sie in diesem Ansatz unmittelbar in der Gegenwart. Gefühle, die in der Vergangenheit nicht ausgedrückt werden durften, werden nun geäußert. Mehr noch: Die Klientin kann dieses innere Erleben dann in neuen oder bereits bekannten problematischen Situationen nutzen.

Während Frau S.' Wut während des tatsächlichen Übergriffs unterdrückt war, ließ sie ihr in der Sitzung freien Lauf. Jetzt schien sie ihren Höhepunkt zu erreichen, am Ende der Nötigung, als George seinen Penis aus ihrem Mund zurückzog, ihren Kopf festhielt und in ihr Gesicht ejakulierte.

Damals war sie zum Schweigen gebracht worden, stumm geblieben und hatte sich im darauffolgenden Jahr niemandem anvertraut. Nun stellte sie sich vor, wie es sich angefühlt hätte, wenn sie im Nachgang des Übergriffs Verantwortung und Führung für sich übernommen hätte. Frau S. wurde klar und herausfordernd, begann George anzuschreien und ihm damit zu drohen, ihn öffentlich bloßzustellen.

Im Fortgang der Sitzung sprach sie Georges Freunde und Familie direkt an. Sie wandte sich an seine Eltern und informierte sie genauestens darüber, was ihr »lieber Sohn« getan hatte. Sie wurde zunehmend kraftvoller, während sie seinen guten Ruf zerstörte. Gegen Ende der Sitzung zog sie ernsthaft in Betracht, den Übergriff der Polizei zu melden. Dennoch war sie noch interessierter daran, das gleiche Gefühl von Kontrolle, Selbstbehauptung und offenem Gefühlsausdruck in anderen Lebensbereichen zur Verfügung zu haben, etwa in der Beziehung zu ihrem Verlobten und ihrer Herkunftsfamilie. Dies wurde der Ausgangspunkt der nachfolgenden beiden Sitzungen.

Die nächste Sitzung begann mit den Worten: »Ich bin eine erwachsene Frau, und meine Mutter kontrolliert immer noch mein Leben.« Frau S. lebte bei ihren Eltern und hatte sich darauf eingestellt, dort bis zu ihrer Heirat wohnen zu bleiben. Sie konzentrierte sich auf ihre Mutter und beschrieb sie als Person, die sie in vielfacher Hinsicht beurteilte und einschränkte, zum Beispiel ihre Bankunterlagen ohne ihre Zustimmung öffnete, ihr vorschrieb, wie sie Geld ausgeben sollte, ihr sagte, sie solle ihr Gewicht reduzieren, und die Süßigkeiten vor ihr versteckte. Einmal mehr fühlte sich Frau S. machtlos, unter Druck gesetzt und nicht im Besitz ihrer Kontrolle. Sie fühlte sich dick, ekelhaft und konnte sich selbst nicht ausstehen. Sie war gehemmt, voller Schuldgefühle und Scham. Sie erzählte, sie habe Gewichtsprobleme, die bereits in der Kindheit begonnen und durch heimliche Essattacken in der Jugendzeit zu einer Gewichtszunahme von 40 Pfund geführt hätten. Auch wenn sie sich dafür hasste und außer Kontrolle fühlte, waren ihre Essattacken für sie auch Augenblicke rebellischen Trotzes. »Ich rächte mich mit ungesundem Essen, Mama.« Als sie beschrieb, wie sie ihre leeren Schokoriegel-Verpackungen an Orten versteckte, an denen ihre Mutter sie ganz sicher nicht finden würde, fühlte sie sich hinterhältig und verstohlen. »Ich behielt alles für mich ... Sie fragte, wo die Schokoriegel-Verpackungen seien, und ich verschloss mich wie eine Muschel.« Sie stellte sich vor, wie sie 15 Jahre alt wäre und zu ihrer Mutter sagen würde: »Egal, was du sagst, ich hab die Kontrolle ... Du kommst nicht an mich ran.«

Während Frau S. im Teenager-Alter verdeckt mit ihrer Mutter kämpfte, wurde sie in der Sitzung ermutigt, weiter zu gehen, ihre Mutter direkt zu konfrontieren und zuzulassen, was immer für Gefühle entstünden, die im erneuten Durchleben dieser Situation ausgedrückt werden wollten.

Als sie weiter zu ihrer Mutter sprach, verstärkten sich ihre Gefühle, das innere Erleben wurde klarer und bestimmter. Es vollzog sich eine Veränderung weg von der geheimen Rebellion, dem Intrigieren und Ränkeschmieden hin zum offenen Ausdruck ihrer Durchsetzungskraft, ihrer Verantwortungs- und Führungsübernahme und dem Bewusstsein, frei wählen zu dürfen.

Später nahm sie sich vor, ihre Mutter wirklich zu konfrontieren und ihr zu sagen: »Über Jahre musste ich mein Leben damit verbringen, Dinge heimlich zu tun: rauchen, essen, von der Schule abgehen ... Aber jetzt möchte ich nichts mehr verstecken.« Sie rasselte eine lange Liste von Ärgernissen herunter und beschloss, bei ihrer Mutter nun für sich einzustehen. Sie forderte Privatheit, volle Kontrolle über ihre eigenen Finanzen und ein Ende der ewigen Bemerkungen über ihren Körper und ihre Abnehmversuche.

In der fünften Sitzung war Frau S. beschwingt. Sie hatte nach der vergangenen Sitzung lange mit ihrer Mutter gesprochen und ihre Erwartung ausgedrückt, dass ihre Mutter aufhören solle, sich in ihr Leben einzumischen. Sie hatte es genossen, ihrem angestauten Frust freien Lauf zu lassen, und war überrascht von der Aufnahmebereitschaft und Wärme ihrer Mutter. Ihre Mutter hatte all ihren Forderungen so bereitwillig zugestimmt, dass Frau S. ihre eigene Neigung bewusst geworden war, Behinderungen ihrer Wahlfreiheit bereits zu antizipieren (und vielleicht zu erzeugen): »Ich bin daran gewöhnt, immer erst an zweiter Stelle zu fragen, was ich eigentlich möchte. Ich werde verlernen müssen, mich immer für alles zu rechtfertigen.«

Sie stellte sich vor, wie sie ihren Eltern, ihrem Verlobten, ihrem Chef und ihren Kollegen so begegnen würde, wie es ihr passte. »Jeder richtet sich nach mir statt umgekehrt … Jetzt muss ich herausfinden, was ich mit all der neu gefundenen Freiheit anfangen soll.«

Durch die Vertiefung der Erfahrung, selbstverantwortlich zu handeln und sich durchzusetzen, verlagerten sich ihre Gefühle. Es entstand das Bedürfnis, für sich selbst zu sorgen und sich zu verwöhnen, auf sich selbst stolz zu sein und es zu zeigen.

Selbstzweifel, Scham und Selbstverachtung, insbesondere ihrem Körper gegenüber, waren verschwunden. Stattdessen war Frau S. von einem sinnlich-erregten Kribbeln durchflutet. Sie zog die Möglichkeit in Betracht, Zeit und Geld zu reservieren für eine Einkaufstour, um sich ein neues Parfum, Kosmetik, Badeprodukte, einen neuen Rasierer, Kleider und einen Haarschnitt zu gönnen. Sie hatte lange in dem Gefühl gelebt, dass sie sich zu solchen Anschaffungen erst würde entschließen können, wenn sie dünn sei. Das war jetzt anders.

Sie dachte darüber nach, wie es wäre zu baden, sich mit ihren neuen Pflegeprodukten zu verwöhnen und zu fühlen, wie ihre Haut weich würde, wenn sie in der Badewanne über ihre Beine strich. Gegen Ende der Sitzung stellte sich Frau S. diese neue Zukunft lebhaft und ausführlich genug vor, um sie plausibel und realistisch erscheinen zu lassen.

In der sechsten Sitzung kicherte Frau S. aufgeregt, da sie alle Verhaltensänderungen, die sie sich in der vorherigen Sitzung vorgenommen hatte, umgesetzt hatte. »Ich bin dabei zu entdecken, wie es sich anfühlt, für mich selbst verantwortlich zu sein und mich gut zu behandeln.«

Ihre Beziehungen zu ihrem Chef, Verlobten und ihrer Mutter erlebte sie nun frei von Druck und Groll. Sie war berührt, als ihre Mutter eine Packung Chips für sie kaufte. »Ein paar Tage später bot sie mir an, ein paar Süßigkeiten mit ihr zu teilen … Jetzt ist es schon gar nicht mehr so neu. Ich hatte genug. Ich höre jetzt einfach auf, wenn ich merke, dass ich mich nicht danach fühle, noch weiterzuessen.«

Frau S. führte keine Kontrollschlacht gegen ihren Körper mehr. Sie war jetzt in ihm zentriert. Die Gefühle der Unsicherheit und Scham über ihren Körper waren verschwunden.

Sie hatte sich nie vor einem Spiegel umgezogen, geschweige denn vor einem Mann. Nun hatte sie sich vor Tom ausgezogen und dabei wohl und stolz gefühlt.

Besonders froh war Frau S. darüber, dass sie Geschlechtsverkehr vollzogen und sie sich dabei Tom ganz geöffnet hatte, mit Lust und mit seiner Unterstützung. Sie sprudelte über vor Freude und erinnerte sich daran, wie sie zu sich selbst sagte: »Siehst du, *du* tust es aus dir selbst heraus!«

Diese Veränderung entsprach ja ihrem ursprünglich vorgetragenen Therapieziel und machte sie sehr froh und stolz. Dennoch stellte dies nur eine von mehreren Veränderungen dar.

> »Jeder Aspekt meines Lebens verändert sich ....Und das ist nur der Anfang! Ich mag es, zu kommen und zu gehen, wie ich will, ohne Zustimmung meiner Eltern, aber ich würde lieber gleich ausziehen, bald, und nicht noch zwei Jahre warten bis zur Hochzeit.«

Andere Möglichkeiten eröffneten sich darin, eine neue Arbeit zu suchen und ihre sexuellen Fantasien mit Tom zu teilen.

Frau S. rief mich nach der sechsten Sitzung an, um mitzuteilen, dass sich alles zu ihrer Zufriedenheit entwickle und sie keinen unmittelbaren Bedarf nach weiterer Therapie habe. Sie vereinbarte einen Abschlusstermin sechs Monate später. In dieser kurzen, siebten Sitzung erzählte Frau S., dass sie mit Tom zusammengezogen sei. Der Vaginismus war verschwunden und beide genossen ihre reichhaltigere sexuelle Beziehung. »Jetzt fallen mir Entscheidungen leicht, im Bett und anderweitig.« Ihre Beziehung zu ihren Eltern hatte sich weiterhin verbessert. Sie hatte noch keine neue Arbeit gefunden, aber Abendkurse belegt, um ihre Möglichkeiten zu erweitern. In der Zwischenzeit hatte sie sich bei ihrem Chef und den Kollegen mehr durchgesetzt. Darüber hinaus verlor sie weiterhin an Körpergewicht.

Fazit

Frau S. hatte ursprünglich eine Behandlung ihres Vaginismus gesucht. Die entstandenen persönlichen Veränderungen umfassten eine

Integration ihrer Potenziale, Verantwortung für sich selbst zu übernehmen, konfrontativ und stolz auf sich zu sein, für sich zu sorgen, ihre Gefühle offen auszudrücken und frei zu entscheiden. Ihre Beziehung zu verschiedenen Menschen und zu ihrem Körper veränderte sich dramatisch. Diese vielen unvorhergesehenen Veränderungen sind, auch wenn sie nicht auf der Basis des anfänglichen Problems vorhergesagt oder Ziel waren, kein Ersatz für die Befreiung von vaginistischen Symptomen, die sie eingangs suchte; vielmehr verschwand der Vaginismus als Ergebnis ihrer innerlichen Veränderungen (z. B. der Integration tiefer liegender Potenziale und neuer Wege, sie auszudrücken). Gleichzeitig vollzogen sich andere Veränderungen bezüglich ihres Körpers. Ihr Empfinden, keine Kontrolle zu haben, sich mit ihrer Sexualität unwohl zu fühlen und mit ihrem Körper nicht in Kontakt zu sein, wurde abgelöst von der Fähigkeit, sich auf ihren Körper als Verbündeten zu verlassen. Sie entwickelte eine neue Wertschätzung für ihren Körper und Vertrauen in ihre physischen Empfindungen. In dem Maß, in dem sie ihr Leben im Allgemeinen und ihren Körper im Speziellen in Besitz nahm, wurde sie fähig, Gefallen daran zu finden. Frau S. konnte nun wählen, wann und wie sie essen, nackt sein und sexuellen Verkehr haben wollte. Unter der Annahme, dass Kontrolle ein zentrales Moment für Frau S. darzustellen schien (was in der Literatur in Fällen von Vaginismus häufig beschrieben wird), bringt der hier vorgestellte Ansatz besondere Vorteile mit sich:

Die Klientin ist verantwortlich für den Fokus jeder und aller Sitzungen. Sie bestimmt Tempo, Größe und Richtung ihrer Veränderung und somit nahezu alle Aspekte des Therapieprozesses. Indem ihr in der Therapie Wahlfreiheit gegeben wird, wird die Klientin in ihrer Selbstermächtigung unterstützt und damit in ihrer Entwicklung jenseits der Therapie.

Der Aspekt der Selbstermächtigung kann bei Frauen, die Opfer sexuellen Missbrauchs oder sexueller Übergriffe geworden sind, von besonderer Bedeutung sein. Dieser Fall illustriert, dass es viele Arten gibt, das als Vaginismus bezeichnete »Problem« zu verstehen. Der hier präsentierte Therapieansatz bewährt sich ebenso bei Patientinnen mit anderen sexuellen Beschwerden. Die Antworten aus der existenziell-erlebnisorientierten Perspektive sind nicht unbedingt kompatibel mit konventionellen sexualtherapeutischen Ansätzen; die diesbezüglich aufgeworfenen kritischen Fragen sollten nicht ignoriert werden.

5 Fantasien in der Therapie – Minus- und Plussymptome als Zugang zur erotischen Entwicklung

Angelika Eck

> *»Hohe Erregungszustände entstehen aus der Spannung zwischen anhaltenden Problemen und triumphierenden Lösungen.«*
> Jack Morin (1995, S. 142)

Dieser Beitrag thematisiert auf der Basis von Fallbeispielen die therapeutische Arbeit mit erotischen Fantasien. Je nach Anliegen und Auftrag können die Fantasien selbst der Anlass für die Therapie sein, sich im Therapieverlauf als zentrales Moment anbieten, um bestimmte, auf die Erotik bezogene Fragen oder Konflikte daran zu bearbeiten, oder aber die Abwesenheit von Fantasien wird zum Thema und Ziel von Interventionen (vgl., ausführlich Eck 2020 oder Online-Workshop unter www.lifelessons.de).

Die Darstellung erfolgt entlang der Unterscheidung *Minus- und Plussymptome.* Minus- und Plussymptome werden hierbei auf die *Fantasietätigkeit* bezogen und wie folgt verstanden:

- Frauen mit *Minussymptomen* leiden an einem Zuwenig, d. h. an Fantasiemangel, der im engen Zusammenhang mit dem Leiden an sexueller Lustlosigkeit, sexueller Aversion oder Ängsten bei sogenannten sexuellen Funktionsstörungen (z. B. Vaginismus, Dyspareunie, Erregungsstörung, Orgasmusstörung) steht.
- Frauen mit *Plussymptomen* leiden unter einem Zuviel, d. h. sie erleben sich durch die Art oder Ausprägung ihrer Fantasien belastet oder in ihrer Freiheit eingeschränkt. Sei es, dass sie das Gefühl haben, auf bestimmte Fantasien fixiert oder angewiesen und dadurch unfrei zu sein, oder dass das, was sie erregt, nicht das ist, was sie »eigentlich« mögen, und die Fantasie dadurch inhaltlich beunruhigend für sie ist.

In beiden Fällen kann über den Zugang zu sexuellen Fantasien ein tieferes Verständnis für die eigene Erotik und das darauf bezogene

Wollen und Nichtwollen erlangt werden, und die Klientinnen können sich befähigen, in größerer Übereinstimmung damit zu handeln.

5.1 Fantasien als Landkarte der Erotik

»Die Erotik ist sublimierte Sexualität: Metapher. Agens der erotischen wie des poetischen Aktes ist die Imagination. Sie ist die Kraft, die den Sexus in Zeremonie und Ritus verwandelt …«
Octavio Paz (1997, S. 12)

Systemische Sexualtherapie betrachtet sexuelle Symptome in ihrem Bedeutungskontext und relativiert die sexuelle Funktion oder das Ziel der Symptomfreiheit gegenüber der Frage nach dem sexuellen Wollen. Wenn wir den psychischen und sozialen Bedeutungskontext des Sexuellen in den Blick nehmen, begeben wir uns in den Bereich der Erotik, d. h. der Verknüpfung von beobachtbaren sexuellen Reizen und Reaktionen mit nichtsexuellen Bedeutungen, oder einfach gesagt: in das »Zusammenspiel sexueller Erregung mit den Herausforderungen des Lebens und Liebens« (Morin 1995, S. 3).

Die Aufladung der körperlichen Vorgänge mit Bedeutungen ist sehr eng an die Imagination gebunden: Was genau an einer Situation sexuell erregt, welche Wahrnehmungen, Personen, sinnlich wahrnehmbare Ausschnitte der Wirklichkeit erotisiert werden, ist nicht beliebig, sondern ein Produkt der sensuellen, psychischen und sozialen Erfahrungsgeschichte und damit immer von symbolischem Charakter und von inneren Bildern begleitet. Diese sind Fantasien. Sie können in Form von Erinnerungen, Tag- oder Nachtträumen in Erscheinung treten. Einzelne Bilder oder gar Bildfragmente zählen ebenso dazu wie detaillierte Szenarien. Pornos und sexuelle Rollenspiele sind ausagierte Fantasien.

Fantasien teilen also etwas mit über die Erotik der Person. Über das sinnliche, emotional bedeutsame Material, aus dem sie ihre sexuelle Erregung bezieht. Sie teilen ggf. auch etwas mit über ihre auf Erotik bezogenen Konflikte und Lösungsversuche. Sie bieten damit eine einzigartige Landkarte für Entwicklungsprozesse.

Wie aber kann diese Landkarte der Erotik therapeutisch genutzt werden? Ehe wir uns einzelnen Therapieprozessen und Interventionen widmen, erfolgt ein kleiner Exkurs zu theoretischen Annahmen, die sehr hilfreiche Anhaltspunkte für den Prozess der Bedeutungszuschreibung von Fantasieinhalten und Fantasieverläufen liefern und die Hypothesenbildung anregen.

Sexuelle Fantasien als Narrative emotionaler Konflikte und ihrer Überwindung

Psychodynamisch orientierte Autoren wie Stoller (1979) gehen davon aus, dass in der sexuellen Fantasie emotional bedeutsame Konflikte oder biografische Traumata (im weiteren Sinn, z. B. die Erfahrung, sich nicht gewollt, gedemütigt, ohnmächtig, verlassen gefühlt zu haben) reinszeniert und bewältigt werden. Stoller zufolge wird imaginativ die entsprechende »Gefahr« erzeugt und triumphal überwunden. Dadurch, dass alles nur in der Fantasie geschieht, die realen Konsequenzen der vorgestellten Situation also nicht gefürchtet werden müssen, können sie erotisiert werden: Es entsteht die erregende Spannung einer »kontrollierten Ungewissheit«. Stoller entwickelte seine Theorie in Bezug auf sexuelle Perversionen (heute Paraphilien genannt). Sie lässt sich aber auf das gesamte Spektrum sexueller Erregung im Zusammenhang mit Fantasien anwenden.

> Michelle[11], 22 Jahre alt, die im »echten Leben« sehr an ihrem Freund hängt und sich ohne seine Gegenwart schnell verlassen fühlt und daher am liebsten viel Zeit mit ihm verbringt, erregt sich an der Vorstellung, dass er mit einer anderen Frau Sex hat oder diese begehrt. Sie inszeniert und erlebt dabei exakt den real am meisten befürchteten (und biografisch vorgebahnten) Schmerz des Alleingelassenwerdens und der Kränkung. Zugleich erzeugt und steigert sie damit das Begehren für ihren Freund, sodass die folgende fantasierte oder reale sexuelle Begegnung mit ihm besonders aufregend wird.

In ähnlicher Weise sieht Morin[12] (1995) die Reibung an Hindernissen und ihre Überwindung als paradoxe Grundfigur der Erotik an. Die folgenden Momente bezeichnet er als »Eckpfeiler der Erotik«, weil sie die Erregung steigern durch ein Distanz schaffendes oder hinderliches Element, das erst überwunden werden muss:

---

11 Michelle suchte die Therapie wegen wiederkehrender Phasen sexueller Aversion, sexueller Lustlosigkeit und anhaltender Besorgnis über ihre Sexualität auf.

12 Morins Überlegungen basieren auf seiner qualitativen und quantitativen Studie über Lieblingsfantasien und herausragende sexuelle Erfahrungen.

- Sehnsucht und Vorfreude/Erwartung: z. B. die Spannung des Unerfüllten, die Unerreichbarkeit des Partners oder die Vorfreude auf ein lang ersehntes Wiedersehen
- Verbote brechen: z. B. das Risiko, erwischt werden zu können
- Macht ausüben: z. B. dominieren oder sich dominieren lassen
- Ambivalenz überwinden: z. B. erst zögern, dann wagen oder einen zunächst befremdlichen Partner in Betracht ziehen

Emotionale Transformationen innerhalb der Fantasie, z. B. aus der Angst in ein Gefühl der Sicherheit oder von der Ohnmacht zur Befreiung/Macht, sieht Morin als intensivierend an.

So bietet sich die Möglichkeit, Fantasien als Narrative erregender Dramaturgien von Konfliktspannung und ihrer Auflösung und Bewegungen vom Trauma zum Triumph zu betrachten. »Eine gute Fantasie zeigt das Problem und bietet die Lösung an« (Perel[13] 2011, S. 11). Die Bedeutung einer Fantasie reicht in dieser Lesart weit über das Sexuelle hinaus, da nicht irgendwelche, sondern in der individuellen Erfahrungsgeschichte hoch bedeutsame Elemente den intensivsten Szenarien zugrunde liegen. Sie bietet darüber hinaus Erklärungen für widersprüchlich erscheinende, weil eher mit Leid als mit Lust assoziierte Elemente sexueller Fantasien. Eine spezifisch erregende Konstellation solcher Elemente bildet für Morin das *erotische Kernthema* einer Person, das Herzstück der eigenen Erotik – als biografisch verankertes simples, aber tief bedeutsames dramatisches Schema, in welchem emotionale Bedürfnisse erotisiert werden: endlich gesehen zu werden, endlich die Machtverhältnisse zu ändern oder aber zum Beispiel die im echten Leben peinigende Demütigung oder Eifersucht in der Fantasie zu erotisieren. Die Themen können vielfältig sein.

Als Narrative, die einen tieferen Zugang zur Erotik und damit zu Lebensthemen und zentralen Konflikten und Lösungen ermöglichen, bieten Fantasien:

- *deutbares Material*: Die Fantasie wird von Therapeutin und Klientin verwendet zur Kokonstruktion von Bedeutungen und zum Herstellen von Zusammenhängen zwischen der Sexualität und anderen Lebensbereichen.

13 Esther Perel verdanke ich wertvolle Anregungen zur therapeutischen Arbeit mit Fantasien.

- *formbares Material*: Fantasien können prinzipiell unbegrenzt ausgestaltet, umgeschrieben, reinszeniert usw. werden. Die Klientin kann Regisseurin ihrer Fantasie werden und damit Gestalterin ihrer Erotik.
- *übersetzbares Material*: Bedürfnisse und Wünsche, denen die Fantasie Ausdruck verleiht, symbolisch oder direkt/konkret, können Neues im »echten Leben« anregen. Sie lassen sich in sexuelles Verhalten, in neue Haltungen, in Beziehungsverhalten, in Selbstfürsorge, in Fragen der Selbstentwicklung oder Entwicklung des Paarsystems übersetzen.

Mit diesen Annahmen im Sinn wird im Folgenden die Arbeit mit Fantasien bei Minus- und Plussymptomen näher beschrieben.

5.2 Therapie bei Minussymptomen: Fantasien erschließen

In der Therapie bei Minussymptomen geht es darum, Fantasien erstmals zugänglich zu machen oder wiederzubeleben, um die Frau mit ihrer Erotik in Kontakt zu bringen. Das Ziel kann darin liegen, Fantasien dann zur Erregung und zur Luststeigerung verfügbar zu machen. Es kann aber auch einfach darum gehen, mehr über die Bedingungen der eigenen Lust oder Unlust zu verstehen oder einfach Konflikte bezüglich der eigenen Sexualität im symbolischen Raum zu erfahren und ggf. zu transformieren.

Für Freud war die Abwesenheit von Fantasien ein Anzeichen gehemmten sexuellen Verlangens (zitiert nach Leitenberg a. Henning 1995). Diese klinische Auffassung hat sich gehalten: Die »Abwesenheit von sexuellen Gedanken/Fantasien über sexuelle Aktivität« zählt im DSM-4 zu den diagnostischen Kriterien für *Hyposexual Desire Disorder*, welches für die in DSM-5 neu konvergierte Kategorie *Sexual Interest and Arousal Disorder* bestehen bleibt (Ishak a. Tobia 2013)[14]. Frauen, die ihr Begehren nicht so leicht verfügbar haben, verzweifeln in der Tat oft bei der Frage nach sexuellen Fantasien und Wünschen oder erotischen Erinnerungen. Sie haben den Eindruck, dass da schlicht und ergreifend nichts ist. Dadurch kann ihr auf die Sexualität bezogenes Unzulänglichkeitserleben zusätzlich ansteigen.

14 Zur Diskussion der Störungswürdigkeit sexueller Lustlosigkeit oder mangelnden sexuellen Interesses s. Einleitung.

Lilly[15], 21 J.: »Wenn Sie mich jetzt nach meinen sexuellen Fantasien fragen, denk ich sofort: ›Na bravo, nicht mal das kriegst du hin.‹ Ich hab nämlich keine vorzuweisen.«

Umgang mit Vorbehalten/Ambivalenz

Der als Problem konnotierte sexuelle Mangel (z. B. Fantasiemangel, Lustmangel, Erregungsmangel) schafft eine paradoxe Ausgangslage der Therapie, die sich aus Sicht der Frau so ausdrücken lässt: »Ich will nicht, aber ich will wollen. Oder: Ich sollte doch wollen.« Wird diese widersprüchliche Situation und unklare Motivationslage naiv-lösungsorientiert übergangen, können Therapieprozesse sich zäh gestalten, weil Klientin und Therapeutin mit Lösungen 1. Ordnung verzweifelt versuchen, »die Hündin zum Jagen zu tragen«.

Produktiver kann es sein, die Situation der Klientin als Ambivalenzkonflikt zu begreifen (vgl. Einleitung und Kap. 1). Die Frage, ob sich die Frau ihrer Lust überhaupt zuwenden will oder nicht, und wenn ja, unter welchen Bedingungen, lässt sich direkt auf die Frage nach Fantasien übertragen.

Falls die Klientin ambivalent ist, sind Fragen, die Veränderungsneutralität signalisieren, nützlich. Der aktive Umgang mit Befürchtungen und möglichen Nachteilen des Aufsuchens der eigenen Fantasienwelt und das Wiegen der diesbezüglichen Ambivalenz der Klientin kann einige Zeit in Anspruch nehmen, ist aber unabdingbar.

- Sind Sie neugierig auf Ihre erotische Gedankenwelt oder (noch) nicht?
- Möchten Sie Fantasien wiederbeleben oder neu erzeugen oder lieber (noch) nicht? Wenn nein, was genau hindert Sie daran? Weshalb könnte es besser sein, keine Fantasien zu entwickeln? Was wollen Sie genau *nicht*? Wenn ja, lieber noch warten? Oder wann wäre der Zeitpunkt gekommen?
- Wie gefällt Ihnen die Idee, Ihre sexuellen Gedanken einmal daraufhin zu betrachten, welche nichtsexuellen Bedürfnisse darin zum Ausdruck kommen?

Ein Grund, sich den eigenen Fantasien lieber nicht zuzuwenden, kann in der Befürchtung liegen, dass Fantasien nicht erlaubt sind bzw. dass sie im Konflikt mit zentralen Werten stehen könnten.

15 Lilly suchte die Therapie wegen vaginistischer Symptome, Angst vor Schmerzen beim Geschlechtsverkehr und anhaltender sexueller Lustlosigkeit auf.

Werte versus Reize oder der Hemmschuh politischer Korrektheit

»Die Gedanken sind frei, wer kann sie erraten? Sie ziehen vorbei wie nächtliche Schatten. Kein Mensch kann sie wissen, kein Jäger erschießen ....« (Volkslied)

Da der Einbildungskraft keine Grenzen gesetzt und die Restriktionen der Realität (z. B. hinsichtlich Moral, Rücksichtnahme, Pflichten, Machbarkeit) prinzipiell außer Kraft gesetzt sind, wird sexuellen Fantasien zugeschrieben, dass sie das sexuelle Begehren einer Person »in Reinform« zeigen (Toates 2014). Manche Klientinnen bekennen sich mühelos und selbstbewusst zu ihren sexuellen Fantasien, pornografischen Vorlieben oder Wünschen. Bei anderen löst die Frage danach eher Beklemmung aus.

Bei genauerer Nachfrage wird manchmal deutlich, dass Frauen durchaus lustvolle innere Bilder kennen, sie sich diese aber nicht gestatten oder sie ihnen unbehaglich sind, weil sie ihnen nicht politisch korrekt oder mit ihren Werten im »normalen« Leben vereinbar erscheinen. Nach dem Motto: Lieber keine Fantasien als die »falschen«. Und falsch wäre, wenn das, was sehr erregt, nicht das ist, was die Frau an sich (ethisch, moralisch, partnerschaftsbezogen) »richtig« findet. Die Befremdung darüber, dass die erregenden Gedanken als unerlaubt empfunden werden, führt evtl. zur Fantasieunterdrückung, oder Fantasien werden scham- und schuldhaft erlebt[16].

LILLY »Manchmal kommen mir andere Männer in den Sinn. Aber dann höre ich schnell auf, an die zu denken.«

THERAPEUTIN »Warum?«

LILLY »Ist das denn nicht Betrug? Ich komme mir jedenfalls vor wie eine Betrügerin.«

CHRISTINA[17], 67 J.: »Im Verlauf der Jahre ist vom freizügigen Gefühl der 68er Zeit recht wenig geblieben. Stattdessen habe ich das Gefühl, dass die sexfeindlichen Botschaften meiner Mutter wieder das Kommando

16 Dazu passt die erwartbare Empirie, dass Schuldgefühle und negative Einstellungen gegenüber Sexualität negativ mit der Häufigkeit sexueller Fantasien korrelieren.

17 Christina suchte Paartherapie mit ihrem Mann, um die durch Außenbeziehungen beider Partner im Verlauf der Ehe entstandenen Verletzungen gemeinsam zu verarbeiten und die Sexualität des Paares nach einem liebevollen Neuanfang zu beleben. Die Aussage entstammt einem Paargespräch über ihr Unbehagen mit dem Pornografiekonsum ihres Mannes.

übernommen haben. Mir Fantasien zu erlauben, liegt mir offenbar fern, sonst hätte ich ja welche, und Pornos schreckten mich eher ab.«

Dabei scheint es vielen Frauen zu gelingen, ihre Gedanken ein Stück von der Leine zu lassen und »Verbotenes« zu erotisieren oder die Grenzlinie zwischen erlaubt und verboten genau für erregende Spannung zu nutzen: Eine repräsentative Studie von Joyal, Cosette a. Lapierre (2015) belegt beispielsweise bei einem Großteil von Frauen submissive Fantasien (65 %). Weiterhin hegen offenbar viele Frauen Fantasien, festgebunden zu werden (52 %), Schläge o. Ä. zu empfangen (36,3 %), zum Sex gezwungen zu werden (29 %), einen Dreier mit zwei Männern zu vollziehen (57 %). Ebenfalls an der Tagesordnung scheinen homophile Fantasien bei heterosexueller Orientierung zu sein (35 %). Fantasien, in denen andere Männer und nicht der eigene Partner vorkommen, sind ebenfalls häufig anzutreffen und nehmen offenbar mit der Dauer der aktuellen Beziehung zu (Hsu et al. 1994).

Fantasien erschließen

Aufgrund der durch und durch ambivalenten Ausgangssituation »lustloser« Klientinnen ist beim Erkunden sexueller Fantasien die systemische Kardinaltugend der Neugier von besonderem Nutzen: Sie eilt der Neugier der Klientin, die sich entweder noch nicht mit ihren Fantasien befasst hat oder dem Unterfangen sogar skeptisch oder unsicher gegenübersteht, anfangs modellhaft voraus. Neugier kann hier auch bedeuten, die Klientin in ihren Bildern ernster zu nehmen, als sie sich selbst. Bei ihr dafür zu werben und Pate zu stehen für ein Erkunden im Dreischritt beschreiben, erklären und – erst dann – bewerten.

Lieblingsfantasien: Falls die Klientin von sich aus sexuelle Fantasien verfügbar hat oder sich zumindest an früher gerne verwendete Fantasien erinnern kann, besteht die Möglichkeit, direkt zu zentralen Narrativen vorzudringen. Sie können folgendermaßen erfragt werden (vgl. auch Morin 1995):

> »Stellen Sie sich vor, Sie sind im Augenblick überhaupt nicht sexuell erregt, möchten aber in einen Zustand der Erregung kommen. Welche Fantasie würde Sie mit höchster Wahrscheinlichkeit dahin bringen?«

Probe-Fantasieren: Lilly stelle ich ein einmaliges »Rezept« zum unzensierten Fantasieren aus. Allein meine Erlaubnis (als externe Autorität, die es verantwortet) reicht ihr aus, das Rezept trotz ihrer o. g. Vorbehalte bei sich einzulösen. In der nächsten Sitzung berichtet sie, dass sie eine Fantasie entwickelt habe, in der sie ihren Eltern nicht ihren Freund, sondern einen neuen Mann vorstellt und mit diesem auch im Elternhaus übernachtet. Der Freund ist aber gar kein Freund, sondern nur eine Affäre. Dass sie nicht an ihn gebunden ist und dass das ihren Eltern gegen den Strich geht, findet sie (ein bisschen) erregend.

Die Fantasie inszeniert einen zarten Akt der Autonomie dieser im »wahren Leben« ihrer Familie, v. a. ihrem Vater, über die Maßen verbundenen jungen Frau.

Erinnerungen und Erinnerungsfragmente: Liegen keine Fantasien bereit, können Erinnerungen an erotische Erlebnisse wiedererweckt werden:

»Welche sexuelle Erfahrung war für Sie besonders aufregend oder erfüllend? Beschreiben Sie die Szene näher!«

Falls die Klientin hier wenig erinnert, können auch Erinnerungsfragmente als Ausgangspunkt dienen und in der Gegenwart gedanklich fortgesponnen werden. Für eine schriftliche Variante kann die Instruktion des *Idealen Sexuellen Szenarios (ISS)* (Clement 2004) verwendet werden: Die Klientin erhält die Aufgabe, eine für sie optimal erregende sexuelle Begegnung wie in einem Drehbuch genau aufzuschreiben.

Anne[18] (31 J.) findet die Aufgabe, ihr ISS aufzuschreiben, zunächst unerfüllbar. Sie sitzt vor einem weißen Blatt. Dann folgt sie der Empfehlung, nach Erinnerungen zu suchen, … und es fallen ihr zwei ein.

Szenario 1: »Ein Kommilitone, von dem ich dachte, er würde sich niemals für mich interessieren, lädt mich zu einem Picknick am See ein …«

Szenario 2: »Als ich vor vielen Jahren in Südamerika unterwegs war, gab es einen Typen, der erotische und konventionelle Massagen anbot …«

18 Anne suchte die Therapie mit ihrem Freund auf mit dem Eingangssymptom ihrer als primär geschilderten sexuellen Lustlosigkeit. Die Intervention fand im Rahmen einer Serie von Einzelgesprächen im Kontext der Paartherapie statt.

Anne stellt zu ihrem Erstaunen fest, dass die Erinnerungen ihren Reiz nicht nur behalten, sondern entfalten, während sie sie aufschreibt. Dann spinnt sie das Picknick frei weiter zu einer sexuellen Begegnung (die real nicht stattgefunden hatte). In der nächsten Therapiesitzung entwickeln wir auch das Szenario mit dem Masseur weiter.

Beim Erkunden und Fortspinnen helfen konkretisierende Nachfragen nach Details in unterschiedlichen Sinnesqualitäten. Durch die Nachfragen bietet der Therapeut feinere Unterscheidungen an als die Klientin:

»Wie genau sieht er aus, wie warm/kühl ist die Luft, wo genau sind Sie? Sind Sie Zuschauerin oder agieren Sie selbst in der Szene? Warum ist dieses Detail wichtig und nicht jenes? Könnte es auch *so … sein, oder wäre das weniger erregend?«*

Sind Fantasien salient, können sie mit der Klientin näher betrachtet und dabei erotische Kernthemen auf der Grundlage der weiter oben skizzierten Annahmen von Stoller (1979) und Morin (1995) herausgearbeitet werden. So kann sie mehr darüber begreifen, wie sie erotisch ansprechbar ist, sie kann sich ihr Begehren verständlicher machen, aneignen. Je nach Fragestellung geht die Suche nach Bedeutungen unterschiedlich weit oder tief.

Die folgenden Leitfragen können das Explorieren der Fantasie und das Entdecken erotischer Kernthemen sowohl bei Plus- als auch bei Minussymptomen unterstützen:

Was sind Ihre Ideen darüber, was diese Fantasie so erregend für Sie macht?

Worin liegt der dramaturgische »Höhepunkt« – der intensivste Erregungsmoment der Fantasie?

Welche Hindernisse/Widerstände stehen in der Fantasie anfangs dem lustvollen Vollzug im Weg, und wie werden sie ggf. überwunden?

Inwiefern spielen die folgenden Aspekte eine Rolle: Sehnsucht/Vorfreude, Verbote brechen, Macht/Ohnmacht, Ambivalenz?

Welche Gefühle spielen eine Rolle?

Wie verändern sich Gefühle innerhalb der Fantasie?

Welche Bedürfnisse kommen in diesem Fantasieszenario zum Ausdruck?

In welchen Situationen spielt diese Fantasie (oder andere) eine besondere Rolle? Was tut sie für Sie? Wobei hilft sie Ihnen?

Wie ergeht es Ihnen mit dieser Fantasie? Wie bewerten Sie sie?

Finden sich wiederkehrende Leitmotive in Ihren Fantasien?

Mit welchen realen emotionalen Erfahrungen, Beziehungserfahrungen und Kindheitserlebnissen lassen sich die erregenden Kernelemente Ihrer Fantasien in Zusammenhang bringen? Was wird reinszeniert? Was wird überwunden?

Wir arbeiten die besonderen Merkmale beider Erinnerungsfantasien heraus und was jeweils das besonders erregende Moment darin für Anne ist. Unter anderem kristallisiert sich heraus, dass die anfängliche Unsicherheit, ob der andere näheres Interesse hat / zu haben ist (»der Kommilitone, der mich nie beachtet hatte«) bzw. ob es zum Sex kommt (»ich habe eine ›normale‹ Massage bestellt, keine erotische«), beim Sex selbst »genau das Gleiche wollen« (Picknicksex), »nichts tun müssen« (Massage) und »Unverbindlichkeit« (kein fester Freund, keine Verantwortung, casual sex, auf Weltreise) für sie wichtig zu sein scheinen. Beides Aspekte, die in ihrer realen Beziehung, in der sie Sex nur als Leistungsanforderung und als unvereinbar mit der »Verantwortungslast der Liebe« empfindet, überhaupt nicht zum Tragen kommen.

Bislang hat Anne das Urteil ihres Partners, sie sei sexuell unzulänglich, eins zu eins übernommen. Nun bemerkt sie, dass ihr Nichtwollen oder das Gefühl, nicht zu können, vielleicht weniger Ausdruck von Frigidität sind, sondern dass es durchaus etwas gibt, das sie aufregend findet, das aber keinen Raum in ihrer Partnerschaft einnehmen kann, weil die Art von Sexualität, die sich ihr Freund wünscht und auf der er beharrt, damit nichts gemein hat.

Und wenn da einfach nichts ist? Ausdehnung der Suchbewegung

Falls die Klientin von sich aus überhaupt keinen Zugang zu sexuellen Fantasien wahrnimmt, kann dieser folgendermaßen angeregt werden:

Erotisches Tagebuch: Immer wenn die Frau sexuelle oder sinnliche Gedanken oder Situationen wahrnimmt, soll sie sie aufschreiben; außerdem täglich eine Notiz zur Wahrnehmung der eigenen Erotik gleich welcher Valenz. Damit wird die (Selbst-)Beobachtung auf eine

Unterscheidung erotisch/nicht erotisch hin eingeführt, die bislang gar nicht relevant zu sein schien. Es könnte dort auch stehen: »Heute absolut kein Gedanke an Sexuelles. Anstrengend.« Zur Lust gehört die Unlust. Und das Aufschreiben ist ein Akt der Aneignung der eigenen Lust *und* Unlust und aller Zustände dazwischen.

Anregung von außen – Streifzug durchs Internet: Auch wenn Fantasien höchst individuell sind, schließen sie meist an kollektive, kulturell vorgeprägte Bilder an, wie sie seit je her in pornografischen Bildern dargestellt werden. Die Mainstream-Pornografie ist ein Markt der Männer, während Frauen traditionell offenbar häufiger Liebesromane als Quelle der Erregung nutz(t)en und in eigenen Fantasien mehr Sinnesqualitäten außer visuellen und emotional differenziertere Skripte aktivieren (Leitenberg a. Henning 1995). Seit einigen Jahren steigt allerdings die Zahl eigens für Frauen produzierter Erotika (vgl. Kap. 6).

Statt in Ablehnung zu verharren, wird die Klientin zu einem Streifzug durch das Internet eingeladen, sich erotischen Reizen auszusetzen. Dabei soll sie gar nicht erwarten, dass sie viele Dinge toll oder erregend finden wird, sondern einfach ihre Reaktionen auf unterschiedliche Bilder, Filme und Geschichten beobachten.

Fantasiebegriff ausdehnen: Ob eine Frau von sich glaubt, Fantasien zu hegen oder nicht, hängt auch von ihrem Fantasiebegriff ab. Es kann sein, dass sie keine sexuellen Handlungen fantasiert. Leicht können dabei spezifisch weibliche erotische Skripte übersehen werden, die weniger mit genitalem Sex als mit Andeutungen, Werbe- und Eifersuchtssituationen, mit romantischer Sehnsucht oder mit Situationen zu tun haben, in denen sie sich begehrt fühlt, ohne dass es zum sexuellen Vollzug kommt (Meana 2010). Auch wenn keine genitale Erregung mit solchen Gedanken einhergeht, kommt darin zum Ausdruck, welche Szenarien die Frau anziehen.

Die nicht im engeren Sinne sexuellen Aspekte ihres erotischen Lebens sind Frauen oft leichter zugänglich. Werden sie zuvorderst adressiert und integriert, wird das zunächst so fern scheinende Thema der sexuellen Lust auf einmal doch zu einer interessanten Frage, weil sie an bereits persönlich Bedeutsames rührt: an Quellen der Lebendigkeit, an Lebensthemen, an emotionale Erfahrungen (Eck 2014).

Auf der Ebene des tiefer liegenden Ambivalenzkonflikts »Will ich mich meiner Lust überhaupt zuwenden oder nicht?« kann die Fantasietätigkeit ebenfalls aktiviert werden. Dazu eignet sich die imaginative Reise in den erotischen Raum.

Reise in den erotischen Raum

Bei der Reise in den erotischen Raum handelt es sich um eine begleitete Imagination (vgl. ausführlicher Eck 2014), in deren Rahmen symbolisches Material generiert werden kann, in dem mit Erotik und Begehren assoziierte Konflikte, Wünsche und Lösungen sichtbar werden. Die Metapher des erotischen Raumes wird klar gesetzt und damit *formal* markiert, dass es um Erotik geht. Inhaltlich bleibt dies offen (vgl. Lindemann u. Rosenbohm 2012). Damit kann sich die erotische Bedeutungswelt im symbolischen Raum entfalten. Und: Die Klientin wird nicht nach sexuellen Inhalten gefragt, von denen sie ohnehin befürchtet, sie nicht produzieren zu können. Das Vorgehen wird anhand des Fallbeispiels von Lilly beschrieben.

Die junge Frau suchte die Therapie wegen vaginistischer Symptome auf und wegen des Konfliktes, mit ihrem Freund noch nie geschlafen zu haben, aber es auch nicht so richtig zu wollen, auch aus Angst vor etwaigen Schmerzen.

Nach der Klärung des evtl. Anliegens nimmt die Klientin eine liegende Position ein, die Ansprache wechselt ins Du. Es folgt die *Einleitung*:

- »Du wirst gleich in deinen erotischen Raum reisen. Der kann alles Mögliche beinhalten: Begegnungen, Erfahrungen sexueller und nicht sexueller Art, Personen, Gegenstände, die dich an etwas erinnern, Körperliches und Geistiges. Es ist offen, was du sehen wirst, und alles ist richtig. Du darfst dich dem überlassen und dem folgen, was entsteht.«
- Es folgt eine *Achtsamkeitsinstruktion*, z. B. in Form eines Bodyscans (vgl. Weiss, Harrer u. Dietz 2010).
- »Und nun darfst du neugierig darauf sein, welche Bilder entstehen, wenn du in deinen erotischen Raum reist ... und es gibt so viele Arten von Räumen ... stelle dir vor, wie in dir allmählich die Vorstellung eines Raumes, deines erotischen Raumes entsteht ... wo befindet sich dein erotischer Raum? Wie sieht er aus? ...«

Während der Imagination *führt weitgehend die Klientin den Prozess. Das therapeutische Vorgehen besteht sowohl aus folgenden als auch aus führenden Fragen und Kommentaren.*

Lilly bewegt sich auf ein Schloss mit Freitreppe zu. Zu ihrer Verwunderung ist sie ein Junge bzw. Jüngling. Sie tritt in einen Saal. Er ist leer bis auf eine schnörkelige Säule in seiner Mitte. Nach und nach bestückt sie den Raum mit einigen Möbeln. Die Atmosphäre bleibt steif. Schließlich installiert sie eine Bettstatt, in der sie es sich gemütlich machen kann. »Aber ich habe das Gefühl, dass ich hier nur abwarte, bis der Regen und die Nacht vorbei sind, um dann zu gehen.«

Als die Nacht vorbei ist, stellt Lilly, erneut verwundert, fest, dass sie nun ein Bündel über der Schulter trägt, darin Brot und Wein für die Reise. Sie tritt aus dem Schloss und blickt in dessen wunderschön angelegten Garten, der allerdings eigenartig starr und winterlich aussieht. Mit großer Wehmut verlässt sie diesen ihr doch lieben Ort. Sie nimmt ein Blatt als Erinnerung mit und steckt es in ihre Tasche. Dann geht sie in einen herbstlichen Wald hinein. Sie ist jetzt eine Frau. Eine Frau im Jagdkostüm! Sie riecht Moos und frisches Gras, fühlt sich gut.

Lillys Reisebilder symbolisieren auf einzigartige Weise ihren erotischen Konflikt und deuten zugleich die Entwicklungsrichtung an: Im Verlauf der Therapie stellte sich heraus, dass in ihrer Loyalität zum Vater (und dem psychisch labilen und geistig etwas beeinträchtigten Zwillingsbruder) und dem Zweifel, ob sie ihren Freund überhaupt sexuell anziehend findet, gute Gründe für ihre Abwehr liegen könnten. Ihrer Reise geben wir nachträglich die symbolische Bedeutung der Frau-Werdung im Zusammenhang mit Ablösung/Individuation.

Die symbolische Inszenierung bringt sowohl den Konflikt als auch eine Lösung imaginativ in Szene. Meist begleiten körperliche Veränderungen die Reiseerfahrungen. Konfliktspannung, Entspannung, körperliche Erregung sind den Frauen anzusehen und werden von ihnen beschrieben, ein Zeichen für ihre Absorption im Erleben. In manchen Reiseerlebnissen kommt es zu Begegnungen mit anderen Menschen und auch zu sexuellen Begegnungen, in anderen nicht. Für viele Frauen ist das Für-sich-sein-Dürfen zentral. Dieses Empfinden passt zur Idee, dass der eigene Raum der Frau, ihr Gefühl, autonom und sicher zu sein, eine Grundvoraussetzung für sexuelles Begehren überhaupt ist (vgl. auch Einleitung und Kap. 3).

Die imaginative Reise sollte in einem positiv empfundenen Bild beschlossen werden. Die *Rückführung* erfolgt schnell über alle Stationen der Reise wieder zurück zum Bild des Sees. Dieses wird auf Veränderungen gegenüber der Ausgangslage hin betrachtet.

Lilly gelangt in ein Dorf mit einer Kirche. Dort rastet sie und findet, dass sie ihre Reise vorerst hier unterbrechen möchte[19].

Für den weiteren Verlauf bieten sich zahlreiche *Verarbeitungsmöglichkeiten*, z. B. die symbolische Externalisierung, die weitere Bearbeitung zentraler Momente, eine Metaanalyse des Prozesserlebens an (vgl. Eck 2014). Häufig werden Konflikt-Lösungs-Dramaturgien im Sinn der oben beschriebenen Logik sexueller Fantasien sichtbar, die sich hier aber auch auf den Zugang zur Erotik selbst beziehen:

Birgit[20], 44 J.: »Mein Raum war am Grund des Sees, wie ein Bunker, die Tür klemmte auch erst. Und da waren meine Exfreunde, die über mich gelacht haben … Ich musste erst Nebel verscheuchen, unterirdische Schluchten durchsteigen und dann raus auf die Blumenwiese, auf der ich bleiben wollte. Ganz allein. So kommt es mir auch in echt vor.«

Ähnlich erleben sich Klientinnen oft im Prozess der Fantasiereise selbst: Sie sind zu Beginn besorgt, ob sie die »richtigen« Bilder erzeugen, ob überhaupt etwas entsteht usw. Im Verlauf der Imagination lösen sich diese Bedenken meistens völlig auf und weichen einem mühelos fließenden, ichnahen Erleben. Diese Erfahrung passt zum Prozess, äußere sexuelle Erwartungen loszulassen und sich das Recht zu nehmen, sich der eigenen Bedürfniswelt zuzuwenden. Häufig erlebte Szenen des Alleinseins mit oder ohne sexuelle Komponente werden hier nicht als Mangel, sondern als Herstellung der essenziellen Grundvoraussetzung für Erotik überhaupt begriffen (vgl. auch Kap. 3). Bei mehrfacher Durchführung der Intervention im Therapieverlauf sind häufig die Zunahme an Reichhaltigkeit der Imaginationen, die veränderte Wiederaufnahme bestimmter Symboliken und neue, weiterführende Inhalte beobachtbar.

Bei Frauen mit »Minussymptomen« wird der Zugang zur erotischen Innenwelt also erst ausgelotet und langsam erschlossen, mit stetem Blick auf die Ambivalenz, ob sie diesen Zugang überhaupt

19 Ein Jahr später studiert Lilly in einer weiter von zu Hause entfernt gelegenen Stadt, und sie schreibt mir in einer Mischung aus Traurigkeit und Erleichterung, dass ihr Freund sich von ihr getrennt habe. Noch ein Jahr und einige wenige Telefontermine später genießt sie, immer noch in Übersee, schmerzfreie und lustvolle koitale Sexualität mit einem neuen Freund. Sie sagt mir, sie könne kaum fassen, dass dieses Riesenproblem der letzten Jahre am Ende so beiläufig verschwunden sei.

20 Birgit suchte die Therapie auf aufgrund einer Orgasmusstörung und großer Unzufriedenheit und sexueller Lustlosigkeit bezogen auf die Sexualität mit ihrem Mann.

wählen möchten oder nicht. Sind Fantasien zugänglich, kann die Expedition ins Reich ihrer Bedeutungen beginnen.

5.3 Therapie bei Plussymptomen: Fantasien als Anzeichen anstehender Entwicklungen

Von einer ganz anderen Stelle des sexuellen Spektrums aus kommen Frauen in die Therapie, die im Zusammenhang mit ihren sexuellen Fantasien unter einem »Zuviel« leiden. Dies kann der Fall sein, wenn sie das Gefühl haben, bestimmte Fantasien zu »brauchen«, sie nicht loszuwerden, von ihnen dominiert zu werden oder sie nicht in Einklang mit anderen Aspekten ihres Liebeslebens bringen zu können. Oder sie verzweifeln daran, dass Teile ihres sexuellen Lebens mit anderen Lebensbereichen schwer kompatibel sind.

Katja[21]

Bevor Katja, 44 J., ihren aktuellen Partner Axel kennenlernte, hatte sie zuletzt 2 Jahre lang eine offene Affäre mit Mark gehabt.

»Der Sex mit Mark war wie im Porno, er dominierte mich, erniedrigte und schlug mich, nahm mich sehr gern anal. Immer sehr ›distal‹, wie ich es nannte, ohne viel andere Berührung, er im Stehen, ich kniend. Für mich war vor allem die (Grenz-)Erfahrung erregend, wie sehr ich mich ihm unterordnete. Solange das alles neu für mich war, war es aufregend, mit der Zeit wurde mir aber klar, dass diese Art Sex für mich nur eine Variante von vielen, für Mark aber die wichtigste war. Dann traf ich Axel. Sofort war mir klar, dass ich keinen Sex mit Mark mehr haben wollte, und ich beendete die Affäre.«

Ihre Sexualität mit Axel beschreibt Katja als erfüllend und leidenschaftlich. Dennoch leidet sie unter etwas: Seit ihrer Affäre mit Mark kann sie nur zum Orgasmus kommen, sowohl bei der Masturbation als auch beim Sex mit Axel, indem sie sich einer ganz bestimmten Fantasie bedient, die sie wie einen »Turbobooster« einsetzt, um den Orgasmus auslösen zu können. Die Fantasie besteht aus einem Szenario, in dem eine kniende jüngere Frau rücksichtslos anal genommen wird von einem Mann, während sich ein anderer Mann, vor ihr stehend, oral an ihr »bedient«. Beide sprechen währenddessen abfällig über die Frau. Katja sieht die Szene aus einer männlichen Beobachterperspektive.

---

21 Die Therapie mit Katja umfasste nur eine Sitzung, an welche sich wenige Monate später ein kurzer E-Mail-Austausch über ihre hier berichteten Erfahrungen anschloss.

Die Abhängigkeit von dieser Fantasie wird für Katja immer problematischer, je intimer ihre Beziehung mit Axel wird, weil sie sich dadurch von ihm beim Sex entfernt fühlt. Außerdem hat sie das Gefühl, als hafte noch etwas an ihr, das sie unfrei mache.

Auftrag: Katja möchte Unterstützung und Ideen für die Veränderung ihrer Beziehung zur störenden Fantasie.

Die emotionale Bedeutung der Fantasie

Unsere gemeinsame Suche nach Bedeutungen bringt hervor, dass sie sich offenbar mit der Lieblingsfantasie ihres ehemaligen Liebhabers identifiziert. Da sie beschrieben hat, dass ihre Unterwerfung und ihre Toleranz für Schmerz und Demütigung innerhalb der sexuellen Interaktion (nur dort!) für sie das Wesentliche waren, entwickle ich die Hypothese: Durch die Abhängigkeit von Marks Fantasie lässt sie sich von ihm in Abwesenheit immer noch sexuell dominieren. Diese Bedeutungsgebung ist für Katja sofort anschlussfähig.

Ein Leiden an einer Fixierung auf bestimmte Fantasien deutet häufig auf einen Drang zur Selbstentwicklung hin (Morin 1995). Die Frau möchte unabhängiger werden, ungelebte Potenziale leben, sich nicht mehr selbst begrenzen.

Katja möchte Marks Dominanz entkommen, um sich ganz und gar Axel hingeben zu können.

Aufgrund der besonderen Verknüpfung von emotionaler Bedeutung und sexueller Lust zeigen solche Entwicklungsschwellen die Ambivalenz und Angst, die mit Entwicklungsschritten einhergehen können: Sexuelle Reize, die emotional und physisch hoch erregend sind und zur Befriedigung führen können, loszulassen, ist zunächst mit einer Verlusterfahrung verbunden. Je stärker die Fixierung, desto mehr. Denn daneben gibt es zunächst nichts vergleichbar Erregendes.

Therapeutische Empfehlungen

Ich empfehle Katja die folgenden Schritte:

- Auf die »Turbofantasie« zu verzichten, einzukalkulieren, dass das ihr sexuelles und emotionales Erleben erst mal dämpfen oder sie sogar ängstigen könnte[22].

22 Katja erlebt im Leben sonst keine psychischen oder sozialen Einschränkungen; d. h., sie ist zwar auf diese Fantasie fixiert, fühlt sich darüber hinaus jedoch weder in ihrer Sexualität

- Parallel darauf zu achten, was sich stattdessen für Erfahrungen einstellen, auch wenn diese zunächst weitaus weniger intensiv sein sollten.
- Damit zu experimentieren, das Fantasieszenario umzuschreiben. Wie, lasse ich offen. Eine Möglichkeit wäre, sich vorzustellen, dass sich die Frau in der Fantasie plötzlich ermächtigt und ihre submissive Rolle verlässt.

Nach einiger Zeit meldet sich Katja wieder bei mir und berichtet:

1. Sie hat den Rat befolgt und blieb abstinent von ihrer Turbo-Fantasie, was dazu führte, dass sie über Wochen gar nicht mehr masturbierte, weil es ihr nicht gelang, eine neue erregende Fantasie zu generieren.
2. Parallel entwickelte sie mehr Offenheit für Erfahrungen im Hier und Jetzt:

»Ich hatte ein außergewöhnliches Erlebnis: ich war sehr offen und aufmerksam beim Sex mit Axel und konnte freudig staunend alle möglichen, teils neuen Empfindungen begrüßen. Zum Beispiel erlebte ich anstelle eines physischen Orgasmus orgiastische Gefühle in einer Intensität, die mich vor Glück heftig weinen ließen.«

Sie blieb während des Sex zudem mehr im Blickkontakt mit Axel, wodurch sie ihm auch in ihrer Vorstellung ganz nah blieb.

3. Katja nutzte einen erregenden Anblick im Spiegel von sich und Axel als neuen imaginativen Anker: Die Vorstellung von diesem Anblick konnte sie zur Erregungssteigerung nutzen und dann auch ohne die Turbofantasie zum Orgasmus gelangen. Neu daran: Sie ist nicht mehr Beobachterin, sondern sie und Axel sind die Protagonisten.
4. Sie begann, die alte Fantasie umzuschreiben, sodass auch dort Axel, einer seiner Freunde und sie selbst Akteure wurden.

Einige Wochen später schreibt Katja mir noch:

---

noch in ihrem Lebensvollzug beeinträchtigt, und sie lebt mit A. eine erfüllende Liebesbeziehung. Insofern ist zu erwarten, dass die entstehenden Verluste emotional gut reguliert werden können. Je stärker die Fixerung z. B. auf einen Fetisch und je überlebenswichtiger im emotionalen Sinn für die Person ist, desto kritischer kann der Verlust des Reizes und die »Vernachlässigung« des erotische Kernthemas erlebt werden (Morin 1995).

> »Da ich nun überhaupt nicht mehr das Gefühl habe, dass mich Marks Vorlieben dominieren, habe ich die für mich auch früher schon erregenden Komponenten (Dominanz, Analverkehr, weitere Beteiligte) sachte wieder einfließen lassen. Meine Fantasie eines ›Dreiers‹ mit seinem (realen) Freund habe ich Axel zugeflüstert, und er hat sie selbst weitergesponnen, anders als mein Szenario. Das war extrem aufregend.«

Nicht immer handelt es sich um einen so umgrenzten Bereich sexuell ambivalenter Fantasien oder Vorlieben. Der nachfolgend dargestellte Fall von Rose zeigt beispielhaft, wie emotionale Bedürfnisse und Konflikte, Selbstwertgefühl und Überlebensstrategien auf der sexuellen Bühne inszeniert werden können. Und wie die Selbstentwicklung mit dem erotischen Kernthema interagiert. Wenngleich dies bei Rose besonders deutlich wird, ist sie kein Einzelfall, in dem Erotik, wie sie sich in sexuellen Fantasien entfaltet, einen tiefen Zugang zu Lebensthemen eröffnet und Entwicklungsübergänge markiert.

Rose

> Rose, 24 Jahre, Kanadierin. Seit ihrem 18. Lebensjahr ist sie um die Welt gereist, hat oft in der Wildnis gelebt und sich ihren Lebensunterhalt in der Sex-Industrie, vornehmlich mit erotischen Massagen, verdient. Dabei lernt sie in Asien den 36-jährigen Unternehmer Tim kennen. Sie verlieben sich ineinander, und er verlässt schließlich seine Frau und Kinder und lädt sie ein, mit ihm in Deutschland zu leben. Dabei besteht er bald darauf, dass sie ihre Arbeit in der Sex-Industrie aufgeben und monogam mit ihm leben solle. Auf die – Roses Lebensmodell an sich völlig zuwiderlaufende – Aussicht, versorgt zu werden und einem Mann zu »gehören«, reagiert sie insbesondere erotisch extrem stark. Sie kann sich diesem Reiz nicht entziehen und folgt Tim nach Deutschland.

Auftrag: Den Prozess des Ankommens in einem neuen Lebensmodell zu begleiten. Thematisch stehen zunächst massive Ambivalenz und Ängste im Vordergrund. Sie fragt sich: »Passt ein Leben in einer mittelgroßen deutschen Stadt zu mir? Wie gehe ich mit meinen Prostitutionsfantasien um? Mit meinem Freiheitsdrang?« Später treten andere Fragen hinzu:

> »Bin ich eine Sklavin meines erotischen Skripts? Bin ich überhaupt real? Können Tim und ich auch jenseits der Fantasie der Mätresse ein Paar sein?«

Schwellenphase

An diesem Fallbeispiel zeigt sich die starke Verwebung von Erotik mit der emotionalen und sozialen Entwicklung der Person. Entwicklung kann als *Phasenübergang* begriffen werden, an dessen Schwelle die Frau spürt, dass es so wie bisher nicht weitergehen kann. Die alte Struktur kommt ans Ende, das Neue ist noch nicht ganz klar. In diesem Stadium befindet sich Rose:

> Rose fühlt sich einerseits eingeengt in diesem neuen Leben. Prostitutionsfantasien bemächtigen sich ihrer, und sie hat Angst, dass sie in ihr altes Leben davonlaufen wird. Um ihrem alten Nomadendasein treu zu bleiben, fährt sie in den ersten Monaten die gesamte Region mit dem Fahrrad ab, bewegt sich viel in der Natur und übernachtet als »Reisende« häufig bei Menschen, die private Übernachtungsgelegenheiten anbieten. Sie sehnt sich zwar nach ihrer alten Freiheit zurück, hat aber bereits eine Ahnung, dass das Umherreisen auch ein Lösungsversuch aus der Not heraus gewesen war und in dieser Ausschließlichkeit als Lebensentwurf auf die Dauer mehr einschränkend als frei sein könnte. Da ihre starke Verbindung mit Tim für sie bislang wesentlich auf einer Fantasie beruht, in der sie seine Mätresse ist, fühlt sie sich aber in dieser sesshaften Situation auch nicht gut.

Erste wichtige Therapieschritte in dieser Schwellenphase sind für Rose nach eigenen Angaben:

- Ein Reframing des starken erotischen Instinkts als intuitive Klugheit der Selbstentwicklung und der Befriedigung emotionaler Bedürfnisse und damit als funktionale Überlebensstrategie anstatt eines unheimlichen Teils ihrer selbst, der kontrolliert werden muss, weil er sonst ihr gesamtes Sein kontrollieren könnte.
- Die Bewegung aus dem Alles-oder-nichts (Schwarz-Weiß-Szenarien) ins Sowohl-als-auch im Bewusstsein: »Ich muss noch nichts entscheiden, ich darf probehandeln.«

In der Folge kann sie sich auf einen *tieferen Erkundungsprozess einlassen.*

Erotisches Kernthema

Bei ihrer Reise in den erotischen Raum stellt Rose fest:

> »Mein erotischer Raum ist in mir, eine Struktur, die mich am Leben hält. Wenn sie nicht gefüttert wird, schreit sie laut.«
>
> Eine typische Situation war, wenn ein Mann nach ihrer Massage kein »Happy Ending« wollte bzw. sich nicht getraute, den Schritt zu tun. Jetzt vor allem: Wenn Tim keinen Sex möchte, weil sie Streit haben. Dann wurde/wird sie wütend, verzweifelt, fühlt sich vollkommen verloren, masturbiert ohne innerliche Befriedigung.

Ich vertiefe biografisch:

> »Woher kennen Sie diese Gefühle der Wut, Ohnmacht und Verzweiflung?«

Rose nennt spontan zwei zentrale biografische Themen/Situationen:

1. *Von der Ohnmacht zur Auflehnung*: Als sie 14 Jahre als war, fand Rose ihren Vater, der unter einer bipolaren Störung litt, nach einem Selbstmordversuch in der Badewanne. »Ich war am Boden zerstört und völlig orientierungslos. In meiner Not rannte ich hinaus und fand Trost am Stamm des Ahornbaums. Mein Vater wurde gerettet. Meine Mutter war in der Situation überfordert. Ich sehe jetzt, dass ich begann, auf meine Eltern herabzublicken, weil sie so schwach waren und mich nicht beschützten. Und behandelte sie oft schlecht. Ich tat alles, was gute Mädchen nicht tun, um mich überlegen und stark zu fühlen.«
   Auch an diesem Punkt ist mein Reframing, dies liebevoll als eine Überlebensstrategie zu betrachten, eine neue und berührende Sichtweise für Rose, die bislang darunter litt, eine so schwierige Tochter gewesen zu sein.
2. *Von der Zurückweisung zur ultimativen Bestätigung*: Im Highschool-Alter fühlte Rose sich gegenüber ihrer hübschen besten Freundin, für die alle Jungs sich interessierten, abgelehnt und zurückgesetzt. Sie beneidete sie wahnsinnig. »Dann fand ich heraus, dass ich enorme Bestätigung finden konnte über meine sexuelle Offenheit,

> die ich fortan ausspielte, indem ich mich insbesondere älteren Jungs sexuell öffnete, ihnen Blowjobs gab und dergleichen. Meine Freundin war zu schüchtern, und so sah ich mich endlich im Vorteil.«

Beide Themen ihrer Adoleszenz tauchen in erotisierter Form in ihren Fantasien und ausgelebten Szenarien weiterhin auf:

> »In meiner Zeit als Escortgirl und im Rahmen meiner erotischen Massagen spielte die Fantasie der jungen provokativen Lolita weiterhin eine zentrale Rolle: Am liebsten hatte ich ältere, übergewichtige Männer, denen gegenüber ich als jüngeres Objekt der Begierde klar überlegen war. Es gefiel mir, so unschuldig und unterwürfig zu spielen, bis der Punkt kam, an dem der Mann vor seinem eigenen dominanten Potenzial erschrak, ehe er nicht anders konnte, als es auszuleben. Und dann kam ein zweiter Wendepunkt: Wenn er merkte, wie die Machtverhältnisse hier wirklich verteilt waren. Dass ich sehr wohl am Steuer war und mit starker Erregung reagierte. Das verblüffte und erregte den Mann so, es erfüllte seine kühnsten Träume.«

Aus der Position »submissiver Dominanz« heraus findet die triumphale Ermächtigung statt (vgl. Morin 1995; Stoller 1979). Durch die Vorliebe für unattraktive Männer erhöht Rose zusätzlich das Attraktivitätsgefälle und fühlt sich dadurch in der Lage, überlegen triumphierend auf den Mann herabzublicken.

Entwicklungskrise

Mit Tim kommt Roses erotisch-emotionales Skript an Grenzen. Als junges Lustobjekt, erotische Dienstleisterin, den Mann aus der Reserve in seine Dominanz locken, so begann auch ihre Beziehung. Im Unterschied zu ihrem gängigen Schema sieht Tim allerdings sehr gut aus, obwohl er 12 Jahre älter ist. Und er ist sehr »deutsch«: klar, in sich gekehrt, mit aufrichtigem Blick. Als sie sich verliebt haben, kommen neue Aspekte hinzu:

1. *Von der dienenden Kontrolle zum Versorgtwerden*: Mit Blick auf Roses Erfahrungen der Kindheit und Jugendzeit entsteht die Hypothese, dass im erotischen Taumel, den die Rolle der nur ihm gehörenden Mätresse in ihr auslöst, ein altes Bedürfnis danach, versorgt zu sein, zum Vorschein kommen darf. Neben

ihrer Angst erlaubt sich Rose mehr und mehr, darüber zu staunen.

Hilfreich dafür war meine stete Übersetzung sexueller Erregung in emotionale Bedürfnisse.

2. *Vom Versorgtwerden zur Liebe und Zugehörigkeit:* »Ich habe Angst davor, dass ich, wenn ich hinter die Fantasie blicke, keine Liebe finde!« Zunächst hatte Rose davor sogar so viel Angst, dass sie erst gar nicht dahinterblickte, sondern sich stattdessen nach ihrem früheren Freund sehnte. Durch die Aufrechterhaltung ihrer gelebten Fantasie mit Tim vermied sie, ihre mächtigsten erotischen Anreize zu verlieren. Vor allem aber beschützte sie sich vor der Verletzlichkeit der Liebe: Sie schaute weiterhin auf Tim herab durch ihre Submissivität. Ihr Konflikt spitzte sich aber zu, sie fühlte sich wie in einem Gefängnis.

Nachdem Roses erotische Kernthemen greifbar geworden waren, erkannte sie für sich, dass ihre bisherige »Freiheit« zu großen Teilen dazu da gewesen war, existenzielle Ängste zu lindern, und damit ihre wahre erotische Kapazität sogar einschränkte. Sie erkannte ihre Angst vor einer ebenbürtigen Liebe, vor ebenbürtigen Beziehungen überhaupt. Und spürte, wie ihre bisherige erotisch-emotionale Überlebensstruktur jetzt an Grenzen kam.

Einführung des Realitätsprinzips in die Beziehung – real werden durch Achtsamkeit, Mitgefühl und Selbstoffenbarung

Durch diese Erkenntnisse und ihre wachsende Selbstakzeptanz begann Rose genau in dieser kritischen Phase hoher innerer Konfliktspannung, in der sie sich Tim gegenüber häufig verletzend verhielt, echtes Mitgefühl für ihn zu entwickeln. Es machte ihr mehr und mehr aus, dass sie ihm wehtat, während sie ihn stets als aufrichtig empfand. Als er sie schließlich aufforderte, alles zu sagen, was sie bedrücke, wagte sie endlich, ihm zu gestehen, dass sie ihn oft schlecht behandle und als Teil ihrer Fantasie betrachte, weil sie ihn nicht respektiere und ihre Interaktion wie Schachzüge in einem verborgenen Spiel betrachte. Damit brach Rose den Bann der Fantasie.

Tim war verletzt, dies zu hören, aber sobald sie diese geheimen Gedanken ausgesprochen hatte, konnte Rose ihn erstmals als ebenbürtigen Partner betrachten. Und was sie sah, war gar nicht schlecht! Ich riet ihr, auch beim Sex solche kleinen Momente zu erhaschen, und sie begann damit, ihm öfter für längere Zeit in die Augen zu sehen, und sie fühlte immer öfter die »menschliche« Verbindung zwischen ihnen.

Integration

Durch Roses neue Klarheit fiel es Tim leichter, sie endlich seinen Kollegen, Freunden, Sportkameraden und Familienmitgliedern, sogar seinen Kindern vorzustellen, was sie lange ersehnt hatte und auch als Voraussetzung für ihr Bleiben in Deutschland ansah. Sie fühlte sich jetzt in einem realen Leben mit einer realen Beziehung, fasste berufliche Pläne. Zudem verwandelte sich Rose im Therapieverlauf buchstäblich vor meinen Augen: von einem barfüßigen wilden Mädchen zu einer reifen jungen Frau mit weiterhin kraftvoller, aber weicherer Ausstrahlung. Sie trägt feminine Kleidung, die sie früher als zu angepasst bezeichnet hätte, jetzt aber lebendig ausfüllt.

Fazit

Werden sexuelle Fantasien greifbar, können sie nicht nur Lust und Erregung befördern, sondern bieten auch einen Zugang zu zentralen emotionalen und sexuellen Konflikten und Lebensthemen. Bei Minussymptomen werden sexuelle und symbolische Fantasien neu angeregt oder wiederbelebt. Ambivalenz und Widersprüche bezüglich der eigenen Erotik inszenieren sich und können im Als-ob der Fantasie näher erkundet werden. Fantasieinhalte mit wesentlichen emotionalen Bedürfnissen und Überlebensstrategien, Konflikten und Lösungsversuchen zu vernetzen (erotisches Kernthema), ermöglicht Frauen bei Plus- und Minussymptomen, in ein tieferes Verständnis ihrer Erotik vorzudringen. Sie entwickeln dabei mehr Selbstakzeptanz und sexuelle Selbstbestimmung. Die Kontextualisierung ihrer Fantasien hilft Klientinnen dabei, ihre Erotik »in Besitz« zu nehmen. Sie erleben sich als Gesamtperson vollständiger, entwickeln mehr Spielräume und können ihr erotisches Potenzial besser in die Paarkommunikation einbringen – Anzeichen eines differenzierten Selbst und selbstbestätigter Intimität.

II. Der Körper im Fokus: Die Beziehung zum eigenen Geschlecht, den sexuellen und den reproduktiven Funktionen

6 Zwischen den Ohren und zwischen den Beinen – Bilder vom eigenen Geschlecht

Angelika Beck

Ausgehend vom Blick auf die Repräsentation des »eigenen Geschlechts« in der Sprache und auf anatomischen Darstellungen möchte ich die Aufmerksamkeit darauf lenken, welche Abbildungen 9–11-jährige Kinder in aktuellen Biologielehrwerken vorfinden. Unangemessene Sexualerziehung und unzutreffende anatomische Vorstellungen werden von Sexualforscherinnen für sexuelle Störungen (Tiefer 2004, S. 133) und Ängste (Bernstein 1990, S. 189) verantwortlich gemacht. Bis heute liegt den Abbildungen und Texten in den Biologielehrbüchern eine Vorstellung der *Komplementarität* der Sexualorgane von Mann und Frau zugrunde, die weder dem aktuellen Forschungsstand entspricht noch für sexuelles Erleben von Frauen förderlich ist. Eine der Homologie der Sexualorgane folgende Sichtweise der *Differenz & Ähnlichkeit* könnte sowohl im Kontext der sexuellen Bildung als auch der Sexualtherapie andere Optionen eröffnen. Sie könnte Spielräume schaffen für unvorhersehbare sexuelle Choreografien und Mädchen und Frauen ermutigen, Anatomie nicht als Schicksal hinzunehmen, sondern sich selbst Bilder zu machen und damit das eigene sexuelle Profil weiterzuentwickeln (vgl. Beck 2005).

6.1 Mon sexe, my sex und mein Geschlecht

Während das Geschlecht im Englischen (sex) und Französischen (sexe) schon dem Wortklang nach mit Sexualität in Verbindung steht, bindet der deutsche Sprachgebrauch die Sexualorgane an die Fortpflanzungsfunktion. Von möglichen Sinnaspekten von Sexualität (Lust – Fruchtbarkeit – Identität – Beziehung) wird dabei der generative Aspekt überbetont. Wortgeschichtlich gehört die Substantivbildung *Geschlecht* zum Verb »schlagen« und bedeutet »das, was in dieselbe Richtung schlägt«. Im 18. Jahrhundert bezeichnet das Wort dann, dem Lateinischen *membrum genitale* folgend, im engeren Sinne das Geschlechtsteil (Duden 1997, S. 236). Statt den eigenen Sex(e) zwischen den Beinen zu haben, zu genießen und zu pflegen, lernten wir Deutschen das »da unten«, von dem wir wünschen, dass es »gut gehe«, als »Ge(h)schlecht« zu bezeichnen und damit das ganze konnotative Umfeld zu kontaminieren: Geschlechtsakt, Geschlechtsverkehr und Geschlechtskrankheiten, bis hin zu einem Verband, der sich bis heute »Deutsche Gesellschaft für Geschlechtserziehung (DGG e. V.)« nennt.

Das wissen wir doch alles!

In Bezug auf Organaufklärung scheint es unter Erwachsenen eine schweigende Übereinkunft zu geben: Das wissen wir doch alles! Im Alltag muss man sich aufgeklärt geben und sich mit einer respektablen sexuellen Biografie ausstatten. Organaufklärung scheint obsolet, Anatomie ein von Fakten untermauertes Wissen, anatomische Unkenntnis archaisch. Die Konstruktivistin Judith Butler hebt in ihrem Aufsatz »Körper von Gewicht« die Grenze zwischen dem »Körpergeschlecht« (sex) und dem sozialen Geschlecht (gender) auf. Der Körper erscheint erst durch den Diskurs in der sozialen Welt. In der Gesellschaft, d. h. im Raum der Kommunikation, ist nur das vorhanden, wovon jemand spricht. Namenloses, das Verschwiegene und Unausgesprochene erhält nicht den Status der Präsenz. Gleichzeitig lässt »sich nicht von einem reinen Körper sprechen (...), ohne dass dies zugleich eine weitere Formation dieses Körpers wäre« (Butler 1997, S. 69). Jede Bezeichnung grenzt sich von den anderen verfügbaren Bezeichnungen ab und gibt einem Ereignis, einem Phänomen – eben irgendetwas, was beobachtet und von anderen Beobachtungen unterschieden wird – eine Bedeutung: diese und nicht alle anderen.

Im Bann der Wörter

Für die sexualpädagogische Arbeit hat es sich bewährt, zunächst den Raum des Sagbaren zu öffnen und alle Wörter, die im Wortfeld »Sex, Geschlecht usf.« in einer Lerngruppe bekannt sind, in einem spielerischen Setting nennen zu lassen, um nachzuspüren, wie sich die verschiedenen Wörter anfühlen. Das wird sofort deutlich, wenn man sich beim Lesen alle diese Worte auf der Zunge zergehen lässt: *da unten, Dose, Fotze, Fut, G-Punkt, Kitzler, Klit, Loch, Lusterbse, Lustknopf, Lustperle, Möse, Muschi, Pussy, Scham, Scheide, Schnecke, Schritt, untenrum, Vagina, Vulva, Yoni, zwischen den Beinen.* Mit der Bezeichnung erhält mein Sex(e) eine Bewertung – abwertend oder liebenswert, herabsetzend oder anziehend, erotisch oder erschreckend, kalt oder warm.

Selbstverständlich konzediert Butler den Kritikern des Konstruktivismus, dass da *irgendetwas* ist (»die Wirklichkeit der Körper«, S. 68), nur – sobald darüber gesprochen wird, sind die Machtverhältnisse im sozialen System am Werk. Metaphernfreies Sprechen kennzeichnet nur mathematische Formelsprache, nicht aber die Sprache in Wörtern und schon gar nicht die Benennung von Ge(h)schlechtsteilen. Die nach wie vor gängigen Begriffspaare Scheide und Glied, Vagina (lat. *Schwertscheide*) und Penis (aus lat. *penis* und mhd. *pinsel*) rekurrieren auf Vorstellungen von Zusammengehörigkeit, wobei das männliche Sexualorgan dabei als der aktive Part und die weibliche Anatomie als passives, aufnehmendes Pendant imaginiert wird.

> *Zur Reflexion:* Mit welchen Wörtern bin ich aufgewachsen? Welche Bilder, welche Gefühle tauchen mit den Wörtern auf? Welche Bezeichnung mag ich, wenn ich von meinem Sex(e) sprechen möchte? Wie nennt mein Partner/meine Partnerin meinen Sex(e)?

6.2 Unangemessene Sexualerziehung

Leonore Tiefer entwickelte 2004 einen vierteiligen Katalog von Ursachen für weibliche Sexualstörungen:

> »Die erste Kategorie umfasst sexuelle Probleme aufgrund soziokultureller, politischer oder ökonomischer Faktoren, mit denen sich weltweit der größte Teil der Last sexuellen Leidens erklären lässt. Dazu gehören Faktoren, die in Abhandlungen über psychische Gesundheit oft ignoriert werden, z. B. unangemessene Sexualerziehung oder Erschöpfung aufgrund von privaten oder beruflichen Verpflichtungen. Unser Ziel war es, öffentliche Themen, wie sie von Feministinnen identifiziert worden sind, in Beziehung zu setzen mit universalen Sexualproblemen wie z. B. dem Fehlen eines Vokabulars, mit dem subjektive Erfahrungen oder Scham wegen sexueller Gefühle beschrieben werden können. Wir wollten deutlich machen, dass ein Großteil der sexuellen Unsicherheit seine Ursachen in kulturellen Normen für korrekte und ideale Sexualität hat« (Tiefer 2004, S. 133–134).

Unangemessene Sexualerziehung nennt Leonore Tiefer bei den Beispielen als Erstes. Nach wie vor zeigen viele Studien, dass die Kopplung zwischen Vorstellungen und Erwartungen (»zwischen den Ohren«) und den durchaus vorhandenen und nachweisbaren körperlichen

Empfindungen (»zwischen den Beinen«) für viele Frauen nicht befriedigend verläuft (Beck 2005, S. 107; Laan et. al 1995).

6.3 Weißes Rauschen zwischen den Ohren

Meana (2010) bringt die Dissoziation von genitaler und subjektiver Erregung auf den Punkt: Frauen reagieren sowohl auf Stimuli, die sie bevorzugen, als auch auf Stimuli, die sie nicht »antörnen«, mit genitaler Erregung (Meana 2010, S. 105). Sie verweist auf eine Studie von Levin und van Burlo, nach der Frauen alle Zeichen genitaler Erregung bis hin zum Orgasmus zeigen (können) ohne Begehren oder sogar während unerwünschtem oder erzwungenem Sex. Der Körper macht mit, und das subjektive Erleben hat sich weggebeamt. Dagegen machen Frauen nur einen kleinen Unterschied zwischen dem Gefühl subjektiver Erregung und dem des Begehrens (Meana 2010, S. 106). Dieses subjektive Erleben von Erregung und Begehren führt sie dazu, die physische Reaktion wahrzunehmen – und nicht umgekehrt. Der Sex beginnt also zwischen den Ohren. Dort melden sich die Worte, Bilder und Vorstellungen, die sich im Laufe der Erziehung und Sozialisation in einem bestimmten kulturellen Umfeld eingenistet haben. Da scheint für Frauen ein wenig förderliches Klima zu herrschen. Um die physische Resonanz (genitale Erregung) wahrzunehmen, bedarf es nach Korff und Geer (1983) der Bestätigung durch externe Informationen. Frauen, die auf die physischen Signale sexueller Erregung aufmerksam gemacht worden waren, waren eher in der Lage, ihre genitale Erregung zu registrieren, als andere Probandinnen, die nicht instruiert wurden. Pennebaker und Hoover (1984) stellten fest, dass Frauen eher als Männer externe Informationen nutzen (oder brauchen, Anm. d. V.), um den Grad ihrer subjektiven Erregungsempfindung einschätzen zu können.

Zur Reflexion: Was weiß ich bisher alles über meine weibliche Anatomie? Welche Vorstellungen habe ich darüber, wie sich Erregung bei mir in meinem Körper zu Wort meldet, ankündigt und wecken lässt? Wie reagieren meine Brüste auf liebevolle Berührung? Was melden mir die Innenseiten meiner Schenkel? Was mag mein Mund? Wie will er küssen und geküsst werden? Wie reagiert meine Klitoris auf verschiedene Berührungen? Wie unterschiedlich reagiert mein G-Punkt auf Berührungen? Wie schmeckt meine Lubrikation, wie schmeckt mein Ejakulat? Welche Erfahrung habe ich bisher damit gemacht, die Muskeln, die meine Vagina umgeben, und die, die meinen Beckenboden geschmeidig und elastisch halten, zu spüren und zu trainieren? Wie fühlen sich meine geschwollenen Schwellkörper an – die Vorhofschwellkörper und die Schwellkörper im Damm? Welche Empfindungen stellen sich ein, wenn mein Anus berührt wird? Wie geht es mir, wenn ich mir diese Vorstellungen erlaube? Wie wirkt sich dies auf mein körperliches Empfinden aus?

6.4 Bilder der Anatomie »zwischen den Beinen« – und die Folgen

Wissenschaftlich korrekte und vollständige Informationen über die eigene anatomische Ausstattung und darüber, wo und wie sich Erregung körperlich zeigen kann, gehören heute zum Standard zeitgemäßer Sexualaufklärung, sollte man meinen. Die Ergebnisse der anatomischen Erforschung der weiblichen Sexualorgane sind hinreichend publiziert (Beck 2005; O'Connell, Hutson a. Anderson 1998; Sevely 1988). Nachdem im Januar 2004 der französische Dokumentationsfilm von Michèle Dominici und Stefan Firmin »Klitoris, die schöne Unbekannte« (2002) bei ARTE ausgestrahlt wurde, sind im Internet zunehmend auch zuverlässige Darstellungen zu haben.

Die Klitoris, deren Ausmaße Helen O'Connell 1998 mit zahlreichen Abbildungen nachgewiesen hat, entwickelt sich in der 6. bis 9. Schwangerschaftswoche aus dem Geschlechtshöcker mit ihrer Eichel, der Vorhaut, dem Schaft und den beiden Schenkeln. Im Unterschied zur räumlichen Organisation der homologen Strukturen beim Mann bildet die Klitoris einen kurzen Schaft und lange, dem inneren Schambein folgende Schenkel, die im Körperinneren nach beiden Seiten ragen. Beim männlichen Fetus wächst der Geschlechtshöcker nach vorn und bildet die männlichen Schwellkörper mit zwei kurzen Schenkeln und einem langen Schaft. Aus den Geschlechtsfalten bilden sich beim weiblichen Fetus die inneren Lippen. Beim männlichen Fetus schließen sie die Harnröhre und bilden die Unterseite des Penis. Die Genitalwülste entwickeln sich beim weiblichen Fetus zu den äußeren Lippen und beim männlichen Fetus schließen sie sich an der Rückenseite und bilden so den Hodensack. Die Prostata entwickelt sich am Ende der 10. Schwangerschaftswoche beim männlichen und weiblichen Fetus in gleicher Bauweise aus den Epithelknospen in der Wand der Harnröhre (vgl. Zur Nieden 2004, S. 24).

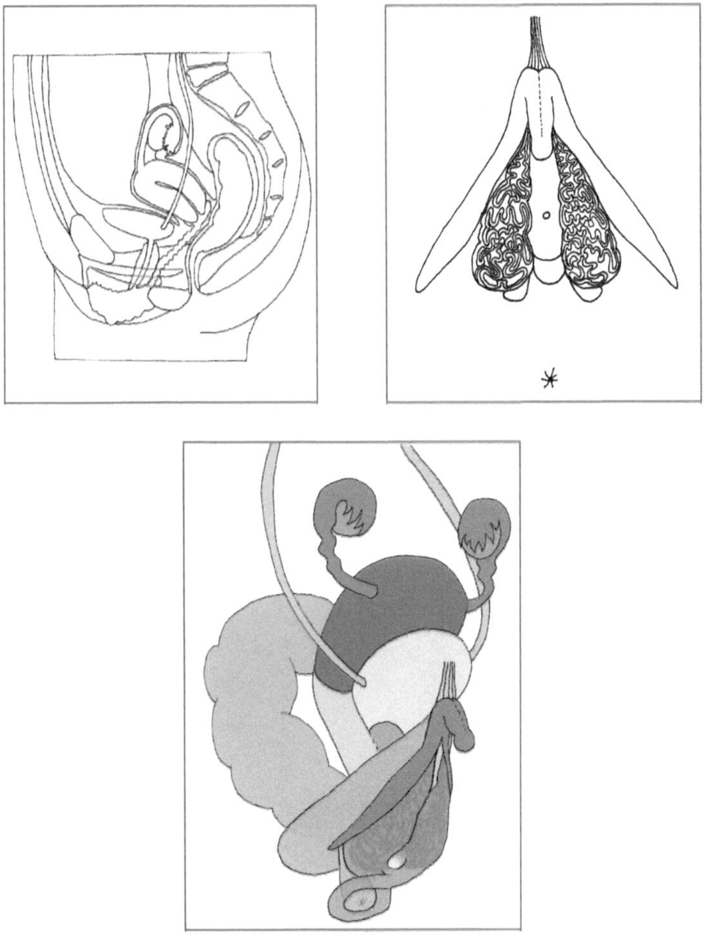

Abb. 1–3: Die weiblichen Sexualorgane (median), die Klitoris mit den Schwellkörpern (frontal) und die weiblichen Sexualorgane, perspektivisch gespiegelt dargestellt (Zeichnungen: Angelika Beck).

Viele Modelle und Zeichnungen zeigen den weiblichen Unterleib nur im Medianschnitt wie in Abbildung 1. Die Klitorisschenkel und die Klitorisschwellkörper fallen aber bei einer streng medianen Darstellung weg – im Gegensatz zu den männlichen Schwellkörpern, die durch einen Medianschnitt in ihrer Ausdehnung darstellbar sind. Frontale und perspektivische Darstellungen des weiblichen Schwellkörpersystems (Abb. 2 und 3) erlauben es dagegen eher, die räumliche Anlage der weiblichen Organe in den eigenen Körper hineinzuprojizieren.

Jede Vulva hat ihre eigene Schönheit

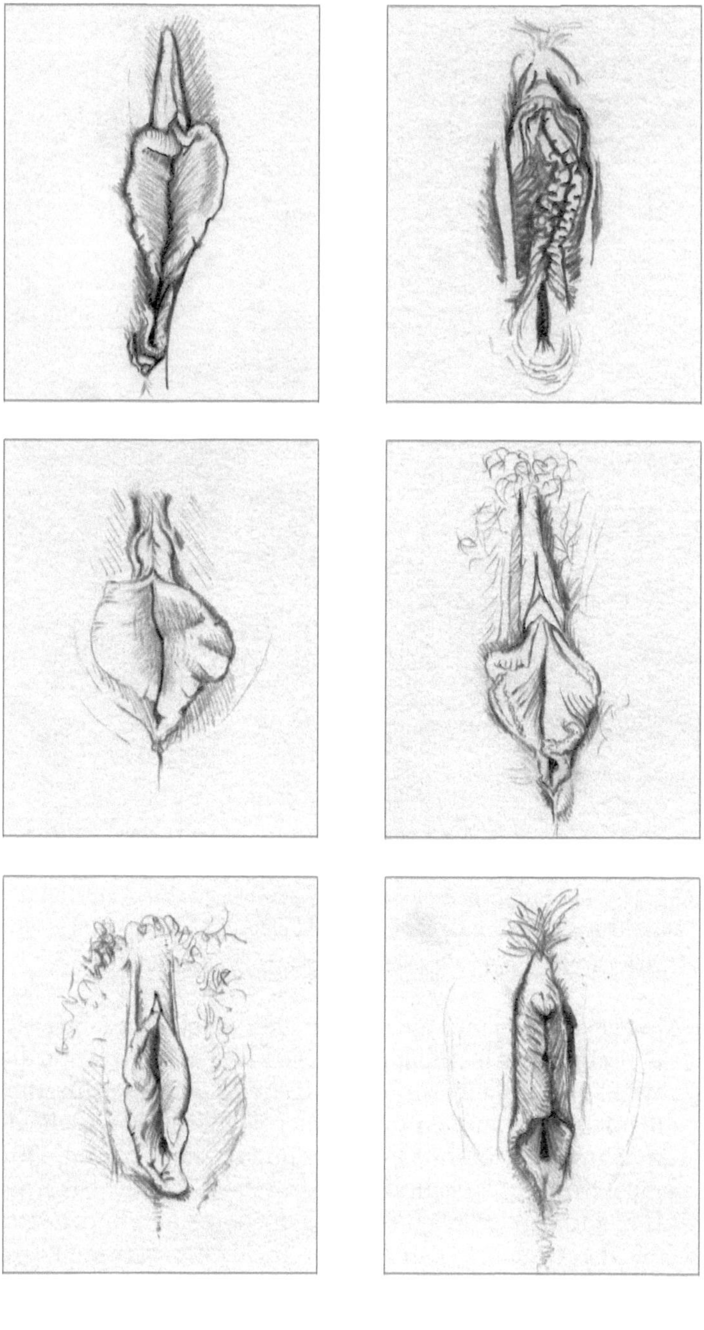

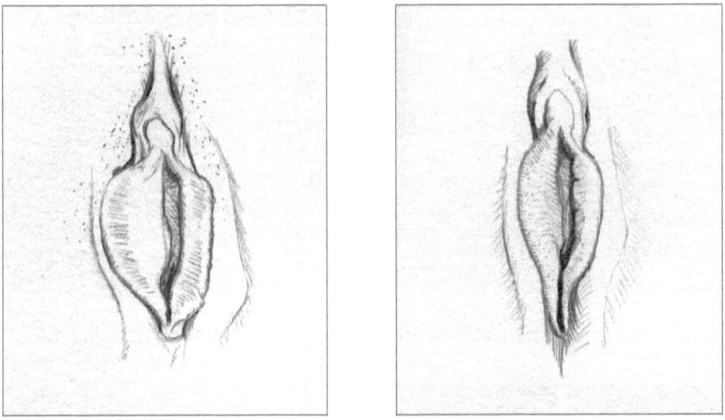

Abb. 4–11: Unterschiedliche Vulven (Zeichnungen: Angelika Beck)

Zeichnungen unterschiedlicher Vulven (Abb. 4–11) zeigen, dass es keine »normale« Vulva gibt, sondern individuelle Variationen: Jede ist anders – keine ist falsch. Ulrike Zimmermann und Claudia Richarz eröffnen in ihrem Film »Vulva 3.0 – Zwischen Tabu und Tuning« (2014) das Spannungsfeld zwischen Intimchirurgie und Genitalverstümmelung in einer Weise, die zu intensiver Auseinandersetzung mit der Macht normativer Setzungen anregt.

Grit Scholz schreibt im Vorwort zu ihrem Buch »Das Tor ins Leben«:

> »Im Laufe meines Lebens habe ich für mich entdeckt, dass mit mir alles in Ordnung ist. Aber es wurde mir nicht leicht gemacht, das herauszufinden, und es tauchte immer wieder der Wunsch auf, dass diese ›Verstecktheit‹ rund um die Yoni sich doch irgendwie auflösen müsste« (Scholz 2007, S. 6/7).

Sie hat innerhalb von 5 Monaten 65 Frauen im Alter zwischen 18 und 75 Jahren fotografiert. Die Aufnahmen von den Yonis (Vulven, Abb. 12 und 13) zeigen, wie sich das Aussehen bei sexueller Erregung verändert. Parallel entstanden Fotos an Stellen in der Natur, die an Yonis erinnern (Abb. 14 und 15). Eine schöner als die andere …

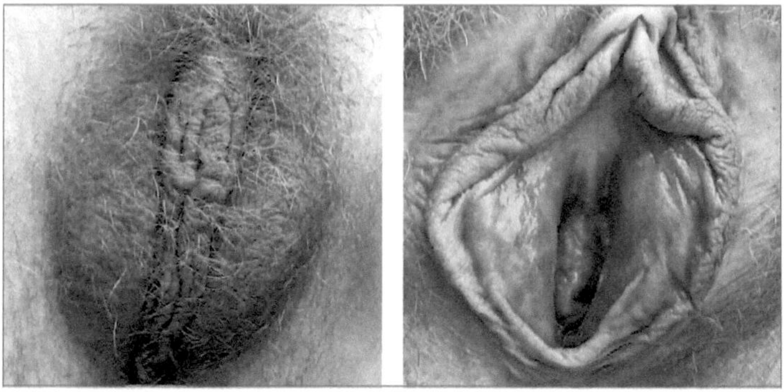

Abb. 12 und 13: »transformation« (Fotografien von Grit Scholz)

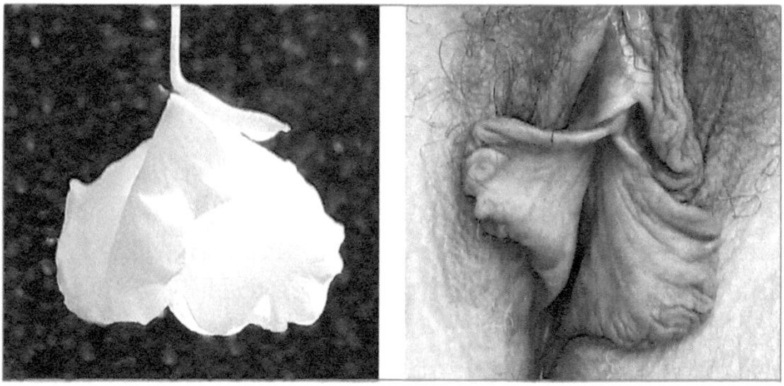

Abb. 14 und 15: »frontal« (Fotografien von Grit Scholz)

Die amerikanische Malerin Georgia O'Keeffe (1887–1986), deren »Orientalische Mohnblumen (Oriental Poppies)« von 1928 vielen bekannt ist, hatte Blumen schon so porträtiert, dass die Ähnlichkeit zur Vulva nicht zu übersehen war. Joani Blank hatte bereits 1993 unter dem Titel »femalia« ein schmales Bändchen mit Fotos von »genitals« publiziert. Zoë Leonard (geb. 1961) hatte 1992 für die Documenta IX in der Neuen Galerie in Kassel alle historischen Bilder von den Wänden abgenommen, die ausschließlich Männer zeigten. An deren Stelle hängte sie großformatige schwarz-weiße Fotografien der Genitalien von sechs Frauen, die Leonard selbst aufgenommen hatte. Diese Fotografien kontrastierten nun mit den übrig gebliebenen Rokoko-Bildern von Frauen.

Die serbisch-montenegrinische Künstlerin Marina Abramović zeigt in ihrem Film »Balkan Erotic Epic« aus dem Jahr 2005, wie Frauen unterschiedlichsten Alters im strömenden Regen über nasse Wiesen laufen, ihre Röcke heben und ihre Vulva zeigen – offensichtlich ein altes Ritual, um die Fruchtbarkeit der Felder zu steigern.

> *Zur Reflexion:* Wann habe ich mich (das letzte Mal) ausführlich im Spiegel angeschaut? Welche Gefühle steigen dabei bei mir auf? Wie sieht mein Sex(e) im Ruhezustand aus, und wie verändert sich meine Vulva, wenn ich erregt bin?

Ein Blick in Biologielehrwerke für die Jahrgänge 5–7

Die unterschiedliche Gestalt der Genitalien beider Geschlechter wird in den aktuellen Lehrwerken als eine *Tatsache* gehandelt und im biologischen Kontext als solche dargestellt. Dass diese Darstellungen (in Wort und Bild) jedoch durchaus anderen Gesichtspunkten folgen als biologisch-wissenschaftlichen, zeigen die Grafiken und Texte in den aktuell genutzten Biologie-Lehrwerken, mit deren Hilfe Kindern die männlichen und weiblichen Sexualorgane erläutert werden (vgl. Abb. 16). Bis auf ein kleines Hautzipfelchen gibt es für Mädchen keine Hinweise auf erregbare Bereiche.

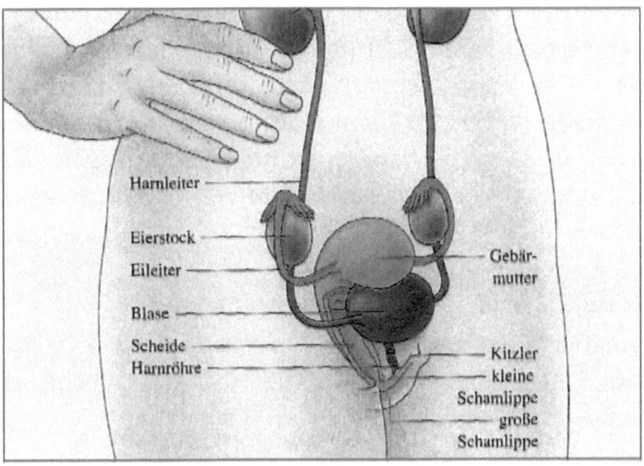

Abb. 16: Die weiblichen Geschlechtsorgane; aus: Biologie interaktiv – 5./6. Schülerbuch (Brons 2007, S. 140)

Klein bleibt klein

Ein weiteres Lehrwerk *(Biologie heute 1)* informiert auf S. 102 wie folgt:

> »Am vorderen Ende der kleinen Schamlippen liegt die erbsengroße Kitzler- oder Klitoriskrone. Sie ist der sichtbare Teil des Kitzlers. Sein nicht sichtbarer Teil liegt im Körperinneren unter den Schamlippen. Er besteht aus mehreren Schwellkörpern.«

Die beigefügten Grafiken, auf denen andere, von außen nicht sichtbare Organe wie die Vagina durchaus abgebildet sind, zeigen die nicht sichtbaren Teile der Klitoris jedoch nicht. Alles ist und bleibt klein und der Darstellung nicht wert. Formuliert wird, wenn überhaupt, in Analogie zum männlichen Vorbild:

> »Ähnlich wie beim Penis fließt (bei Erregung) Blut in die Schwellkörper des Kitzlers, sodass dieser anschwillt« (ebd.).

Der weibliche Geschlechtsapparat dient vorwiegend der Fortpflanzung. Die Jungen erhalten dagegen eine differenzierte Erläuterung des anatomischen Aufbaus und »Funktionierens« ihres Geschlechtsteils.

»Die Mädchen brauchen das nicht«

Auf der Bildungsmesse Didacta sagte mir am 01.03.2005 ein Mitarbeiter eines führenden Schulbuchverlages, der verantwortlich im Bereich Naturwissenschaften arbeitete, in Baden-Württemberg sei es bis vor wenigen Jahren gar nicht erlaubt gewesen, die Klitoris überhaupt in den Büchern der Jahrgangsstufe 5/6 zu zeigen, »da die das noch nicht bräuchten.« Die männlichen Schwellkörper wurden aber offensichtlich in dieser Altersstufe als brauchbar angesehen.

Penis und Scheide passen genau zueinander

Programmatisch liest sich ein Text aus *Natura 1 – Biologie für Gymnasien* (2006, S. 106), der unter dem Titel »Die Geschlechtsorgane des Mannes« Folgendes ausführt:

> »Wenn die Schwellkörper im Penis mit Blut gefüllt sind, ist dieser ganz steif. Dann kann der Mann mit dem Penis in die Scheide der Frau eindringen und dort das Sperma ausstoßen. Scheide und Penis sind so beschaffen, dass sie genau zueinander passen. Beim Eindringen in

> die Scheide entsteht ein angenehmes Gefühl bei Mann und Frau. Den Höhepunkt dieser gefühlsmäßigen Erregung während des Geschlechtsverkehrs nennt man Orgasmus. Die Vereinigung und das Erleben des Orgasmus verstärken die Zuneigung und Liebe der Partner.«

Die mitgeführten Setzungen lassen sich so umreißen: Sex (= Geschlechtsverkehr) beginnt, wenn der Mann bereit ist, und nicht, wenn beide erregt sind. Die Erregung des Mannes reicht aus für ein angenehmes Erleben des Vaginalverkehrs und für den Orgasmus. Es bleibt allerdings offen, ob Orgasmuserleben sich nur auf den Mann, der sein Sperma ausstößt, oder auch auf die Frau bezieht. Als einzige Orgasmusvariante wird der (gemeinsame?) vaginale Orgasmus erwähnt. Die Klitoris wird verschwiegen.

Blinde Flecken im Dark Continent

Fehlende Bilder und unzutreffende Benennungen können nicht nur zu reduzierten Körperschemata und fremdvalidierten sexuellen Erwartungen führen, sondern auch manifeste negative Folgen haben. Die amerikanische Psychoanalytikerin Harriet Lerner hat 1976 Auswirkungen elterlicher Fehlbenennungen der weiblichen Genitalien anhand von Fallbeispielen beschrieben. Wenn kleinen Mädchen gesagt wird, sie haben eine Vagina, so ist das nicht falsch, aber unzureichend.

> »Ein unvollständiges, wenig differenziertes und falsches Bild der weiblichen Anatomie kann seine gefährlichste Wirkung während der präödipalen und frühen ödipalen Entwicklungsphase entfalten, wenn das Mädchen seine Klitoris als Hauptquelle sexueller Stimulierung und Befriedigung entdeckt« (Lerner 1997, S. 1092).

Das Mädchen kann das Gefühl entwickeln, betrogen zu sein, weil seine Sexualität keine Anerkennung findet, und kann den Eindruck bekommen, es habe kein Recht darauf.

Unzutreffende anatomische Vorstellungen können zu den Ängsten beitragen, die Doris Bernstein (1990) bei Mädchen aufgefallen sind. Dabei geht sie davon aus, dass die anatomischen Unterschiede zwischen Jungen und Mädchen

> »vielfache Auswirkungen (haben) auf die psychische Strukturierung und auf die Bildung mentaler Repräsentanzen, die einen prägenden Einfluss auf die weiblichen mentalen Funktionen ausüben«.

Penis und Scheide als komplementäres Denkmodell unterstellen eine ontologisch gegebene Komplementarität, bei der dem Mann die Positivform und der Frau die Negativform zugewiesen wird: aktives Ding und passives Loch. Die Klitoris spielt auf dieser Bühne keine Rolle. Ein Schlüssel, der viele Schlösser öffnen kann, ist attraktiv – ein Schloss, in das viele Schlüssel passen, nicht.

> *Zur Reflexion:* Welche Wege habe ich bereits erfolgreich erprobt, um das Gefühl von »Negativform« (Loch, Hülle, Vase, Gefäß, Schloss etc.) hinter mir zulassen?

Was ich weiß, macht mich heiß

Wenn es so ist, dass das subjektive Erleben genitaler Erregung durch sexuelle Vorstellungskraft und ein positives körperliches (genitales) Feedback erhöht wird (Laan et al. 1995, S. 445), dann sollten Frauen förderliche(re) Vorstellungen an die Hand gegeben werden. Wenn den Probandinnen in ihrem Körpergedächtnis eine adäquate Repräsentation ihres ausgedehnten, aktiv reagierenden Schwellkörpersystems zugänglich wäre, stünden ihnen womöglich weitere Indikatoren zur Verfügung, um genitale Erregung auch als eine Empfindung von Schwellung, Ausdehnung u. a. m. subjektiv wahrzunehmen, zu genießen und zu kommunizieren. Wenn (bislang) subjektiv empfundene Erregung nur minimal von genitaler Schwellung beeinflusst ist (Laan et al. 1995, S. 40), könnte dies auch als Hinweis darauf interpretiert werden, dass der Blutandrang (*congestion*) in den Schwellkörpern mit keiner subjektiven (und auch kulturell repräsentierten) Vorstellung korrespondierte. Die Probandinnen bewerteten die messbar erhöhte Blutzufuhr in den Schwellkörpern wie *weißes Rauschen*, d. h. als bedeutungslos und als *»nichts«*.[23]

»Ich war (d)eine Dose«

Diese Auswirkungen traditionsmächtiger patriarchalischer Vorstellungen, so bekannt wie langweilig, wurden von der feministischen Kritik

---

23 Dies kann ich aus meiner langjährigen Unterrichtserfahrung bestätigen: Schülerinnen, die ich im Kunstunterricht aufforderte, weibliche Torsi zu kneten, formten ihren Frauen Unterleiber, die so aussahen, als sei der Klumpen Ton mit einer Säge aufgeschlitzt worden. Kein Schamhügel, nichts, das anzeigte, dass da etwas wäre. Als ich sie darauf ansprach, sagten sie: »Da ist ja nichts.« (Beck 2004, S. 220).

ausgiebig dekonstruiert. Sie halten sich zugleich hartnäckig auf der Ebene der Lehrwerke, mit denen Kinder konfrontiert werden. Diese einseitig reduzierende Sichtweise mit entsprechenden Präferenzen (Glied wird steif/Vaginalverkehr/Fortpflanzung) wird unreflektiert als einzige Form des sexuellen Erlebens betont. Dies produziert sexuelle Skripte und Choreografien, die geeignet sind, Frauen auch weiterhin von orgasmischem Erleben mit *normal* sozialisierten Männern fernzuhalten.

Woher sollte ein Mädchen bzw. eine Frau Schwellungen erwarten? Welche Handhabe hätte eine Lehrkraft, diese Setzungen zu relativieren? Wie sollte frau auf einem Hautzipfelchen oder einem Erbsenmodell sexuelles Selbstbewusstsein ausbilden und etwas darstellen?

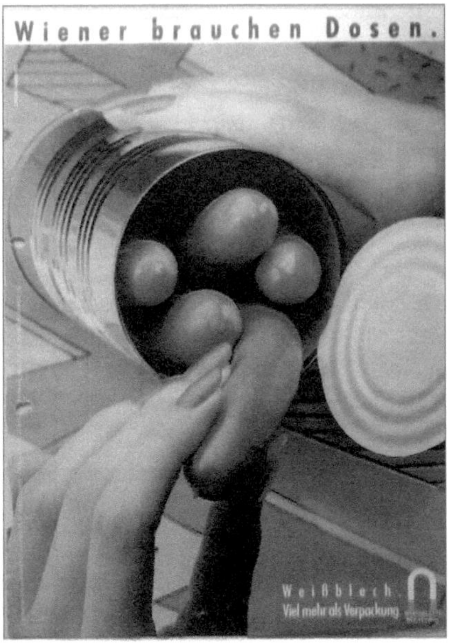

Abb. 17: Weißblechrecycling-Werbung 1983–1985

Die Anzeigenkampagne für Weißblechrecycling, aus der die Abbildung »Wiener brauchen Dosen« (Abb. 17) stammt, wurde, wie mir Volker Lauterjung von der Firma Thyssenkrupp am 20.08.2014 schriftlich mitteilte, 1985 durch die Kampagne »Ich war eine Dose« abgelöst. Herr Lauterjung war es wichtig, mich darauf hinzuweisen, dass schon seit Jahrzehnten derartige Motive nicht mehr eingesetzt würden.

Wenn er gekommen ist, ist es für sie (oft) gelaufen

Marta Meana stellt fest, dass das Begehren einer Frau nicht immer Sex zum Ziel habe (Meana 2010), und fragt:

> »Könnte es sein, dass es manchmal genug ist, das Begehren zu fühlen?« (Meana 2010, S. 107).

Es könnte ja sein, dass für Frauen innerhalb des noch weitgehend wirklichkeitsformierenden Komplementärmodells (»Penis passt von Natur aus zur Scheide«) das Begehrtwerden Fantasien freisetzt, die ihnen erlauben, egoistisch und narzisstisch beim eigenen Erleben zu verbleiben, statt sich auf fremdvalidierten Vollzug einzulassen, bei dem es für sie gelaufen ist, wenn er gekommen ist. Meanas Hinweis auf S. 108, die meisten Studien zur Lustlosigkeit bei Frauen bezögen sich vor allem auf von Männern dominierte Kulturen, könnte diese Deutung stützen. David Schnarch erzählt die Geschichte so: Vor 10000 Jahren begannen Männer, Frauen zu unterwerfen. Die Folgen wirken, so Schnarch, noch heute in Ehen und Gesellschaften auf der ganzen Welt nach.

> »Man kann sich leicht vorstellen, dass das sexuelle Verlangen unserer weiblichen Vorfahren sehr geschwächt wurde und dass sie sich ihren Männern sexuell verweigerten, als sie von ihnen zum Eigentum degradiert wurden.« (Schnarch 2011, S. 169).

Die Frauen fanden sich damit ab,

> »beim Geschlechtsakt unter den Männern zu liegen und sich somit ›unter-legen‹ zu geben, um das Ego der Männer und ihr Selbstwertgefühl zu stärken. [...] Doch obwohl Frauen sich schon so lange so verhalten, haben sie bisher noch keinen Gefallen daran gefunden.« (Schnarch 2011, S. 171).

Dein Sex – mein Sex

Wenn Frauen eher auf Fantasien über den Vollzug verzichten und das Begehrtwerden bevorzugt genießen, dann vielleicht auch deswegen, weil sie auf den Sex, der zu haben wäre, schlichtweg »keinen Bock« haben. Eine Frau könnte sagen: »Ich habe keine Lust auf deinen Sex. Lust auf meinen habe ich ohne Ende!« Der Gebrauch der Bezeichnung »Vorspiel« unterstellt, danach käme das Eigentliche, der Hauptgang, der zählt. Weibliches Erleben wird damit abgewertet. Solange die gesellschaftlich wirksame Definitionsmacht, was Sex sei, sich auf die Komplementarität der Geschlechter beruft, werden viele Frauen nach ausreichender Erfahrung mit konventionellen sexuellen Begegnungen dem sexuellen Vollzug den Rücken kehren und sagen: »Ich habe es aufgegeben.«

Nicht die Frauen haben eine »Störung«, sondern der »verfügbare« Partnersex ist (häufig) dysfunktional. David Schnarch hat aufgehört, »für Kompromisse, Verhandlungen und Mäßigung zu plädieren« und hilft »Menschen stattdessen, bei sich selbst zu bleiben« (Schnarch 2011, S. 86).

> *Zur Reflexion*: Wie sorge ich dafür, dass ich bei mir bleibe, auch wenn mein Partner auf Anpassung an seine Vorstellungen drängt? Wie reguliere ich selbst meine Angst, wenn ich auf mich achte, mich ehrlich äußere und verhalte, auch wenn dies keine Bestätigung bei meinem Partner findet? Wie bleibe ich ruhig, wenn mein Partner durch mein (neues) Verhalten verunsichert wird? Wie halte ich das Unbehagen aus, wenn sich etwas verändert, weil ich mich gezeigt habe? Wie komme ich über meine Verletztheit hinweg, ohne wegzulaufen? Wie gebe ich mir selber Halt, weil mein Partner vielleicht nicht hören will, was ich zu sagen habe, und ich nicht, was er zu sagen hat? (Vgl. Schnarch 2011, S. 98 und S. 136.)

6.5 Zwischen den Ohren blüht ein aufregender wilder Garten – und zwischen den Beinen pulsiert das Leben …

An der Anatomie liegt es nicht. Sie ist kein Schicksal, denn unsere genitale Ausstattung ist ausgezeichnet. Mit der Firma SOMSO GmbH habe ich vor 10 Jahren farbige Modelle der weiblichen (und männlichen) Sexualorgane entwickelt, die neugierig machen, sich selbst (und sich gegenseitig) zu erforschen. Die Modelle (Abb. 18–20) bieten eine Alternative zur Vorstellung der Komplementarität, indem sie die homologe Anlage der weiblichen (und männlichen) Sexualorgane nachvollziehbar zeigen. Diese Sichtweise fokussiert auf Ähnlichkeit: Ähnlich ist, was Gemeinsamkeiten *und* Unterschiede aufweist, was weder ganz verschieden noch ganz gleich ist.

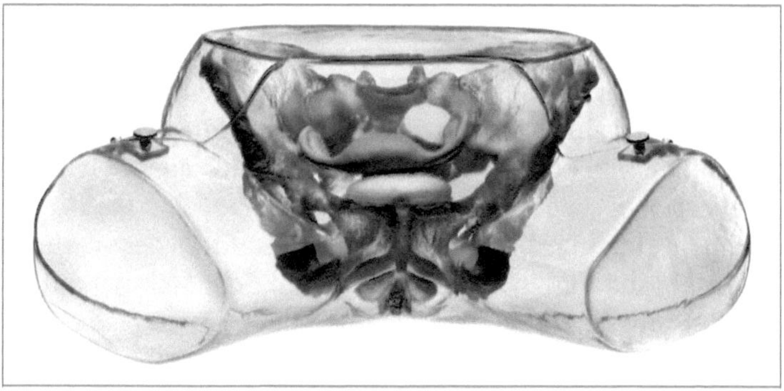

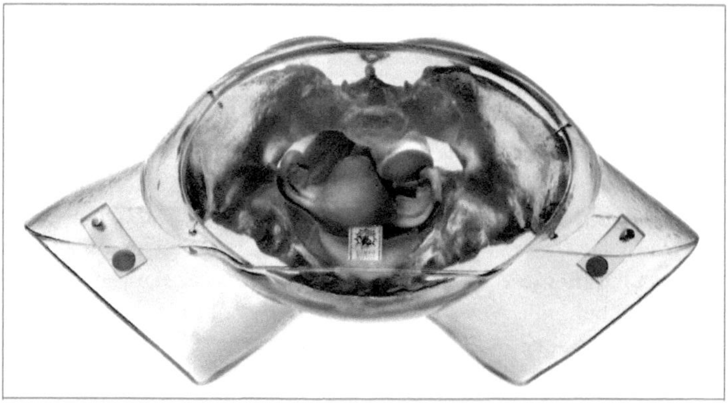

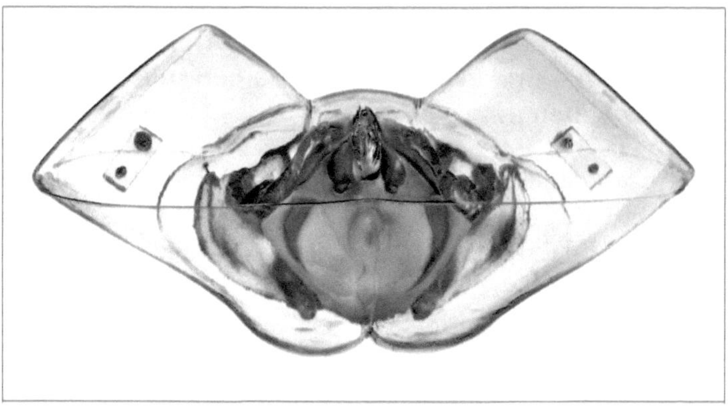

Abb. 18–20: Modelle der weiblichen Sexualorgane von vorne, von oben und von unten (SOMSO Modelle GmbH)

Zahlreiche Gespräche mit Sexualtherapeutinnen und Sexualtherapeuten, -pädagoginnen und -pädagogen, Gynäkologinnen und Gynäkologen, Urologinnen und Urologen haben zu der jetzt vorliegenden Form geführt. Mir ist in diesen angeregten Besprechungen aufgefallen, zu welcher Freude die Anerkennung der weiblichen urogenitalen Ausstattung durch ein Modell, das diese evident bestätigt, bei meinen Gesprächspartnerinnen führte. In einer Welt von Hochhäusern, Raketen und anderen phallischen Formen tut ein zierliches Modell des weiblichen Schwellkörpersystems Frauen schlichtweg gut und macht Männer neugierig.

Marion Mittag schreibt 2010:

> »Die jungen Mädchen wollen heute wie in allen Zeiten ihre körperliche und seelische Unversehrtheit wahren und ihr sexuelles Erleben behutsam und kreativ entwickeln. Was ihnen aber ständig präsentiert wird, ist die Botschaft ›allzeit und zu allem bereit‹ – so lange, bis sie ihren eigenen Wahrnehmungen und Gefühlen nicht mehr trauen. Es darf nicht wundern, dass Jugendliche, denen alles als gleich-gültig vermittelt wird, schließlich den eigenen Empfindungen sowie denen anderer Menschen gegenüber gleich-gültig werden« (S. 111).

Wenn Frauen bei sich bleiben, ein stabiles und flexibles Selbst entwickeln (Schnarch 2011, S. 98) und sich ihrer köstlichen anatomischen Ausstattung zuwenden, sich ihrem ausgedehnten aktiv reagierenden weiblichen Schwellkörpersystem widmen und das Geschmeide, das sie wie einen Schatz zwischen den warmen Schenkeln hüten, entdecken und polieren, könnte auch die Lust auf ihren Sex(e) aufblühen.

Lernwiesen für Gartenliebhaberinnen und Gartenliebhaber

Tantra bietet Erfahrungsräume für Frauen, in denen sie unter sich, aber auch mit Männern, sich ihrer Verletzlichkeit und Kostbarkeit gewahr werden und die Erfahrung machen können, ganz bei sich zu sein und gleichzeitig in einen tiefen und intimen Kontakt zu einem anderen Menschen zu gehen – ohne sich zu verlieren. Tantrische Übungen laden dazu ein, das Göttliche in einem selbst und im anderen zu entdecken, zu verehren und zu genießen. Einen Einblick bieten Eva Puhm und Peter Kammermeier mit ihrem Projekt »Beziehung und Sexualität« im Internet[24]. Über Lauramedia, das Label

24 verfügbar unter: http://www.tantra-und-liebe.de [13.3.2015].

der MMM Film Zimmermann & Co. GmbH, können Filme bezogen werden, in denen sinnliche Genitalmassagen anschaulich gezeigt und erläutert werden – ganz im Sinne praxisorientierter Vermittlung zum Zuschauen und Mitmachen, die in unserer Kultur nur schwer aufzuspüren ist.

Neue Bilder von »da unten«

Unter dem Stichwort »herporn« und »PorYes« entwickelt sich eine neue Kultur des erotischen Films – aus weiblicher Sicht. Laura Merrit von »Sexclusivitäten«[25] hat die feministische Filmwoche[26] in Berlin ins Leben gerufen, auf der das Gütesiegel PorYes für pornografische Filme vergeben wird. Filme, die sexualfreundliche Darstellungen weiblicher Lust und vielfältige sexuelle Ausdrucksweisen zeigen und an deren Produktion maßgeblich Frauen beteiligt sind, werden ausgezeichnet. Das PorYes-Label stellt Qualitätsansprüche aus weiblicher Sicht und damit eine für Frauen attraktive Alternative zur Mainstream-Pornografie. Nach amerikanischem Vorbild wird seit dem Jahr 2009 alle zwei Jahre der *PorYes-Award*, der *Feministische Pornofilmpreis Europa*, verliehen. Filme von Petra Joy, wie »female fantasies« (2007 und 2008) und Mia Engbergs »Dirty Diaries« (2009) sind im Handel erhältlich.

Die Kulturwissenschaftlerin und Künstlerin Franziska Barth unterhält einen Blog mit vielen Bildern[27], die sie gesammelt hat, und einen zweiten, der ihre eigenen Bilder enthält, welche auch im sexualpädagogischen Kontext verwendet werden können[28].

Landkarte des Küssens und anderes mehr

Im Jahr 2013 hat Franziska Barth mit Jugendlichen eine »Landkarte des Küssens für das Vogtland« entwickelt, mit spannenden Kusssorten und vielen biografischen Beziehungsschnipseln durchsetzt. Jugendliche haben in meinem Kunstunterricht zu Grafiken, die auf Verpackungen von Tampons zu finden waren, Varianten entwickelt und der Grafik ein Zitat aus dem dazugehörenden Text beigefügt (Abb. 21–23).

---

25 verfügbar unter: http://www.sexclusivitaeten.de [13.3.2015].
26 verfügbar unter: http://berlinfeministfilmweek.com [13.3.2015].
27 verfügbar unter: http://skopophilia.tumblr.com [13.3. 2015].
28 verfügbar unter: www.sinnfektion.tumblr.com [13.3. 2015].

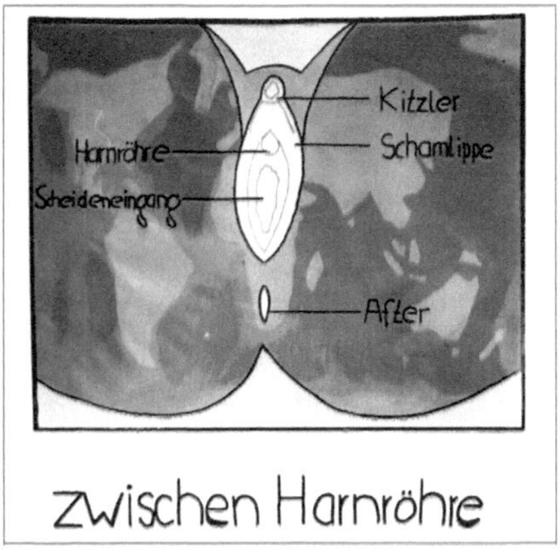

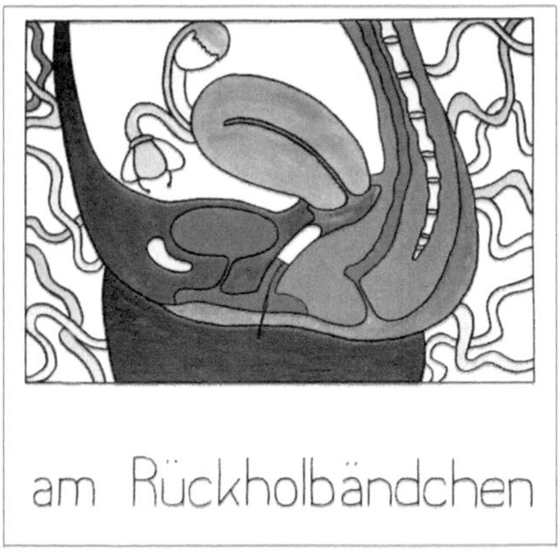

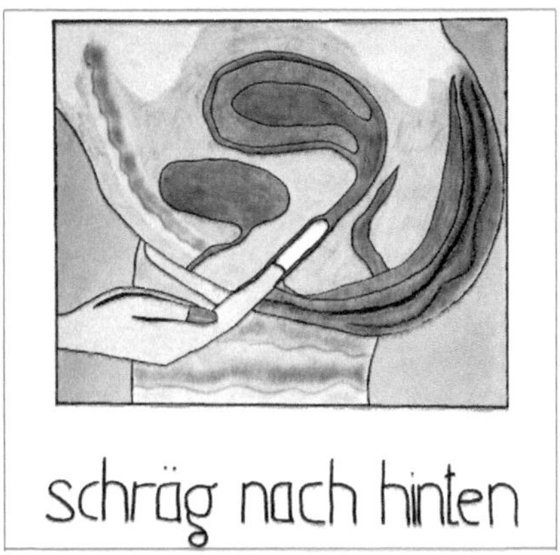

Abb. 21–23: Drei Arbeiten von Schülerinnen und Schülern

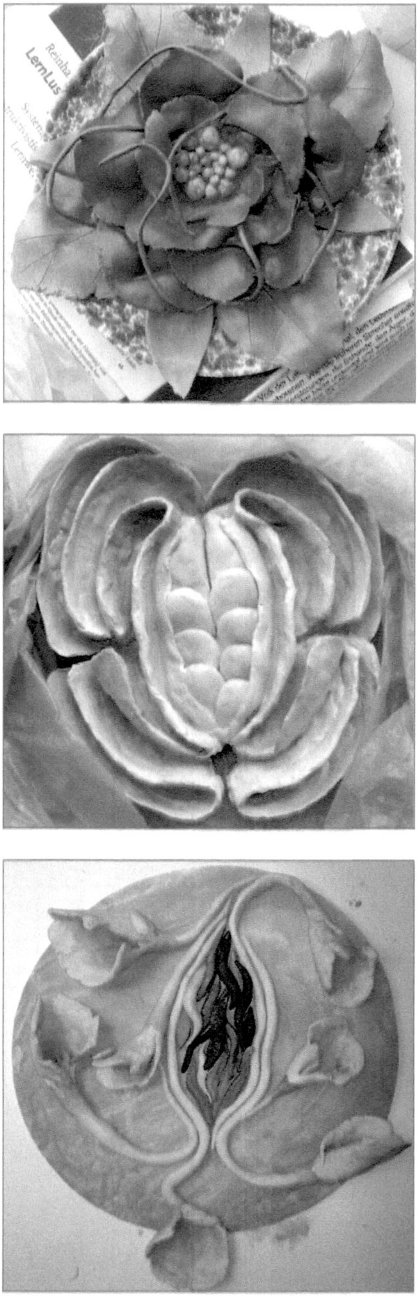

Abb. 24–26: Schülerinnenarbeiten

Judy Chicago (geb. 1939) hat 1974 bis 1979 die Installation »Dinner Party« realisiert, die seit 2007 im Brooklyn Museum[29] in New York ausgestellt ist. Ein großer dreieckiger Tisch bietet Platz für 39 Frauen. Für jede stehen ein Teller und ein Tischtuch bereit, die in Anlehnung an die vielfältigen anatomischen Variationen einer Vulva und ihrer poetischen Umschreibung als Blume passend zum charakteristischen kulturellen Beitrag oder Erkennungszeichen der Eingeladenen gestaltet sind. Schülerinnen eines Kunstleistungskurses haben das Thema aufgenommen und ihre eigenen Teller modelliert (Abb. 24–26).

Fazit: Schöne Aussichten

Je vielfältigere Bilder und Fantasien über die wilden Gärten weiblicher Lust und die weitverzweigten Palastanlagen der weiblichen Anatomie kursieren, desto mehr Möglichkeiten haben Frauen, ihren Partnern deutlich zu machen, dass sie keine Waschmaschine sind, an der man nur den Knopf finden müsste, um sie in Schwingungen zu versetzen, damit sie »von Natur aus« zum Penis passen. Solange die Klitoris in ihrer ganzen Ausdehnung nicht angemessen repräsentiert ist und Frausein im Alltagsleben immer noch als eine Zurückstellung erlebt wird, liegt der Schritt von einem komplementären Verständnis des Geschlechtsunterschieds zu einer Vorstellung von Geschwisterlichkeit im Sinne von *ähnlich und verschieden* vor uns.

Die Tantralehrerin Regina König traut es den Männern zu, eine Frau zu unterstützen, sich körperlich zu öffnen. Eine Frau dagegen könne einem Mann helfen, sich emotional zu öffnen und berührbar zu werden (König 2005, S. 172). Sie glaubt,

> »die größte Sehnsucht von Frauen und Männern ist, sich selbst ganz anzunehmen« und »damit aufzuhören, zu denken, dass irgendetwas anders sein muss« (König 2005, S. 181).

Das wär doch was!

29 verfügbar unter: http://www.brooklynmuseum.org/eascfa/dinner_party [13.3. 2015].

7 »Nur die schönen Vögel sperrt man in Käfige«? – Das Streben nach dem perfekten Körper und seine Folgen

Aglaja Stirn und Carina Pika

Schönheit gilt in der heutigen Zeit mehr denn je als Garant für Erfolg, Gesundheit und Zuneigung. In den Medien, sei es durch Castingshows oder Frauen- und Modezeitschriften, wird ein schlankes Schönheitsideal propagiert mit der Botschaft: »So kannst auch du aussehen, wenn du dich nur genug anstrengst.« Tatsächlich werden auf fast 80 % der Titelbilder von Frauenzeitschriften Botschaften zu Körper, Diäten oder Schönheitstipps angezeigt (Malkin, Wornian a. Chrisler 1999). Plakativ drückte es die Frauenzeitschrift *Petra* 2012 aus: Sie fragte über das Meinungsinstitut Gewis mehr als 1000 Frauen, ob sie bereit wären, zehn IQ-Punkte zu geben, um einen Schönheitsmakel verschwinden zu lassen. Das Ergebnis fiel eindeutig aus: 65 % der Befragten wären zu diesem Tauschhandel bereit, weitere 32 % gäben außerdem ihre Intelligenz für eine geringere Konfektionsgröße (Röhlich 2011).

7.1 Was ist Schönheit?

Weibliche Schönheit beschäftigte schon in der Antike Philosophen und Dichter und hat im Laufe der Jahrhunderte unterschiedliche Präferenzen hervorgebracht. Eco (2004) und Penz (2001) fassen die Ideale wie folgt zusammen: Im alten Griechenland gilt Homers Helena als »unwiderstehliche Schönheit«. Tatsächlich rettet sie sich am Ende der trojanischen Kriege, als sie Menelaos ihre entblößte Brust zeigt und er sie daraufhin nicht mehr töten kann. Im Mittelalter hingegen sollen weibliche Reize verdeckt werden, indem sich die Idealfrau ihre Brüste durch Korsetts streng zurückbindet. Eine Wiederentdeckung weiblicher Sinnlichkeit findet in der Renaissance statt, in welcher Frauen die zuvor verpönte Kosmetik und Frisuren nutzen, um sich in Szene zu setzen. Seither wechseln sich Epochen, in denen Frauen ihren Körper präsentieren und offen weiblich auftreten, mit Zeiten ab, in denen Weiblichkeit zurückgehalten wird.

Im 20. Jahrhundert treten dann, plötzlich und in kurzer Abfolge, unterschiedliche Frauenideale auf. Verschiedene Faktoren, wie die Steigerung öffentlicher sportlicher Aktivitäten wie Fahrradfahren und Gymnastik oder die Zunahme an Ernährungsbewusstsein um 1900, führen dazu, dass Frauen bewusster ihren Köper an ihr Idealgewicht anpassen können. Flachbrüstige, schlanke Varieté-Tänzerinnen werden in den 20er-Jahren zu gefeierten Schönheitsidealen. Modeschauen und Modezeitschriften nehmen zu, und es findet eine Neubewertung des zuvor eher negativ besetzten Modelberufs statt. Mit Beginn der ersten »Miss-America«-Wahl 1921 steigt die Popularität weiblicher Schönheitswettbewerbe. Während der NS-Zeit sollte die (deutsche) Frau zwar immer noch schlank und sportlich sein, jedoch wieder mehr in der Rolle der Mutter und in der Familie gezeigt werden. In der Nachkriegszeit wiederum wächst die Beliebtheit von Pin-up-Models wie Marilyn Monroe oder Betty Garble, die weibliche Rundungen mit viel Sex-Appeal präsentieren. Dem gegenüber stehen dünne, adrogyne Frauen wie Audrey Hepburn oder Twiggy, die mit einem BMI von unter 15 kg/m^2 eindeutig zu den Magermodels gezählt werden kann. Für die moderne Frau werden damit verschiedene Schönheitsideale fast gleichzeitig präsent: die sinnliche Weiblichkeit mit Betonung von Brüsten und Taille ebenso wie Schlankheit, Sportlichkeit und Androgynität. Zusätzlich führen neue partnerschaftliche Formen wie das nichteheliche Zusammenleben, höhere Scheidungsraten und häufigerer Partnerwechsel zu einer zunehmenden Wichtigkeit des Aussehens für die Partnerwahl. Jugendlichkeit wird für Frauen jeden Alters zum Schönheitsideal.

Der heutige weibliche Idealkörper ist sportlich und schlank mit gleichzeitig deutlich erkennbaren weiblichen Kurven. Crossley und Kollegen (2012) ließen 80 heterosexuelle Studierende ihren idealen weiblichen Körper mithilfe einer 3-D-Software am Computer einstellen. Die Idealfrau hatte in dieser Studie einen niedrigen, gerade noch im Normalbereich stehenden BMI, eine schmale Taille und ein Hüft-Taillen-Verhältnis (»waist to hip ratio«: WHR) von etwa 0,7. Im Vergleich zum BMI hatte die Idealfrau überdurchschnittlich große Brüste. Dieses dünne Schlankheitsideal ist vor allem in Kulturen mit hohem sozioökonomischen Status beliebt. In Ländern mit geringerem sozioökonomischen Status und weniger Zugang zu westlichen Medien werden hingegen schwerere Körper präferiert (Swami et al. 2010). Gesichter gelten in westlichen Ländern dann als besonders attraktiv, wenn sie jugendliche bis kindliche Züge vorweisen. Johnston und Franklin (1993) variierten den »Kindchenanteil« (z. B. große Augen, rundliche Wangen, große Stirn) von verschiedenen Gesichtern unterschiedlich stark mit dem Computer. Nur 9,7 % bevorzugten in dieser Studie die »reiferen« Originalgesichter. Aus evolutionspsychologischer Sicht könnten jugendliche Gesichter vorteilhaft sein, da sie für Gesundheit und längere Fruchtbarkeit stehen (Gründl 2010).

Das weibliche Schönheitsideal ist für Männer und Frauen recht ähnlich, beide finden schlanke, kurvige Frauen attraktiv (Crossley et al. 2012). Unterschiede gibt es jedoch in der präferierten Körbchengröße: In den Augen von Frauen ist die perfekte Brust größer als aus männlicher Sicht. Dies deckt sich auch mit Forschungsergebnissen von Frederick, Replau und Lever (2008), die fanden, dass über 70 % der Frauen unzufrieden mit ihren Brüsten waren. Die befragten Männer hingegen zeigten sich deutlich zufriedener mit der Oberweite ihrer Partnerinnen. Ähnliches gilt auch für das Schlankheitsideal, bei dem Frauen fälschlicherweise das männliche Frauenideal weitaus dünner einschätzen, als es tatsächlich ist (Swami et al. 2010).

7.2 Unzufriedenheit mit dem Körper und ihre Folgen

Das schlanke und dennoch vollbusige Schönheitsideal ist für die meisten Frauen nicht zu erreichen. Die Diskrepanz zwischen Ideal und tatsächlichem Aussehen führt in vielen Fällen zu körperlicher Unzufriedenheit, und zwar in einem solchen Maße, dass Rodin, Silberstein und Striegel-Moore (1984) sogar von einer »normativen Unzufriedenheit« (»Women and weight: A normative discontent«) sprechen. Dieses Problem tritt nicht nur bei erwachsenen Frauen auf, sondern ist bereits im Kindes- und Jugendalter beobachtbar. In der Heidelberger Jugendgesundheitsstudie (Haffner et al. 2007) wurden 6842 Neuntklässlerinnen nach ihrer Körperzufriedenheit befragt. Die Hälfte aller Mädchen erlebte sich als »zu dick«. Dies galt insbesondere für übergewichtige Mädchen (87 %), war aber auch bei normalgewichtigen Mädchen (45 %) zu finden. Nur 24 % der befragten Mädchen gaben an, mit ihrem eigenen Aussehen zufrieden zu sein. Nach einer Zunahme körperlicher Unzufriedenheit während der Pubertät bleibt diese im Erwachsenenalter dann relativ stabil. Die Wichtigkeit des Aussehens für das persönliche Wohlbefinden nimmt jedoch mit zunehmendem Alter ab (Tiggemann 2004), was sich auch daran zeigt, dass trotz steigendem BMI im Alter weniger Diätverhalten und Schlankheitsstreben auftritt (Keel et al. 2007).

Frauen, die sich unwohl in ihrem Körper fühlen, leiden oft unter Schamgefühlen, einem geringen Selbstwertgefühl und Unsicherheit. Die Ablehnung des eigenen Körpers hat zur Folge, dass Frauen versuchen, ihren Körper zu verstecken, beispielsweise durch weite, dunkle Kleidung oder Vermeidung körperbetonter Aktivitäten wie Tanzen oder Sexualität. Auch werden Orte gemieden, in denen der Körper nicht versteckt werden kann, wie z. B. Schwimmbäder, Saunen oder Bekleidungsgeschäfte. Eine weitere Art, mit dem ungeliebten Körper umzugehen, ist, ihn zu verändern. Durch Kosmetik, Diäten und Sport wird versucht, den eigenen Körper immer weiter an das persönliche Ideal anzugleichen. Gelingt dies nicht, wird immer häufiger die kosmetische Chirurgie als Option, die »Problemzone« zu verändern, gewählt. 138.500 ästhetisch-plastische Eingriffe wurden 2011 in Deutschland durchgeführt, zusätzlich zu fast gleich vielen Faltenunterspritzungen (Pressemitteilung der Deutsche Gesellschaft der Plastischen, Rekonstruktiven und Ästhetischen Chirurgen vom 4.6.2013). Bei den »Schönheitsoperationen« handelt es sich in den meisten Fällen um Brustvergrößerungen (18,39 %) und Augenlidstraffungen (17,53 %), gefolgt von Fettabsaugungen (13,20 %). Auch wenn die Zahl der Schamlippenkorrekturen bislang noch relativ gering ausfällt (3,9 %), ist hier eine deutliche Zunahme über die Jahre zu beobachten. Die steigende gesellschaftliche Akzeptanz kosmetischer Chirurgie, öffentliche Bekenntnisse von Identifikationsfiguren (Prominente oder Freundinnen) sowie der medizinische Fortschritt machen es wahrscheinlich, dass diese Zahlen weiter steigen werden (Gründl 2010).

Die Mehrzahl der Patientinnen zeigt sich mit dem Ergebnis der Operation zufrieden (Honigman, Phillips u. Castle 2004), und mindestens für den Bereich der Brustvergrößerungen wurde in einem Review von Shridharani et al. (2010) eine Verbesserung der Lebensqualität festgestellt. Trotzdem sind die Studienergebnisse oft noch inkonsistent und weisen methodische Mängel auf. In einer großen, sorgfältigen Studie untersuchten Margraf, Meyer und Lavallee (2013) die Folgen kosmetisch-chirurgischer Eingriffe in einem deutschen Sample über 12 Monate und verglichen Klienten, die einen kosmetischen Eingriff vornahmen mit Personen, die zwar interessiert waren, sich schlussendlich jedoch dagegen entschieden. Folgende Ergebnisse ließen sich feststellen: Die Mehrzahl der Studienteilenehmer wies keine auffälligen Psychopathologiewerte auf (71,2–91,7 %, je nach untersuchter Variable), wobei die Vergleichsgruppe, also jene, die sich gegen eine OP entschieden, signifikant höhere Psychopathologiewerte aufwiesen. Mit dem Ergebnis der OP waren die meisten Personen zufrieden. Nach einem Jahr zeigten diejenigen, die sich für einen Eingriff entschieden hatten, höhere Werte in ihrem Wohlbefinden, ihrer Lebensqualität und ihrer erlebten Attraktivität sowie geringere Ausprägungen in ihrer Psychopathologie.

Für viele Personen scheinen kosmetische Eingriffe demnach tatsächlich positive Einflüsse zu haben. Wichtig ist hierbei jedoch, dass diese Ergebnisse für Patienten mit einer körperdysmorphen Störung nicht übertragbar sind. Diese Patientengruppe, deren Prävalenz für kosmetische Eingriffe bei 5–15 % liegt, profitiert in der Regel nicht von kosmetischen Eingriffen (Pavan et al. 2008).

7.3 Sexualität mit dem ungeliebten Körper?

Verschiedene Studien konnten die Relevanz eines gesunden Körperschemas für die Sexualität belegen. Frauen mit einer hohen körperlichen Zufriedenheit zeigen mehr Offenheit und Initiative im Sexualleben, haben häufiger Geschlechtsverkehr, spüren mehr sexuelles Verlangen und zeigen bessere Erregbarkeit, Orgasmusfähigkeit und Befriedigung (Satinsky et al. 2012; Woertman a. van den Brink 2012). Hierbei zählen nicht nur das allgemeine körperliche Wohlbefinden, sondern auch die spezifischen Einstellungen und Gefühle gegenüber den eigenen Genitalien (Herbenick et al. 2011; Ålgars et al. 2011). Schämen sich Frauen hingegen für ihren Körper, so haben sie in der Regel auch ein geringeres sexuelles Funktionsniveau und erleben weniger sexuelle Befriedigung (Claudat, Warren a. Durette 2012). Außerdem konnte ein positiver Zusammenhang zwischen niedriger körperlicher Zufriedenheit und sexuellem Risikoverhalten (beispielsweise Nichtgebrauch von Kontrazeptiva) beschrieben werden (Gillen, Lefkowitz u. Shearer 2006). Ob eine Frau mit ihrem Körper zufrieden ist, ist dabei mehr von subjektiven als von objektiven Faktoren abhängig. So scheint der BMI bei einem erfüllten Sexualleben eine geringere Rolle zu spielen als die individuelle Wahrnehmung und Bewertung des Körpers (Pujols, Meston a. Seal 2010).

Ein Erklärungsmodell: »Objectification Theory«

Ein mögliches Erklärungsmodell liefert die »Objectification Theory« (Fredrickson a. Roberts 1997). Diese besagt, dass Frauen in ihrer Sozialisation lernen, sich selbst als »Objekte« wahrzunehmen. Insbesondere von Medien, in denen Frauen sexualisiert dargestellt werden, übernehmen Frauen eine Außenperspektive: Wie wirke ich auf andere? Was an mir ist attraktiv, schön oder sexy? (Claudat, Warren a. Durette 2012). Die Folge hiervon ist, dass Frauen ständig überwachen, wie sie auftreten, sich bewegen und sich darstellen, um zu vergleichen, ob sie dem internalisierten Idealselbst entsprechen. Wird dieser Standard nicht erfüllt, erleben Frauen oft Körperscham (»body shame«) (Moradi a. Huang 2008). Damit liefern die Autorinnen auch ein Erklärungsmodell für Sexualstörungen: Ist die Selbst-Objektivierung bei Frauen stark ausgeprägt, so lenken sie während sexueller Handlungen die Aufmerksamkeit auf ihr Äußeres, sodass sie sich weniger auf ihr sexuelles Erleben konzentrieren. In einer Korrelationsstudie mediierte diese Selbstaufmerksamkeit den Zusammenhang zwischen Körperscham und sexueller Erregbarkeit (Sanchez a. Kiefer 2007). Auch die Wahrnehmung eigener Körpersignale, so z. B. auch Symptome sexueller Erregung, könnte laut Fredrickson und Roberts (1997) durch Konzentration auf das äußerliche Wirken beeinträchtigt sein.

Frau D., eine 28-jährige, verheiratete Patientin, kommt auf Bitten zweier Freundinnen zum Erstgespräch. Sie trägt schwarze, kaschierende Kleidung, wirkt sehr gepflegt und zurückhaltend. Im Gespräch berichtet sie nur zögerlich von ihrer Symptomatik und weicht meinem (C. P.) Blickkontakt aus.

Vor sechs Jahren, kurz nach ihrer Heirat mit einem fünf Jahre älteren Mann, habe sie begonnen, kontinuierlich auf kalorienreiche Lebensmittel zu verzichten. Grund hierfür sei, dass sie ihren Körper »hasse«, sich vor ihm ekle und keinen Appetit mehr habe. Aktuell trinke sie hauptsächlich Kaffee mit fettarmer Milch und esse vereinzelt Rohkost oder Pumpernickel. Am meisten leide sie unter ihren »fetten Oberschenkeln«, sie finde sich aber auch ansonsten »abstoßend« und »hässlich«. Sie schäme sich für ihren Körper und glaube, keine gute Ehefrau sein zu können. Fragen hierzu weicht sie im Erstgespräch aus. Als sie im Laufe der Therapie mehr Vertrauen zu mir entwickelt, berichtet sie, dass sie einen freundlichen und liebevollen Ehemann habe, den sie »gar nicht verdient« habe. Auf Nachfragen berichtet sie, dass sie glaube, ihren Mann nicht sexuell befriedigen zu können. Sie schäme sich so sehr für ihren Körper, dass sie am liebsten auf jegliche Intimität verzichten würde. Da sie jedoch denke, dass Sexualität zu einer »guten Ehefrau« gehöre, trinke sie abends bis zu einer Flasche Rotwein, um beim anschließenden Geschlechtsverkehr nichts mehr zu spüren. Während des Geschlechtsverkehrs verkrampfe sie sich und denke darüber nach, welche »ekligen« Körperreaktionen sie gerade zeige. Lust oder Befriedigung könne sie nicht empfinden. Mit ihrem Mann könne sie über diese Problematik nicht sprechen, auch dies widerspreche ihrem Bild einer guten Ehefrau.

Aus ihrer Lebensgeschichte berichtet Frau D., sie sei sehr religiös erzogen worden, und ihre konservativen Eltern hätten stark auf das äußere Auftreten der Familie geachtet. Sie sei als Kind eher unsicher gewesen, habe versucht, so wenig wie möglich aufzufallen, und sich den Wünschen ihrer Familie gebeugt. Wichtige Entscheidungen, wie beispielsweise die Wahl ihres Ausbildungsplatzes, habe sie ihren Eltern überlassen, da diese am besten gewusst hätten, was für Frau D. »gut« sei. Über Sexualität sei in der Familie nicht gesprochen worden, sie habe jedoch eine »grobe Aufklärung« in der Schule erhalten. Mit 21 Jahren habe sie ihren Ehemann kennengelernt, die Ehe sei von den Eltern arrangiert gewesen. Bis dahin habe es keine Partnerschaft gegeben, da ihre Eltern dies verboten hätten. Ihre Eltern hätten auch nach der Hochzeit das Thema Sexualität nicht offen besprochen, ihr jedoch zu verstehen gegeben, dass »Kinder kriegen und fürsorglich sein« zu den Aufgaben einer Ehefrau gehöre.

7.4 Der weibliche Körper in der Sexualtherapie

Obgleich empirische Befunde auf die Bedeutung des Körperbildes in der Sexualität hinweisen, ist dieses Thema in der Sexualtherapie bislang wenig beachtet worden. Bei der Körperbildarbeit geht es um die kritische Auseinandersetzung mit persönlichen Schönheitsidealen, dem Umgang mit dem eigenen Körper sowie dem Aufbau eines fürsorglichen und selbstbewussten Körperverhaltens. Es empfiehlt sich, neben der Erarbeitung im Gespräch, auch haptische oder kreative Methoden einzusetzen, um das eigene Körpererleben zu steigern.

Exploration: Beziehung zum eigenen Körper

Zunächst gilt es bei Patientinnen, die auffällig unzufrieden mit ihrem Körper sind, genau zu explorieren, woher diese Unzufriedenheit kommt und welche Bereiche sie umfasst. Diese genaue Auseinandersetzung bietet für die Patientin die Möglichkeit, Worte und Bilder für ihren Körper zu finden, aber auch zu erleben, dass bestimmte Bereiche vielleicht »gar nicht so schlimm« sind, wie z. B. diejenigen, die von ihr als Problemzonen definiert werden.

Hilfreiche Fragen:

- Was gefällt Ihnen an Ihrem Körper? Welche Körperbereiche mögen Sie mehr, welche weniger?
- Welche Gedanken und Gefühle erleben Sie, wenn Sie sich mit diesen Bereichen beschäftigen?

Im nächsten Schritt ist es günstig zu erfassen, wie sich das Körperbild in der Entwicklungsgeschichte verändert hat und wodurch es beeinflusst wurde. Oft wurden Abwertungen der Eltern oder Mitschüler von den Patientinnen internalisiert und stellen heute noch Einflussfaktoren bei der Bewertung des eigenen Körpers dar.

Hilfreiche Fragen:

- Seit wann erleben Sie Ihren Körper so? War Ihr Körperempfinden einmal anders? Wann haben Sie sich zuletzt wohl in Ihrem Körper gefühlt?
- Wie sind Ihre Eltern mit Ihrem Körper umgegangen? Was war in Ihrer Familie im Umgang mit Körperlichkeit wichtig? Haben Sie Komplimente oder Bewertungen über Ihr Äußeres erhalten? Was hätten Sie sich gewünscht?
- Welche Erfahrungen haben Sie mit Freundinnen gemacht? Wie sind diese mit ihrem Körper umgegangen? Was war in Ihrer Clique früher wichtig?
- Wie haben Jungen und Männer bisher auf Ihr Aussehen reagiert? Wie ging es Ihnen damit?

Das zirkuläre Erfragen der (vermuteten) Einstellungen des Partners gegenüber dem Körper der Patientin, aber auch gegenüber körperbezogenem Verhalten wie Sexualität, ist wichtig. Wie oben beschrieben, kann durchaus eine Diskrepanz zwischen der vermuteten Körperbewertung des Partners und der tatsächlichen bestehen. Hier empfiehlt es sich, die Patientin zu motivieren, ihren Partner offen über dessen Einstellungen zu befragen.

Hilfreiche Fragen:

- Welche körperlichen Bedürfnisse erkennen Sie? Wie reagieren Sie darauf? Gibt es Bedürfnisse, die Sie Ihrem Körper verbieten? Warum?
- Was tun Sie, um sich in Ihrem Körper wohlzufühlen?
- Bestrafen Sie manchmal Ihren Körper?
- Versuchen Sie, Ihren Körper zu verstecken? Was würde passieren, wenn Sie dies nicht mehr tun könnten?

Dysfunktionale Annahmen über den Körper (beispielsweise: »Nur wer einen dünnen Körper hat, wird geliebt.«) sollten mit der Patientin kritisch hinterfragt werden. Anschließend kann das persönliche Idealbild erfasst werden, indem die Patientin etwa Bilder, Fotos oder Videos (z. B. aus Magazinen, von Familie, Freunden, Partnern, Vorbildern) betrachtet und beschreibt, was genau für sie eine Person »schön« macht. Ziel ist es hierbei, herauszuarbeiten, dass Schönheit unterschiedliche Facetten haben kann und es mehr als nur *ein* Körperideal gibt. Hilfreich kann auch die kritische Auseinandersetzung mit der »Echtheit« von Fotos in Modemagazinen sein, die meist intensiv bearbeitet wurden.

Wie besprochen bringt Frau S. zur Therapiesitzung Fotos ihrer Mutter und Schwester, verschiedener Freundinnen und Arbeitskolleginnen sowie Bilder aus Modemagazinen mit. Ihre Mutter finde sie schön, weil sie »so eine tolle Ausstrahlung« habe und »irgendwie so ruhig und gelassen« wirke. Bei ihrer besten Freundin gefalle ihr am meisten das Lachen, eine Arbeitskollegin habe »einfach eine Traumfigur«, wegen der großen Brüste und des dennoch schlanken Bauchs. Während wir die Fotos durchgehen, fällt Fr. S. auf, dass sie an fast jeder Person, die sie mag, auch etwas schön findet. »Aber bei jedem irgendwie auf eine andere Art und Weise.«

Den Körper erleben

Ziel der Therapie ist die Akzeptanz des eigenen Körpers. Dies steht oft im Kontrast zu dem körperbezogenen Verhalten der Patientin, bei welchem sie den Körper entweder vermeidet oder verändert. Durch das Herausarbeiten der Konsequenzen dieses Verhaltens, nämlich die steigende Nicht-Akzeptanz, kann eine kritische Auseinandersetzung mit der eigenen Körperfürsorge angestoßen werden. Hilfreich kann es sein, zu hinterfragen, was sich die Patientin von einem perfekten Körper erhofft und wann sie glaubt, ihren Körper akzeptieren zu können. Hier können Imaginationen eingesetzt werden, bei welchen die Patientin sich in einen »perfekten« Körper hineinfühlt und beschreibt, was an so einem Tag passieren würde.

Imagination bei Frau K:

> »Ich wache morgens auf und fühle mich einfach nur wohl. Mein Körper ist leicht wie eine Feder. Ich stehe auf, ziehe ein wunderschönes, geblümtes Sommerkleid an und frühstücke ein Croissant mit Marmelade. Es schmeckt mir fantastisch, ich mache mir keine Sorgen um die Kalorien. Mein Mann betritt das Wohnzimmer, er strahlt mich an und sagt mir, wie hübsch ich bin. Ich erröte leicht, freue mich aber sehr. Der Tag beginnt einfach super. Mich stört es überhaupt nicht, dass er mich ansieht, im Gegenteil. [...]«
>
> In der Nachbesprechung sammeln wir die Unterschiede zwischen dem Tag in der Imagination und dem tatsächlichen Alltag. Frau K. erkennt, dass sie viele Dinge mit ihrem Körper in Verbindung bringt, die so notwendigerweise nicht eintreten müssten (z. B. weniger Stress bei der Arbeit). Am meisten jedoch gefällt ihr, dass sie die Blicke ihres Mannes nicht nur aushält, sondern genießt. Normalerweise sei dies immer mit Scham und Unsicherheit verbunden.

Körperreisen und Abtastübungen gewähren einen niederschwelligen Zugang zur Auseinandersetzung mit dem eigenen Körper. Oftmals schwieriger sind Spiegelexpositionen, bei denen sich die Patientin in einem Ganzkörperspiegel betrachtet. Um eine neutrale Körperbewertung zu erreichen, wird die Patientin angeleitet, ihren Körper achtsam, mit nichtabwertenden Begriffen zu beschreiben. Die Patientin übt, sich immer wieder mit dem eigenen Körper zu konfrontieren und seine »Schwächen«, vielleicht auch später seine »Stärken«, anzunehmen.

Neubewertung von Körpererfahrungen: Erlaubnis zu Lust und Begehren

Beim Thema Sexualität sind die *persönlichen* Ziele der Patientin entscheidend und können darauf überprüft werden, inwiefern sie durch die Wünsche des Partners, der Medien oder durch die Biografie beeinflusst sind. Im Sinne einer gesunden Autonomieentwicklung lernt die Patientin, diese Aspekte zu erkennen und von eigenen (Körper-)Bedürfnissen zu unterscheiden. Körperfürsorge durch Eincremen, Baden oder Sichstreicheln baut Vermeidungsverhalten ab und führt zu einer erhöhten Körpersensitivität, bei welcher es nicht darum geht, was andere von der Patientin denken, sondern was sie selbst empfindet. Oft benötigt dieser achtsame Körperumgang viel Erproben und zahlreiche Wiederholungen, bevor Körperempfindungen klarer hervortreten und nicht von negativen Bewertungen »übertönt« werden. Hierauf sollte die Patientin vorher hingewiesen werden, um Frustrationen und Enttäuschungen zu verhindern. Des Weiteren empfiehlt es sich, während der Therapiesitzung bereits eine kleine Achtsamkeitsübung durchzuführen, um auch einen achtsamen Umgang mit Bewertungen zu erproben.

Achtsames Eincremen: Die Patientin wird angeleitet, sich in einer Drogerie eine gut riechende, hochwertige Körpercreme zu kaufen. Zu Hause soll sie sich ausreichend Zeit nehmen und sich eine angenehme Atmosphäre schaffen (z. B. durch Musik, Kerzen, gedämpftes Licht o. Ä.). Bei der Übung soll sich die Patientin auf ihre Sinneswahrnehmungen konzentrieren, ohne diese zu bewerten. Folgende Fragen können die Patientin bei der Übung unterstützen:

- Wie fühlt sich meine Haut an, bevor ich mich eincreme?
- Wie warm oder kalt ist meine Haut?
- Wie riecht die Creme, bevor ich sie auftrage?
- Wie reagiert mein Körper auf die Berührung?
- Was rieche/sehe/höre ich beim Eincremen?
- Wie verändert sich mein Körper während der Übung?

Beim anschließenden Einsatz sexualtherapeutischer Methoden gilt es, diese Achtsamkeit fortzusetzen, sodass gemeinsam mit dem Partner erkundet werden kann, welche Form von Sexualität für die Patientin angenehm ist. Berichtet eine Patientin, während des Geschlechtsverkehrs mit ihrer Aufmerksamkeit vor allem bei ihrer Außenwirkung zu sein, kann dieser Gedankenkreis unterbrochen werden, indem sie sich zunächst, wie in den Achtsamkeitsübungen erprobt, auf ihre Sinneswahrnehmungen konzentriert.

Umgang mit Scham

Oft sind Körper und Sexualität mit Scham verbunden, sodass nicht nur die Umsetzung der Körperübungen, sondern auch das therapeutische Gespräch für Patientinnen belastend sein kann. Daher ist es wichtig, zu Beginn der Therapie diese Problematik offen zu thematisieren und die Funktion und Lerngeschichte dieses Gefühls zu betrachten. Hierdurch können von Therapeut und Patientin Schwierigkeiten in der Therapie (Ausweichen bei unangenehmen Fragen, Nicht-Umsetzung von Hausaufgaben) zwar nicht vermieden, aber doch eingeordnet werden. Kognitionen, die mit Scham verbunden sind (beispielsweise: »Es ist unanständig, meinen Körper, so wie er ist, zu zeigen.«) sollten empathisch aufgegriffen werden. Ein dialektisches Vorgehen aus Validierung und Veränderung (Linehan 1987) ist hierbei günstig, um der Patientin ausreichend Kontrolle über den Therapieverlauf zu geben. Hier kann zudem wieder ein Rückschluss auf die Paarebene gezogen werden: Was kann der Partner tun, um die Scham der Patientin zu verringern? Wie kann eine Annäherung stattfinden?

7.5 Den Körper den eigenen Vorstellungen anpassen? – Die therapeutische Haltung gegenüber körpermodifizierendem Verhalten

Den Körper bewusst zu verändern oder in ihn einzugreifen gilt heutzutage schon als normal, sei es durch extreme Sportaktivitäten oder gar Tattoos, Piercings, Implantate bis hin zur invasiven ästhetischen plastischen Chirurgie. Solche konformen (Schönheitschirurgie) oder nonkonformen (Tattoo, Piercing) Eingriffe stehen oft im Dienste der eigenen Psyche und haben für denjenigen, der sie bei sich durchführen lässt, eine spezifische Bedeutung: Selbstausdruck und Kommunikation, aber auch Aspekte von Schönheit und Kunst oder auch bewusste Gestaltung bei gutem wie negativem Körperbild zählen dazu. Manchmal dienen sie auch dazu, körperliche oder seelische traumatische Erfahrungen zu verarbeiten.

Zunächst kann man davon ausgehen, dass sich Menschen, die sich ihren Körper selbst gewählt verändern lassen, mit ihrem Körper beschäftigen, ihn verändern oder verschönern wollen. Dieses kann einer Vernachlässigung des Körpers entgegentreten, aber auch in einer Zuvielbeachtung negative Auswirkungen haben. Zwischen gesundem und pathologischem Narzissmus liegt eine große Bandbreite. Die moderne Medizin in ihren vielfältigen Möglichkeiten weckt hier auch Bedürfnisse. Über den soziokulturellen Einfluss wurde in diesem Kapitel schon hinreichend geschrieben.

Michaela, 21 Jahre alt, kommt zum Erstgespräch, da sie seit ihrem 11. Lebensjahr darunter leide, dass ihre Schamlippen zu groß und zu lang geraten seien. Sie getraue sich seitdem nicht, sich gemeinsam mit anderen Mädchen in der Umkleidekabine umzuziehen, sich nackt zu zeigen, in die Sauna zu gehen, fühle sich dadurch unattraktiv und habe deswegen auch noch keinen Freund. Sie habe Sorge, dass, wenn sie einen Freund habe, der sie so sehe, dieser sich sofort von ihr abwenden würde. Immer wieder säße sie auch mit dem Spiegel vor sich und betrachte sich, was dazu führe, dass sie schon seit vielen Jahren eine Schamlippenverkleinerung durchführen lassen wolle. Nun habe sie ihrer Mutter versprochen, dass sie zu einem therapeutischen Gespräch käme oder vielleicht auch ein paar Sitzungen durchführen lasse, damit das gewünschte Ergebnis ein Gutes sei und man eine körperdysmorphe Störung ausschließen könne.

Ich (A. S.) habe mit der Patientin 5 therapeutische Sitzungen durchgeführt, um eine Körperdysmorphie auszuschließen. Insbesondere wollte ich klären, ob eine ständige Selbstkontrolle mit erhöhter Selbstaufmerksamkeit, ein zwanghaftes Vergleichen mit anderen, selbstschädigendes Verhalten mit depressiver Entwicklung und sozialem Rückzug vorlag. Dieses konnte ich nicht in ausgeprägtem Zustand vorfinden, lediglich das Vermeiden einer intimen Beziehung aus schamhaften Gründen. Die Patientin hielt sehr an der Durchführung der Operation fest und ließ sie schließlich auch durchführen. Ein Jahr später kam die besagte Patientin, wie vorher vereinbart, zu einem katamnestischen Gespräch. Sie habe die Operation gut überstanden, und es gehe ihr gut. Weiter berichtet sie, dass sie seit einigen Monaten einen Partner habe und jetzt auch angefangen habe zu studieren. Ihr Körperbild sei gut, es sei eine richtige Entscheidung gewesen. In diesem Fall hat der äußere Eingriff einen positiven Einfluss auf Beziehung und Körperbild bewirkt.

Ein negatives Körperbild kann nicht nur ein ursächlicher, sondern auch aufrechterhaltender Faktor einer unbefriedigenden Sexualität sein. Westliche Schlankheitsideale, der erlebte gesellschaftliche Druck, perfekt aussehen zu müssen, aber auch die zunehmend intensive Nutzung von sozialen Medien, bei welcher (meist überarbeitete) Fotos (»Selfies«) öffentlich gemacht werden, führt zu einer steigenden Wichtigkeit des eigenen Aussehens. Sind Frauen hierfür empfänglich, steigt das Risiko körperlicher Unzufriedenheit mit den damit einhergehenden Problemen. In der Sexualtherapie sollte daher immer auch das Körperbild der Patientin berücksichtigt und gegebenenfalls zum

Thema gemacht werden. Eine biografische Einordnung und die Berücksichtigung des Paar- und Familiensystems sind für das Verständnis, aber auch die Wahl der richtigen Intervention essenziell. Es ist oft nicht leicht, einzuschätzen, ob der Wunsch nach Körperveränderung ein Akt der Selbstbestimmung ist in einer Zeit, in der es als autonom gilt, sich zu verschönern und zu verändern, d. h. es selbst in die eigene Regie zu nehmen und mit sich kreativ umzugehen, oder ob es aus einer defizitären Haltung bei negativem Körperbild resultiert. Hinzu kommt die Möglichkeit der reinen Anpassung an das gängige Wertesystem, was eher bei selbstunsicheren Persönlichkeiten wirksam ist. Es ist diagnostisch hilfreich, die Motive und die Persönlichkeitsstruktur zu eruieren, aber auch unabhängig davon kann eine äußere Veränderung eine innere bewirken oder nicht. Insofern bleibt das Ergebnis immer auch ein wenig offen.

Fazit

Negative Einstellungen und Gefühle gegenüber dem eigenen Körper sind in der Bevölkerung weit verbreitet und bereits ab dem Kindesalter beobachtbar. Entscheidend für die Körperbewertung ist weniger der tatsächliche Körperumfang oder BMI, sondern das subjektive Körperbild. Dieses wird durch eine Vielzahl von Faktoren, wie Einstellungen des Partners oder des Umfelds, beeinflusst. Die Objectification Theory bietet ein Erklärungsmodell, in welchem Frauen, beeinflusst durch westliche Medien, sich selbst als Objekte von außen betrachten. Somit sind sie in einem ständigen Bewertungsprozess, welcher insbesondere in Situationen, in welchen der Körper betont wird (beispielsweise Sexualität), zu Schamerleben und verminderter Sexualfunktion führt. In der Therapie sollte die Entstehungsgeschichte des Körperbildes betrachtet und durch ein achtsames, nicht bewertendes Verhalten ein fürsorglicherer Umgang mit dem eigenen Körper geprobt werden.

8 Ausweitung der Lustzone – Wie Frauen ihren Weg zum Orgasmus finden

Dania Schiftan

Die vielleicht bekannteste Sexszene der amerikanischen Filmgeschichte findet in einem voll besetzten Restaurant statt und beruht auf einer großen Ent-Täuschung. Die junge kritische Sally hat die typische männliche Ignoranz ihres besten Freundes Harry gründlich satt. Bei ihm habe noch jede Frau ihren Spaß gehabt, rechtfertigt dieser seine wechselnden sexuellen Affären. Doch Sally hält dagegen, dass weibliche Erotik Zeit und vor allem Vertrauen brauche und dass vermutlich einige von Harrys Affären ihren Orgasmus nur vorgetäuscht hätten, um sein männliches Ego nicht zu verletzen. Um ihr Argument zu untermauern, spielt Sally ihrem ungläubigen Freund kurzerhand einen Orgasmus vor, mit allen lautlichen Steigerungen und Nuancen. Eine schauspielerische Höchstleistung, vor der nicht nur Harry klein beigeben muss, sondern die so überzeugend ist, dass eine ältere Frau am Nachbartisch beim Kellner exakt das gleiche Sandwich ordern möchte wie die scheinbar in sexuelle Vollerregung geratene Sally. Die Bestellung der Dame »I'll have what she's having« *(»Ich will genau das, was sie hat«)* ist in die Filmgeschichte eingegangen (Weber 2008). Film-Regisseur Rob Reiner erinnerte sich später an eine Testvorführung des Films, in der die anwesenden Frauen bei der besagten Szene in Lachen ausbrachen, während das männliche Publikum auffällig zurückhaltend oder gar nicht reagierte. Die Episode erzählt damit auf humorvolle Weise, dass der weibliche Orgasmus keinesfalls eine Selbstverständlichkeit ist, sondern – und auch das macht Sally ihrem Freund Harry klar – ein lebenslanger sexueller Lernprozess. Und zwar auf beiden Seiten. Denn obwohl der weibliche Erregungsreflex angeboren ist, ist uns die Fähigkeit, ihn auszulösen, zu steigern oder gar zu genießen, nicht in die Wiege gelegt (Bischof 2008, S. 3).[30]

Im Gegenteil – unsere Erziehung und die damit vermittelten moralischen Wertvorstellungen steuern immer noch, ob man das

30 Meine Ausführungen basieren im Wesentlichen auf der Arbeit von Karoline Bischof, der ich an dieser Stelle für die kritische Durchsicht und für alle damit verbundenen konstruktiven Anregungen ausdrücklich danken möchte.

eigene Geschlecht überhaupt als Abenteuerspielplatz wahrnimmt oder eher als dunkles Feuchtgebiet, in dem man sich besser nicht die Hände schmutzig macht. Keine menschliche Fähigkeit wird in ihrer Entwicklung von der Gesellschaft so wenig wertschätzend begleitet und verstanden wie die der Sexualität. Während erste Gehversuche des eigenen Kindes intensiv gefördert und mit viel Zuspruch begleitet werden, rufen frühe Erkundungen auf geschlechtlicher Ebene eher zwiespältige Gefühle, Verunsicherungen oder Ablehnung hervor.[31] Tabuisierungen des Triebhaften gegenüber dem rein Geistigen haben schließlich eine lange kulturgeschichtliche Tradition und machen es ganzheitlichen Sichtweisen, in denen genau diese Gegensätzlichkeit als Einheit betrachtet wird, immer noch schwer. Anders beim sexocorporellen Ansatz: das Therapieziel besteht hier vor allem darin, das Bewusstsein der Patientinnen für eine differenzierte körperliche Selbstwahrnehmung zu sensibilisieren und dabei die spezifischen biologischen, psychischen und auch soziokulturellen Einflüsse auf die Sexualfunktion mit einzubeziehen. Es ist ein behutsamer Weg der Annäherung, durch den das Kennenlernen, Aneignen und die Erotik des eigenen Geschlechts Schritt für Schritt erlernt und erweitert werden kann (Bischof 2008, S. 3).

8.1 Wie wir Lust lernen – der frühkindliche Sexualisierungsprozess

Sexualität beginnt in unserer frühsten Kindheit und dauert bis ins hohe Alter. Ähnlich wie das Erlernen einer Fremdsprache können wir sie fördern, unterstützen oder vernachlässigen und im ungünstigsten Fall verkümmern lassen. Man sollte sich bewusst machen, dass die ersten sexuellen Lernschritte schon im Säuglingsalter stattfinden und dass sie neben dem Erlernen von motorischen, kognitiven und emotionalen Fähigkeiten zum Grundrepertoire menschlicher Bedürfnisbefriedigung gehören. Ein kleiner Überblick zum frühkindlichen Sexualisierungsprozess soll das veranschaulichen:

Der Erregungsreflex ist uns angeboren. Durch das Schaukeln und Wiegen des weiblichen Säuglings sowie das Spiel mit der Muskel-

31 Dies schließt im Übrigen auch Ärzte und Erzieher ein, die in der Regel das Nachfragen nach der kindlichen Sexualentwicklung völlig ausklammern. Für Eltern ist z. B. die Broschüre »*Über Sexualität reden. Ein Ratgeber für Eltern zur kindlichen Sexualentwicklung zwischen Einschulung und Pubertät*« empfehlenswert, bestellbar unter: www.BZgA.de, zurzeit [Mai 2015] jedoch nicht lieferbar.

spannung beginnt z. B. die Innenwahrnehmung im Becken und in der Vagina. Durch Muskelspannung kann der weibliche Säugling bereits ab dem 4.–6. Lebensmonat diese Innenraumwahrnehmung selbst auslösen. Durch Anspannen der Becken-, Po- oder Oberschenkelmuskulatur lernt der Säugling die Erregung zu steigern. (Bischof 2008, S. 11). Da bei den meisten Menschen dieser Erregungsmodus als Erstes entdeckt wird, nennt man ihn auch den *archaischen Erregungsmodus.*

Wie jede Entwicklung verläuft auch die Sexualentwicklung nicht gradlinig, sondern wellenförmig. Neue Lernschritte gehen immer auch mit Wiederholungen oder mit dem Rückgriff auf frühere Entwicklungsschritte einher. Mädchen, die zum Beispiel noch nicht gelernt haben, die Erregung bis zur Entladung zu steigern, »trainieren« auch schon mal durch stundenlanges Wiederholen der immer gleichen Bewegungen. So manche Übung an der Ballettstange mag ihren tieferen Reiz auch darin gehabt haben, dass die expliziten Spreiz- und Dehnbewegungen bei der Entdeckung der eigenen Erregbarkeit förderlich waren. Auch wenn Kinder diese Entladung lange nicht bei sich auslösen können (sie müssen es erst lernen) – der Drang, die offensichtlich angenehmen Gefühle zu steigern und zu wiederholen, bleibt ein entscheidender Antrieb für frühkindliches Lernen. Zunehmende motorische Fähigkeiten führen schließlich zur genaueren Erkundung des eigenen Geschlechts: Erst hierdurch sowie durch das genitale Spiel unter Gleichen und mit dem andern Geschlecht entwickelt sich die Wahrnehmung der eigenen Geschlechtszugehörigkeit und die Vorstellung vom Geschlechtsunterschied. Die gleichzeitig ablaufende Sozialisation vermittelt die Begriffe von »öffentlich« und »privat«, das heißt von Sexualität als Intimität mit sich und mit anderen. Das Lustgefühl beim wiederholten Reiben von Klitoris und Vulva (äußeres Geschlecht mit Schamlippen) mithilfe von Fingern und Händen lässt das Mädchen bald eine andere Form der Erregung entdecken, die auch als *mechanischer Erregungsmodus* bezeichnet wird. Mit der Zeit entsteht so in der sensorischen Hirnrinde eine Art innere Wahrnehmungskarte des Körpers und des Geschlechts (Bischof 2008, S. 11).

Im Verlauf der Entwicklung vom Kind zum jungen Erwachsenen werden die als angenehm wahrgenommenen Sinnesempfindungen zunehmend als sexuelle Erregung verstanden und umcodiert. Das heranwachsende Mädchen und die junge Frau lernen bei der Selbsterkundung ihres Körpers – im Idealfall – Vulva und Vagina als Zentrum von Erotik und Genuss zu begreifen. Erst wenn es gelingt, dass sich die Erregung im ganzen Körper ausbreitet, spricht man vom *wellenförmi-*

gen und vom *ondulierenden Erregungsmodus.* Lust an erotischen Bildern und Fantasien vervollständigen den sexuellen Stimulationsprozess und spielen für viele Frauen zur Steigerung der Erregung zusätzlich eine entscheidende Rolle.

8.2 Die Vagina, das unbekannte Land

Jungen haben einen Penis – selbst für Kleinkinder ist die faktische Präsenz des männlichen Geschlechtsteils unübersehbar. Sie spielen mit ihrem Penis, sie vergleichen ihn mit anderen beim »Wettpinkeln« und sie entwickeln dabei keinen unwesentlichen Stolz auf ihr »bestes Stück«. Die Selbstverständlichkeit hat – verglichen mit der weiblichen Perspektive – einen großen Vorteil: Denn im Gegensatz zu den Jungen werden sich viele junge Frauen ihrer Vagina zum ersten Mal bewusst, wenn Blutungen und Schmerzen die erste Menstruation ankündigen. Nicht unbedingt ein erfreuliches Ereignis, schließlich gilt man in manchen religiösen Traditionen damit als »schmutzig« und »unrein«. Kaum weniger schamhaft, wenn auch aufgeklärter, ist meistens der erste Frauenarztbesuch, bei dem die Vagina zum ersten Mal von innen untersucht wird, im schlimmsten Fall, weil sich eine Entzündung oder eine Pilzinfektion ausgebreitet hat. Nein, die weibliche Vagina hat selten einen guten Start ins Leben. Das Jungfräulichkeitsideal (die Unberührtheit) postuliert von Beginn an eine Verbots- und keine Lustkultur.

Viele Mädchen entwickeln deshalb ein unscharfes Bild ihrer Vagina. Sie entdecken sie spät, mit dem ersten Geschlechtsverkehr – manche entdecken sie gar nicht. Vor allem die Erkundung mit den Fingern ist bei der Vagina nicht naheliegend, weshalb die genaue Vorstellung dieses Innenraums oft nur unvollständig entwickelt ist (Bischof 2008, s. auch Kap. 9). Manche Frauen erleben ihre Lust und ihren Orgasmus vor allem über die Stimulation des Klitoriskopfs. Das ist ein sehr verbreiteter und völlig stimmiger Weg, Sexualität zu leben. Gleichzeitig sind ihnen die inneren Empfindungen in der Vagina oft weniger vertraut, sodass sich dort zunächst wenig Druckempfindlichkeit und Lust entwickelt. Eine lustvolle Erotisierung der Vagina ist deshalb nichts Selbstverständliches, sondern kann sich mit der Zeit und mit Erfahrungen aufbauen.

Zudem ist die weibliche Sexualität von Mythen überfrachtet. Sex muss nicht gelernt werden, guter Sex ist angeblich das Natürlichste von der Welt und passiert jeder Frau, wenn sie nur auf den entsprechenden *Mister Right* trifft. Ohnehin ordnen die Frauen nicht selten ihre Bedürfnisse denen des Partners unter, schließlich kommt ihnen ihre eigene Lust von außen betrachtet ziemlich kompliziert vor. Wir können davon ausgehen, dass 10–20 % aller Frauen eine orgastische Entladung noch nicht oder nicht bewusst erlebt haben (Bischof 2008, S. 7). Und noch weitaus mehr Frauen – über die Hälfte – berichten, dass sie beim Geschlechtsverkehr nicht zum Orgasmus kommen. Dabei ist vor allem eines kompliziert: zu lernen, die eigenen Bedürfnisse und Empfindungen in den Vordergrund des Liebesspiels zu rücken, was wiederum voraussetzt, eine eigene Standortbestimmung des sexuellen Begehrens für sich vorzunehmen und auch vor dem Partner formulieren zu können[32] (Bischof 2008, S. 14). Die nachfolgenden Textabschnitte sollen dabei Hilfen geben, indem sie nicht nur die Erregungsfunktion an sich erklären, sondern auch die einzelnen Erregungsmodi mit Fallbeispielen konkretisieren.

8.3 Erregung

Wenn sexuelle Erregung unseren Körper überflutet, verändert sie innerhalb von Sekunden unsere Atmung, unsere Herzfrequenz und unsere Oberflächensensibilität. Die genauen Abläufe, insbesondere im neurologischen Bereich, sind komplex und bisher nicht restlos geklärt. Tatsache ist: Wir begeben uns nicht nur emotional, sondern auch physiologisch in einen anderen Aggregatzustand, der unser Bewusstsein verändert und die Kontrollaktivitäten unseres Großhirns stark herunterfährt (Masters a. Johnson 1966). Und das ist nur der Beginn: Messbar ist neben all dem ein Anstieg des Blutdrucks, des Herzschlags, der Muskelanspannung und der Atemfrequenz. Brüste und Brustwarzen, Haut und Muskulatur werden stärker durchblutet, unsere Schmerzwahrnehmung lässt nach, gleichzeitig verstärkt sich unsere Sensorik. Mit zunehmender Erregung verlängert sich die Vagina und weitet sich im oberen Drittel zeltförmig aus, kurz gesagt: Sie balloniert (Bischof 2008). Schließlich richtet sich auch die Gebärmutter auf. Der weibliche Körper signalisiert seine Empfängnisbereitschaft. Frauen, die gelernt haben, diese Veränderungen wahrzunehmen, beschreiben sie als angenehme Wärme, Kribbeln, Spannungsgefühl und Feuchtwerden und können sie mit dem Bedürfnis verbinden, etwas in die Vagina aufzunehmen und restlos davon ausgefüllt zu werden.

32 Die Egozentrierung auf die eigenen sexuellen Bedürfnisse ist ein wesentliches Lernziel in der Sexualtherapie. Es geht also weniger um die Frage: »Wie kann ich meinen Partner / meine Partnerin erregen?«, sondern eher darum: »Wie kann ich *mich* an meinem Partner / meiner Partnerin erregen?«

Wenn die Erregung den entscheidenden Schwellenwert erreicht, wird ein zweites reflexähnliches Geschehen ausgelöst – es kommt zur orgastischen Entladung. Diese besteht aus einer oder mehreren (bis zu 30) rhythmischen Kontraktionen der Beckenboden- und Vaginalmuskulatur, die langsam in ein wohliges Entspannungsgefühl abebbt. Manche Frauen können unmittelbar danach weitere orgastische Entladungen erleben (sogenannte multiple Orgasmen). Subjektiv werden sie u. a. als Flutwellen beschrieben, Feuerwerke, Schmetterlinge und jubelnd-schluchzende Ekstase, ein fast verzweifelt unersättliches Gefühl von Kitzel-Schmerz-Lust, das sich langsam im ganzen Körper ausbreitet (Bischof 2008, S. 6 und S. 10).

Die Intensität der sexuellen Erregung lässt sich entscheidend über das Spiel mit muskulärer Anspannung und rhythmischen Bewegungen beeinflussen. Die Voraussetzungen hierfür sind Lernschritte auf körperlicher Ebene, die sich grundsätzlich jede Frau und jeder Mann aneignen kann: Allein schon über die Ausbreitung der sexuellen Erregung im ganzen Körper (Diffusion) können sexuelle Lustgefühle intensiviert werden.

Welchen Erregungstyp habe ich gelernt?

Der Erregungsmodus, also die Art, wie sich ein Mensch körperlich erregt, beeinflusst unser sexuelles Erleben, unsere sexuellen Vorstellungen und nicht zuletzt unsere sexuellen Fantasien. Damit Frauen ihr Sexualleben schrittweise erweitern und intensivieren können, sollten sie ihre Erregung zunächst einordnen können. Der sexocorporelle Ansatz unterscheidet sechs Typologisierungen, die dabei helfen können herauszufinden, welcher Erregungsmodus bisher bevorzugt gewählt wurde und welche weiteren Erregungsarten existieren und ergänzend dazu erlernt werden können. Sexueller Genuss basiert im Wesentlichen auf Veränderungen der drei körperlichen Gesetzmäßigkeiten Bewegung, Muskelanspannung und Rhythmus. Je mehr Möglichkeiten genutzt werden, um den Lustaufbau innerhalb dieser drei Parameter zu steuern und zu intensivieren, desto vielfältiger und umfassender wird der Orgasmus erlebt.

Archaischer Erregungsmodus

Der archaische Erregungsmodus funktioniert über die Anregung der sogenannten Tiefensensibilität in der Genitalgegend (propriozeptive Wahrnehmung). Die Tiefensensibilität spielt eine zentrale Bedeutung bei der Eigenwahrnehmung unseres Körpers. Die Fähigkeit, sich selbst zu bewegen, muss also minimal vorhanden sein – bei Säuglingen ist dies etwa ab dem 4.–6. Monat der Fall (Yang et al. 2005; Hansen a. Balslev 2009).

Der archaische Erregungsmodus wird häufiger von Frauen, seltener von Männern benutzt. Frauen steigern ihre Erregung durch das Zusammenpressen der Schenkel, manchmal mithilfe eines Gegenstands (z. B. eines Kissens), durch kräftiges Anspannen der Beckenbodenmuskulatur oder durch Pressen der Genitalregion gegen eine Unterlage. Das kräftige Pressen und Drücken wird teils von schnellen Bewegungen begleitet. Der archaische Erregungsmodus ermöglicht eine rasche orgastische Entladung. Damit die Erregung den entscheidenden Schwellenwert erreicht, konzentriert sich die Wahrnehmung auf einen sehr kleinen Bereich aktivierter Rezeptoren. Die Wahrnehmung lustvoller Gefühle ist begrenzt auf die Erleichterung bei der Entladung. Frauen, die diesen Erregungsmodus benutzen, berichten öfters von Schwierigkeiten beim Geschlechtsverkehr mit dem Partner. Sie haben Probleme, zum Orgasmus zu kommen, oder Schmerzen durch die Verspannung des Beckenbodens (Bischof 2008). Dennoch wird dieser Erregungsmodus als praktisch und effizient wahrgenommen, um schnell und zuverlässig eine Entladung herbeizuführen, wenn auch in der Regel nicht mit dem Partner, sondern im Alleingang.

Damit Jenny Lust auf Selbstbefriedigung bekommt, schaut sie sich bewusst in ihrem Alltag nach erotischen Anreizen um. Ein möglicher Anreiz wäre z. B. ein schöner Mann, den sie in der Tram kurz angelächelt hat. Oder eine erregende Situation in einem Kinofilm, der dieses warme Kribbeln im Unterbauch ausgelöst hat. Zu Hause angekommen setzt sie sich an ihren Schreibtischstuhl, legt die Beine übereinander und beginnt damit, rhythmisch Druck mit den Oberschenkeln auf ihr Geschlecht auszuüben. Meist behält sie dazu ihre Unterhose an. Sie ruft sich jetzt wieder erotische Geschichten oder Situationen ins Gedächtnis, die sie gelesen oder erlebt hat. Mit den Händen drückt sie von oben auf den Venushügel. Wenn sie schon zu Beginn der Masturbation stark erregt ist und sich gut auf ihre Gedankenwelt konzentrieren kann, genügt diese Stimulation, um schnell eine Entladung zu erreichen. Wenn sie leicht ablenkbar ist, durch Geräusche der Nachbarn, ein Telefonklingeln etc., schaltet sie den Computer ein und schaut sich zusätzlich Pornoclips von Frauen an, die sich gegenseitig befriedigen. So kann sie sich sehr zuverlässig und innerhalb kürzester Zeit (1–4 Minuten) befriedigen. Am meisten genießt sie das Gefühl danach, wenn der Körper warm und entspannt ist. Häufig geht sie im Anschluss direkt schlafen. Sie macht diese Art Selbstbefriedigung, seit sie ein kleines Mädchen ist (lediglich die Pornos am Computer sind dazugekommen). Früher wie heute befriedigt sie sich selbst aus dem Grund, sexuelle Erregung zu spüren, aber auch um Entspannung herbeizuführen und einen »leeren« Kopf zu kriegen. Sie erlebt ihr System der Selbstbefriedigung als sehr zuverlässig. Lediglich wenn sie übermüdet ist, funktioniert es nicht, da sie nicht mehr so viel Muskelspannung aufbauen kann.

Für die Paarsexualität kann Jenny dieses System nicht anwenden. Sobald sie die Beine nebeneinanderstellt oder legt (oder gar auseinanderspreizt), ist das Gefühl der Erregung verschwunden. Einige wenige Male ist es ihr gelungen, sich beim Sex mit ihrem Freund zu erregen, als der Penis in ihr drinnen war und sie mithilfe von Beckenboden- und Oberschenkelmuskulatur starken Druck aufbauen konnte. Ihr Partner hat das allerdings als äußerst unangenehm empfunden. Normalerweise ist ihr bereits das Eindringen des Penis unangenehm. Zum Teil ist es sogar schmerzhaft. Ihr Beckenboden spannt sich bei Erregung an, was dazu führt, dass sehr wenig Feuchtigkeit entsteht. Auf Sex hat sie logischerweise selten Lust.

Das Vorspiel mit ihrem Partner kann sie hingegen sehr genießen, vor allem wenn sie sich kräftig miteinander bewegen und anfassen. Feines oberflächliches Streicheln erlebt sie als unangenehmes Kitzeln, bei dem sie in nervöses Lachen ausbrechen muss.

Der archaische Modus kommt etwa bei der Hälfte der Frauen vor, die zu uns in die Sprechstunde kommen. Sie haben meistens den Wunsch, einen genussvollen Orgasmus auch in der Paarsexualität zu erleben.

Mechanischer Erregungsmodus

Wie schon der Name nahelegt, geht es bei diesem Erregungsmodus darum, die Erregung mit mechanisch-rhythmischen Reibungsbewegungen zu steigern. Diese Art der Erregungssteigerung wird häufiger von Männern als von Frauen eingesetzt. Der mechanische Erregungsmodus ermöglicht eine rasche orgastische Entladung. Stimuliert werden dabei vor allem oberflächliche Berührungsrezeptoren. Schnelle Rhythmen dominieren, die Muskeln sind im ganzen Körper, vor allem aber im Oberschenkel-, Gesäß-, Bauch- und Beckenbodenbereich angespannt. Mit steigender Erregung engt sich die Beweglichkeit ein und auch die Atmung wird schnell und kurz. Männer, die den mechanischen Erregungsmodus bevorzugen, umfassen den Penis mit Händen oder Fingern und masturbieren durch rasches, gleichförmiges Reiben. Frauen steigern ihre sexuelle Erregung bis zur orgastischen Entladung über regelmäßiges, schnelles Reiben des Klitoriskopfes oder der gesamten Vulva. Zum Teil muss ein sehr präzises Masturbationsritual ausgeführt werden, um bis zum Orgasmus zu kommen. Die Wahrnehmung konzentriert sich auf die Sinnesempfindungen im engen Bereich der stimulierten Körperregion (Bischof 2008, S. 19). Die sexuelle Lust und die orgastische Entladung sind in ihrer Intensität teilweise begrenzt. Die körperliche Anspannung, die mit der Erregungssteigerung einhergeht, wird manchmal als unangenehm erlebt. In diesem Fall verschafft erst der Orgasmus die Erleichterung.

Frauen, die ausschließlich diesen Erregungsmodus wählen, vermissen – im Gegensatz zu Männern – am häufigsten den Orgasmus während und durch den gemeinsamen Geschlechtsverkehr (Bischof 2008, S. 17). Die muskuläre Steifheit im Becken und Rücken führt beim Mann zu typischen Rein-raus-Bewegungen (»bumsen«). Durch die erhöhte Muskelanspannung in Gesäß und Beckenboden wird die sexuelle Erregung zusätzlich intensiviert und überschreitet rasch den Höhepunkt. Schwierigkeiten, den Samenerguss zu kontrollieren, sind daher nicht selten. Viele Frauen, die den mechanischen Erregungsmodus bevorzugen, erleben die Bewegungen mit dem Penis und sein Eindringen in die Vagina als nicht anregend genug, da sie es gewohnt sind, sich über äußere oberflächliche Rezeptoren zu stimulieren (Bischof 2008, S. 17). Während des Geschlechtsverkehrs greifen sie daher oft auf eine zusätzliche Stimulation des Klitoriskopfes zurück. Der mechanische Erregungsmodus ist nicht unbedingt hilfreich, um die inneren Empfindungen der Vagina wahrzunehmen. Dennoch ist auch er ein zuverlässiger Weg zur Selbstbefriedigung. Viele Paare haben die manuelle und/oder orale Stimulation des Klitoriskopfes selbstverständlich in ihre Paarsexualität eingebaut.

> Vera legt sich zur Selbstbefriedigung auf den Rücken und spreizt die Beine wie ein Frosch (angewinkelte Knie, ihre Beine fallen rechts und links herunter). Sie beginnt mit dem Reiben des Klitoriskopfes, von links nach rechts. Ihr empfindlichster Punkt befindet sich vorne links an diesem. Zu Beginn ist es ein langsames und zartes Darüberfahren,

das sich mit zunehmender Erregung steigert. Die Geschwindigkeit und der Druck werden höher. Dazwischen berührt sie sich ab und zu an den Brustwarzen, die eine unmittelbar erregende Wirkung auf ihr Geschlecht haben. Die Bewegungen sind wie automatisiert und erfordern wenig Nachdenken – einmal begonnen, laufen sie wie von selbst. Der Körper bewegt sich nicht. In Gedanken stellt Vera sich vor, wie ihr Partner sie oral befriedigt. Sie genießt es sehr, wenn sie spürt, dass die Entladung nahe ist und sie mit dem Zurücknehmen der Geschwindigkeit den Höhepunkt hinauszögern kann. Wenn sie zu lange spielt, kann es allerdings vorkommen, dass ihr Klitoriskopf überreizt ist und sie aufhören muss. Die Konzentration bzw. der Fokus liegt vor allem auf dem Klitoriskopf. Manchmal erlebt sie einen Orgasmus – also eine Kombination aus körperlicher und emotionaler Entladung. Manchmal kommt die emotionale Entladung auch erst im Nachhinein. Dann muss sie plötzlich lachen oder sie bricht in seltenen Fällen auch mal in Tränen aus. Mit ihrem Partner hat sie einen guten Weg gefunden, diese Art, sich zu erregen, in den Geschlechtsverkehr einzubauen. Sie wählen bevorzugt Stellungen, bei denen sie ihre Hände benützen kann. Oder ihr Partner stimuliert zusätzlich ihren Klitoriskopfs.

Manchmal gestaltet sich das aber auch als schwierig, weil er nicht so genau spürt, welche Stellen ihrer Klitoris am erregendsten für sie sind und vor allem wie schnell er seine Finger bewegen soll. An solchen Tagen ist sie damit beschäftigt, sich auszudenken, was er falsch macht und wie sie es lieber hätte. Sie beschreibt, dass ihr der normale Geschlechtsverkehr weniger bedeutet als ihrem Partner. Das nervt sie manchmal. Den meisten ihrer Freundinnen geht es genauso. Sie meinen, das sei normal. Sie hat aber neulich in einer Frauenzeitschrift gelesen, dass man den vaginalen Orgasmus lernen kann. Damit Vera ihrem Wunsch, einen vaginalen Orgasmus zu erleben, näherkommt, hat sie sich entschlossen, es mit einer Therapie zu versuchen.

Die sexualtherapeutische Praxis zeigt, dass der mechanische neben dem archaischen und dem archaisch-mechanischen Erregungsmodus ebenfalls eine häufig gewählte Art ist, sich zu erregen (Bischof-Campbell 2012b, S. 17). Frauen kommen hauptsächlich in eine Therapie, weil sie ihre Paarsexualität befriedigender erleben wollen.

Archaisch-mechanischer Erregungsmodus

Dieser Modus bezieht gleichzeitig oberflächliche wie tiefe Rezeptoren mit ein. Bei der Selbstbefriedigung wird die Stimulation durch Druck und Reibung erzeugt. Etwa mit dem Duschstrahl oder dem Vibrator oder durch kräftiges Reiben der Genitalien an einer Unterlage oder einem Kissen oder – wie meistens – mit den Händen. Wenn das genussvolle Erleben der Sexualität hier als begrenzt empfunden wird, dann meistens, weil der Partner in den eigenen sexuellen Erregungsvorgang körperlich nicht genug eingebunden werden kann, ähnlich also wie beim archaischen Erregungsmodus.

Vibrationsmodus

Ähnlich wie beim archaisch-mechanischen Erregungsmodus handelt es sich beim Vibrationsmodus um eine Zwischenform. Unter Zuhilfenahme eines Vibrators oder auch eines Duschkopfes werden ausschließlich Vibrationsrezeptoren stimuliert, jedoch keine Reibungs- und Tiefenrezeptoren. Häufig steigert die Frau kurz vor der Entladung ihre Körperspannung noch mal sehr stark, um ihre Lust zum Höhepunkt zu treiben. Seit die »Spielzeugindustrie« sich der gesamten Bevölkerung geöffnet hat, haben viel mehr Frauen Zugang zu dieser Methode gefunden. In der Autoerotik ist das ein einfacher und praktischer Weg, schnell zum Höhepunkt zu kommen. Die Probleme bei diesem Modus liegen allenfalls in der Abhängigkeit vom »Spielzeug«. Wenn sich die sexuelle Stimulation ausschließlich auf den Gebrauch des Vibrators beschränkt, verengt sich der sexuelle Erlebnishorizont eher, als dass er sich erweitert. Dennoch gibt es genügend Paare, denen es gelingt, Vibratoren und ähnliches sexuelles Spielzeug aktiv in ihre Paarsexualität einzubauen.

Ondulierender Erregungsmodus

Im ondulierenden Erregungsmodus bleibt die Person selbst im Zustand großer sexueller Erregung im Fluss. Die Bewegungen sind weich und schließen viele Körperbereiche in die Bewegung ein. Die Muskeln sind locker und nicht verspannt. Dadurch verteilt sich die Erregung im ganzen Körper, was zu genussvollen Empfindungen führt und das erotische Erleben sehr intensiviert (Bischof 2008). Das Spiel mit Rhythmus und Bewegung ist äußerst abwechslungsreich, die Muskelspannung variiert, ist aber grundsätzlich eher entspannt. Nicht zuletzt deshalb kommt er bei Frauen häufiger vor, da sie – im Vergleich zu Männern – zu einer niedrigen Muskelspannung neigen (Bischof 2008, S. 19). Für eine orgastische Entladung fehlt manchmal der notwendige Spannungsaufbau, das heißt die Fähigkeit, die sexuelle Erregung über muskuläre Spannungszunahme im Geschlecht zu konzentrieren, um so in den Orgasmus »abzuspringen«.

Daniela beschreibt, dass sie Sex stundenlang genießen kann. Entweder durch Selbstbefriedigung oder gemeinsam mit ihrem Partner. Während der Selbstbefriedigung bewegt sie sich viel (hauptsächlich um die eigene Achse), gibt sich ihren erotischen Fantasien hin und streichelt sich am ganzen Körper. Sie kennt verschiedene Positionen. Je nach Stimmung macht sie es im Stehen, im Liegen oder im Sitzen. Beim Liegen gibt es den Vorteil, dass sie durch das Bett zusätzlich am ganzen Körper stimuliert wird. Sie genießt es, sich ihre Umgebung bewusst und lustvoll mit Musik, Kerzen und gedämpftem Licht zu gestalten. Manchmal unterbricht sie ihre Selbstbefriedigung und blättert sich durch ihre erotische Büchersammlung. Sie kann ihre Erregung gut beeinflussen. Wenn sie ihre Atmung und ihre Bewegungen bewusst intensiviert, erreicht sie eine höhere Erregungsstufe. Sie beschreibt, dass sie beim Sex total die Zeit vergessen kann. Das gilt für die Selbstbefriedigung genauso wie für den Sex mit ihrem Partner. Auf einer Skala von 1–10 lässt sich ihre Erregung aber nur bis ca. zu einer 7 steigern. Ihr Wunsch wäre, eine 10 – also einen Orgasmus – zu bekommen. Es kommt vor, dass sie mit der Selbstbefriedigung einfach aufhört, wenn sie genug hat. Sie genießt es dann, wenn die Lust langsam im Körper abebbt und die Entspannung einsetzt. Mit ihrem Partner endet der Sex, wenn er ejakuliert hat. Sie findet das völlig in Ordnung, aber ihr Freund fühlt sich dabei unzulänglich und hat den Eindruck, etwas falsch gemacht zu haben. Bei genauerem Nachfragen wünscht sie sich aber auch einen Orgasmus für sich.

Ungefähr 10 % der Frauen bevorzugen diesen Erregungsmodus, der eine langzeitige Genusskurve ermöglicht. Die letzte Steigerungsmöglichkeit zum Orgasmus fehlt jedoch oft, weil der Muskeltonus, d. h. die Muskelanspannung nicht ausreicht, um die Erregung zuletzt im Geschlecht zu kanalisieren. Es kommt vor, dass dann auf einen archaischen oder mechanischen Erregungsmodus zurückgegriffen wird, um die Entladung herbeizuführen – auch wenn diese dann im Vergleich zur ondulierenden Erregungssteigerung als weniger lustvoll empfunden wird (Bischof 2008, S. 19/20). Häufig nehmen die Frauen ihre Erregung auch mehr auf emotionaler als auf körperlicher Ebene wahr. Das kann dazu führen, dass die Lust auf Sexualität stark abnimmt, wenn es zu Unstimmigkeiten in der Partnerschaft kommt.

Wellenförmiger Erregungsmodus

In diesem Erregungsmodus werden verschiedenste Rezeptoren über die sogenannte »doppelte Schaukel« aktiviert. Dabei werden Becken und Schultern gleichzeitig durch die Bauchatmung angetrieben und in der Körperachse bewegt (ähnlich wie beim Husten, Lachen oder Schluchzen). Man unterscheidet die untere Schaukel (Beckenbewegung) von der oberen Schaukel (Bewegungen von Brust, Schultern und Kopf). Die untere Schaukel intensiviert die sexuelle Erregung, während die obere die Gefühlsempfindungen steigert (Bischof 2008, S. 6). Wie auch im ondulierenden Erregungsmodus kommt es im wellenförmigen Erregungsmodus zu einem Spiel feiner bis heftiger Bewegungen. Langsame Rhythmen wechseln mit schnellen und verändern die Muskelspannung permanent. Anders als im ondulierenden Erregungsmodus laufen diese Bewegungen vor allem auch in der Körperachse (Bischof 2008, S. 14). Die Bewegungen intensivieren die sexuelle Erregung, bis die Resonanz der sich steigernden Wellen schließlich zum Orgasmus führt. Der Orgasmus ist die Verbindung von größtmöglicher sexueller und emotionaler Erregung. Es kommt zu einem doppelten (sexuellen und emotionalen) Loslassen. Auf der genitalen Ebene wird die Erregung über die Beckenschaukel (s. Abschnitt 9.2) gesteigert, im ganzen Körper ausgebreitet und zuletzt wieder in den Genitalien kanalisiert, um im Orgasmus ihren Höhepunkt zu finden (Bischof 2008, S. 2). Auf emotionaler Ebene kommt es zu intensivsten Gefühlsentladungen, durchdringendes Glücks-, Befriedigungs- oder Zufriedenheitsgefühl, kann sich aber auch in heftigem Lachen oder Schluchzen zeigen (Bischof 2008, S. 6).

Typisch für diesen Erregungsmodus ist, dass sich Frauen dabei ihrer Sexualität ganz hingeben können – ohne Rücksicht auf eigene Stimmungsschwankungen oder sonstige Sorgen. Sie profitieren in jedem Fall davon, Sex zu haben, und lassen sich nicht davon abhalten, unabhängig davon, ob sie Stress in der Partnerschaft haben oder krank sind. Sex dient ihnen als Regulativ, um Stress abzubauen, ins körperlich-seelische Gleichgewicht zu kommen, sich mit neuer Energie aufzuladen. In der Regel haben diese Frauen kaum sexualtherapeutischen Bedarf.

8.4 Lernschritte in der Therapie

Wer sich für eine Sexualtherapie entscheidet, hat den Vorteil, etwas begriffen zu haben: dass Lust und eine erfüllte Sexualität nicht vom Himmel fallen, aber für jede Frau erlernbar sind. Eine Sexualtherapie eröffnet oft zum ersten Mal den notwendigen Raum, um Ärger,

Frustrationen, aber auch Fragen und Berührungsängste, die sich über Jahre angestaut haben, zur Sprache zu bringen, ohne dass damit erneut übersteigerte Erwartungshaltungen auf das Thema projiziert werden. Das sexocorporelle Therapiemodell legt besonderen Wert darauf, sexuelles Genießen gezielt zu fördern, indem es die eigenen körperlichen Erregungsmöglichkeiten überprüft und sukzessive erweitert. Zuletzt sind Stolz auf die eigene Weiblichkeit, ein gestärktes Selbstbewusstsein und der innere Kontakt zu den eigenen körperlichen Bedürfnissen wesentliche Ziele des sexualtherapeutischen Vorgehens. Am Anfang jeder Sexualtherapie steht aus diesem Grund eine genaue Evaluation aller Komponenten von Sexualität (Bischof 2008, S. 21). Das betrifft die Wahrnehmung des eigenen Geschlechts, den Erregungsmodus genauso wie allgemeine Wertvorstellungen und Rollenbilder. Kernelement der Therapie ist die Entwicklung der Vaginalität, denn die meisten sexuellen Defizite stehen damit direkt im Zusammenhang (Bischof 2008, S. 23; vgl. auch Kap. 9). Übungen haben vor allem das Ziel, die Vorstellung vom eigenen Geschlecht sukzessive auszudifferenzieren. Je kontinuierlicher und genauer die Patientinnen zur Selbstbeobachtung und Selbstbeschreibung angehalten werden, desto mehr schärft sich die Wahrnehmung und Vorstellung für den eigenen Geschlechtsinnenraum. Auch Ängste lassen sich dadurch gut abbauen. Sexuelle Lernschritte werden mithilfe von kleinen Übungen individuell an die Patientin angepasst. Wichtig sind Wiederholungen, damit neue Bewegungsmuster und Wahrnehmungen verankert werden können. Wir empfehlen den Patientinnen die Übungen täglich, mindestens dreimal die Woche durchzuführen. Der hier zum Abschluss angeführte Überblick ist als kleiner Leitfaden zu verstehen, wie die Lernschritte in der Therapie aufgebaut werden können. Es handelt sich um die fünf Schritte *Körperwahrnehmungsübungen, Aneignung der Erregungsfunktion, Steigern, Intensivieren und Diffusion der Erregung im Körper, Entladung im Orgasmus und Erotisieren des eigenen Geschlechts.*

1) *Körperwahrnehmungsübungen*

- Kennenlernen des eigenen Geschlechts durch Betrachtung der eigenen Vagina mithilfe eines Spiegels
- Äußeres und inneres Abtasten der Vagina mit Fingern und Händen
- Erspüren der Beckenbodenmuskulatur durch Kontraktionsübungen

Wichtig hierbei ist, dass die Beobachtungen der Patientin nicht bereits auf »sexuelle Erregung« eingeengt werden, sondern die Förderung der unvoreingenommenen Körperwahrnehmung im Zentrum steht.

Nach den ersten Sitzungen mit der Patientin berichtet diese, dass sie auch beim mehrmaligen Tasten »nichts gespürt« habe. Auf genaues Nachfragen gibt sie zu, dass sie schon etwas gespürt habe, aber eben keine Erregung. Außerdem findet sie es eklig, mit den Fingern in ihrer Scheide »herumzufuhrwerken«.

Um den »Ekelfaktor« zu minimieren, wird die Patientin zunächst über die – im Vergleich etwa zur Mundhöhle – relativ saubere Scheidenflora aufgeklärt. In den folgenden Wochen soll sie sich Zeit nehmen, ihre Scheide bewusst einzucremen, und die dabei gemachten Empfindungen in den Therapiesitzungen genauestens beschreiben. Dies wird so lange wiederholt, bis Ängste und Scham gegenüber dem eigenen Geschlecht gesunken sind. Eventuell sind Zwischenschritte notwendig.

Man beginnt mit dem Venushügel und tastet sich langsam vor. Auch Nachfragen wie »Was könnte im schlimmsten Fall passieren?« helfen, den Vorgang zu entdramatisieren. Gleichzeitig bekommt die Patientin beim Beschreiben ihrer Wahrnehmungen sukzessive ein Vokabular an die Hand, um ihre Empfindungen genau zu beschreiben.

2) *Aneignung der Erregungsfunktion*

- Wahrnehmung der angenehmen Sinnesempfindungen und körperlichen Begleitreaktionen bei der Stimulation
- Verstärkung der Eigenstimulation durch das Spiel mit Rhythmus und Bewegungsintensität
- Ergänzung durch andere erotische Bezugsquellen (Erotika, Fantasien etc.)

In der Regel schließt die Therapie immer an das an, was die Patientin schon kann. Schließlich geht es darum, auf Vorhandenes aufzubauen. Bei der Aneignung der Erregungsfunktion geht es vor allem darum, dass die Patientin lernt, die eigene Erregung selbst zu steuern und zu steigern. Sie sollte jetzt neben Fingern und Händen die Gesamtfläche des Körpers mit einbeziehen. Etwa indem sie versucht, sich bei der Stimulation wie eine Katze zu bewegen. Dabei geht es immer wieder darum, den Erregungsvorgang genau zu erfassen. Was steigert die Erregung mehr? Was bringt den Erregungsfluss zum Stagnieren? Können Fantasien die Erregung weiter steigern? Hier kann durchaus ermutigt werden, sich in der Welt der Erotika umzusehen, etwa einen Dildo einzusetzen, um mehr Tiefenstimulation in der Vagina zu erreichen. Ebenso hilfreich ist es, über erotische Fantasien zu reden.

Oft »erlauben« sich Patientinnen diese überhaupt nur in der Autoerotik, da die Fantasie mit dem Rollenverständnis in der Partnerschaft kollidiert. Auch hier hilft Offenheit, um falsche Scham abzubauen.

3) *Steigerung, Intensivieren und Diffusion der Erregung im Körper* (s. dazu auch Kap. 9)

- Bauchatmung, Beckenbodenkontraktion bei gleichzeitig fließenden Bewegungen
- Doppelte Schaukel mit wechselnden Rhythmen und Intensitäten: Übungen erst zur Beckenschaukel, dann zur oberen Schaukel (tiefe Bauchatmung und Stimme)

Bauchatmung und Beckenbodenkontraktionen können zunächst unabhängig voneinander trainiert werden. Beckenboden-Kontraktionen lassen sich schlicht überall üben (täglich 10 Kontraktionen), ob in der Straßenbahn oder im Wartezimmer. Um die Bauchatmung optimal einzusetzen, kann es hilfreich sein, der Patientin als Übung vorzuschlagen, sich selbst einen Orgasmus möglichst laut »vorzuspielen« und dabei Stimme und Atmung voll einzusetzen.

Beim Vorspielen des Orgasmus fühlt sich die Patientin merkwürdig. Sie kommt sich selbst vor wie eine »schlechte« Schauspielerin.

Auch wenn die Teilübungen zunächst ohne Selbststimulation befremdlich wirken: es geht darum, eine gewisse Routine zu bekommen. Nur dann kann später das Zusammenspiel von Beckenschaukel, Bauchatmung und Erregungsspannung gut koordiniert werden.

4) *Entladung und Orgasmus* (s. auch Kap. 9)

- Genitales Loslassen in der Beckenschaukel
- Emotionales Loslassen in der oberen Schaukel mit der Stimme

Die tiefe Bauchatmung mit der Stimme zu begleiten steigert auch die emotionale Intensität. Wenn die tiefe Atmung, Becken- und obere Schaukel noch ungewohnt sind, erfordert der Ablauf manchmal so viel Konzentration, dass die sexuelle Erregung gestört wird. Mit zunehmender Übung verlieren sich diese Schwierigkeiten.

5) *Erotisieren des eigenen Geschlechts*

- Entwickeln von Fantasien und Bildern zum eigenen Geschlecht

Hier geht es vor allem darum, das eigene Geschlecht als erotisch wahrzunehmen und mit positiven Gefühlen zu besetzen. Leidenschaftlichkeit kann als Teil der eigenen Persönlichkeit kultiviert werden, um nachhaltig ein ausgewogenes sexuelles Selbstbewusstsein zu entwickeln.

9 Lust auf Sex durch Lust am Sex – Das Begehren und die Neurophysiologie der Erotik

Karoline Bischof

Weshalb hatten Sie das letzte Mal Sex? Welches Bedürfnis hat Sie dazu bewogen? Was haben Sie dabei gesucht? Stellt man diese Fragen einem breiten Publikum, erhält man zahlreiche verschiedene Antworten. Eine amerikanische Untersuchung konnte 237 Motive für Sex ausmachen, die sich einteilen ließen in sinnliche, Liebes-, Sicherheits- und narzisstische Bedürfnisse (Meston a. Buss 2007). Wenn unsere Klientinnen also von sexuellem Begehren sprechen, wissen wir noch lange nicht, was sie darunter verstehen. Ebenso reichhaltig ist die Liste der Gründe, weshalb sie meinen, keine Lust auf Sex zu haben – von Müdigkeit, Stress, Arbeitsbelastung über Kindersorgen, Streit und mangelnde Kommunikation bis zu Hormonen und Erkrankungen scheint ein Wall von Hindernissen den Weg ins erotische Schlafzimmer unüberwindbar zu verbauen. Dennoch gelingt es gewissen Menschen, ein regelmäßiges Sexleben zu pflegen, obwohl auch sie in unserer Zeit leben und nicht minder gestresst, müde, verärgert oder krank sind. Was macht es ihnen möglich, die Mauer an Hindernissen so selbstverständlich zu überwinden? Es muss daran liegen, dass hinter dieser Mauer etwas liegt, das genügend attraktiv ist, damit sich die Kletterei lohnt. Bei genauer Betrachtung der verschiedenen Motive für Sex fällt auf, dass sie oft nicht spezifisch auf Sex abzielen: Nähe-, Sicherheits- und narzisstische Bedürfnisse kann man auch auf andere Weise befriedigen, zudem unterliegen sie großen Schwankungen in Abhängigkeit von Beziehungs- und intrapsychischen Faktoren. Hat der Partner zum Beispiel gerade mal wieder den Müll nicht rausgetragen, kann das mein momentanes Nähebedürfnis ziemlich eindämmen. Der Wunsch nach Kuscheln und Zärtlichkeit wird oft abgedeckt von kleinen Kindern, manchmal bis zum Überdruss. Zu Beginn einer Beziehung, wenn ich noch nicht sicher weiß, ob ich auf den andern erotisch attraktiv wirke, ist der Sex, wenn er dann stattfindet und mich somit bestätigt, enorm reizvoll. Doch nach 20 Ehejahren ist mir bestens bekannt, dass er mich will, vielleicht gar bis zum Abwinken, ich kann es nicht mehr als Kompliment sehen. Diese Motive verlieren auf die Dauer an Kraft, und die Hindernisse, die alltäglichen Störfaktoren nehmen überhand. Es braucht etwas in diesem Schlafzimmer, das stärker anzieht, stärker motiviert. Es braucht einen Sex, der dort auf mich wartet, der so gut ist, dass er die Mühe wert ist. Darum soll es nachfolgend gehen: um das sexuelle Lusterleben, um das, was unsere Appetenzmechanismen im Hirn so stark aktiviert, dass der Sex auf der Prioritätenliste eine wichtige Stelle einnimmt.

In der Sprechstunde sitzt Frau G., 44-jährig, teilzeitig tätige Erwachsenenbildnerin, seit 15 Jahren glücklich verheiratet, ein Kind (6 J.). Ihr Anliegen: »Ich habe keine Lust auf Sex und keine Zeit dafür. Wenn wir doch mal einen Moment finden, dann bin ich meist zu müde. Abends ist es sowieso ein Problem, weil ich nach einem Orgasmus hellwach bin und nicht einschlafen kann. Dann stresst mich der Gedanke, dass ich am nächsten Morgen nicht fit für die Arbeit bin.« Sex findet aktuell rund einmal im Monat statt, meist auf ihren Anstoß. Ich frage sie: »Was veranlasst Sie dann jeweils dazu?« Darauf weiß sie keine rechte Antwort. »Vielleicht, weil ich das Gefühl habe, dass es wieder mal Zeit wäre ... – Mein Mann hat ja praktisch aufgegeben, von sich aus zu kommen damit.« Ich frage: »Wie ist das für Sie?« Frau G.: »Ja, da bin ich schon froh, dass er mich nicht mehr drängt. Aber irgendwie fehlt mir da auch was. Ich glaube, am liebsten hätte ich, dass er mich will, aber dass ich es dann nicht tun muss.«

Sie erklärt sich ihre Unlust damit, dass ihr Alltag zu konsumierend sei. Er mache sie chronisch müde, zumal ihr Kind an Schlafstörungen leide und häufig in ihrem Bett übernachte. Wie viele Frauen mit Doppelbelastung Beruf/Familie kann sie eine ganze Liste von Hindernissen anführen, die den Weg ins Schlafzimmer verstellen. Bei genauem Nachfragen stellt sich allerdings heraus, dass ihr Interesse an Sex mit dem Partner schon lang vor der Schwangerschaft abgeflaut war. Eigentlich war ihr einzig zu Beginn der Partnerschaft der Sex wirklich wichtig gewesen, und dann wieder, als sie vor 10 Jahren eine kurze Außenbeziehung hatte. Damals konnte sie gar nicht genug davon kriegen, mit diesem anderen Mann. Während sie von ihm erzählt, hellt sich ihre Mimik auf. Die Erinnerung an dieses Erlebnis versetzt sie in emotionale Erregung, die sich deutlich spiegelt in ihren roten Wangen, den leuchtenden Augen, dem häufigen Griff ans Dekolleté – ein Hinweis, dass ihr sexuelles Interesse eher emotional als genital motiviert sein könnte.

»Eine Affäre will ich nicht. Es wäre schon schön, wenn mein Mann ein bisschen aufregender wäre. Aber ich liebe ihn und will ihn nicht verlassen. Ist schon gut, der Sex mit ihm. Hinterher frage ich mich immer, wieso wir das eigentlich nicht öfter tun?«

Ja, wenn der Sex gut ist, warum vollziehen sie ihn dann nicht öfter? Diese Frage stellen sich viele Menschen mit vermindertem sexuellem Begehren. Wenn etwas gut ist, wollen wir es schließlich gern wiederholen – ein Grundprinzip jeglichen Begehrens. Aber: Was ist eigentlich »guter Sex«?

Frau G. benutzt dieses Prädikat ganz selbstverständlich. Wir wissen aber nicht, was für sie guten Sex ausmacht. Sie sucht beim Sex einerseits Nähe und Sicherheit bei ihrem Mann – durch die koitale Verschmelzung, aber mehr noch durch die Bestätigung der Beziehung, die für sie etwa einmal im Monat »fällig« wird. Andererseits hat sie auch den Wunsch nach einem Orgasmus. Beides lässt sich durch den Sex erfüllen – die Beziehung ist bestätigt, der Orgasmus erreicht, der Sex somit subjektiv »gut«. Das Bedürfnis nach Bestätigung als begehrenswerte, erotische Frau war zu Anfang der Partnerschaft zum Tragen gekommen, hatte sich aber sozusagen abgenutzt und lebte nur während der Affäre wieder heftig auf. Lust auf Orgasmen bewegt sie auch dazu, sich selbst zu befriedigen – im Vergleich zu früher seltener, aber doch ein- bis zweimal wöchentlich. »Mit ihm ist es schöner«, erklärt sie. »Bei der Selbstbefriedigung ist der Orgasmus weniger intensiv.«

Das klingt erst mal unlogisch. Wenn der Sex zu zweit schöner ist, weshalb hat sie ihn dennoch häufiger allein? Offenbar scheint die Gesamtbilanz doch zugunsten der Selbstbefriedigung auszufallen. Denn was wir »gut« nennen, ist noch lang nicht gut für unsere Appetenzzentren im Hirn. Diese Ursprungsorte des sexuellen Begehrens werden stimuliert durch Botenstoffe aus den Lust- und Belohnungszentren. Vereinfacht gesagt: Je mehr dieser Stoffe ausgeschüttet werden, desto größer der Appetit. Das heißt, je mehr Belohnungshormone eine sexuelle Aktivität auslöst, desto mehr Lust haben wir auf deren Wiederholung. Daher frage ich Frau G. genau, wie diese Aktivitäten bei ihr ablaufen.

»Allein geht es halt viel einfacher und schneller. Ich weiß genau, wie ich mich erregen muss. Mein Mann findet manchmal den richtigen Punkt nicht.«

Frau G. reibt eine umschriebene Stelle an ihrer Klitoris rasch und nicht allzu kräftig. Selten führt sie kurz einen oder zwei Finger in die Vagina ein. Ihre Beine sind im Liegen aufgestellt, das Becken angespannt und zunehmend von der Unterlage abgehoben. Beim Höhepunkt wölbt sich der Oberkörper gespannt nach hinten. Das fühlt sich gut an, jedoch bleibt ein Gefühl der Entspannung danach aus.

»Nutzen Sie auch noch andere Erregungsquellen, Geschichten, Filme oder Fantasien?« Frau G. bejaht. Sie braucht zur Selbstbefriedigung pornografische Filme oder erotische Fantasien, in denen sie von fremden Männern durch verschiedenste Mittel und teils gegen ihren Willen zum Orgasmus gebracht wird, wobei der Geschlechtsverkehr eher selten vorkommt. Die Fantasien sind eine wesentliche Erregungsquelle für sie, verursachen ihr aber Schuldgefühle. Die Unterwerfungsszenarien erlebt sie als wesensfremd, weshalb sie sich ihrer schämt. Da Nähe mit dem Partner ihr ein Bedürfnis ist, wirken die Fantasien zudem unangenehm distanzierend. Sie verbietet sie sich beim Partnersex. Ohne die inneren Bilder erweist sich die Erregungssteigerung jedoch als schwierig. Sie braucht dazu ein Ritual, bei dem sie, vor oder nach dem Geschlechtsverkehr, rücklings auf ihm liegt, während er sie manuell an der Klitoris stimuliert. Sie spannt den Körper an und stemmt das Becken in ruckartigen Bewegungen hoch. Die eigene Heftigkeit macht ihr manchmal Sorgen, ob sie den Partner dabei verletzen oder ihre Intensität für ihn zu viel sein könnte. Obwohl er sie schon dazu aufgefordert hat, traut sie sich nicht, sich selbst zu stimulieren, wenn er die richtige Stelle nicht findet.

»Ich habe Mühe, mir meine Lust zu gestatten. Stattdessen schweifen die Gedanken ab zu Dingen, die ich im Haushalt zu erledigen habe. Oder ich mache mir Sorgen, der Bub könnte uns hören oder hereinkommen.«

Die Penetration ist wenig erregend – im Gegenteil, die Vagina fühlt sich im Verlauf oft trocken an und brennt, was den Einsatz von Gleitmittel nötig macht. Es wird ersichtlich, dass der Partnersex mit Beschwerlichkeiten einhergeht, sogar mit Momenten physischen oder psychischen Unwohlseins. Wie wir sehen werden, begrenzt auch die Anspannung im Körper, die Frau G. für die sexuelle Erregung benötigt, maßgeblich ihren Genuss. Und schließlich ist ihre Erregungssteigerung störungsanfällig und erfordert erhebliche Anstrengung, die durch die Ausschüttung allfälliger Belohnungsstoffe beim Orgasmus offenbar nicht aufgewogen wird. Auch wenn sie sich danach fragt, weshalb sie das nicht öfter tut, ihr Hirn hat eine Aufwand-Ertrags-Bilanz gemacht, die – anders als bei der Selbstbefriedigung – im Minus steht: Ihr Partnersex kostet mehr, als er bringt. Es ist somit verständlich und sogar adäquat, dass sie keine Lust darauf hat. Erst wenn das Nähe- und Sicherheitsbarometer nach einem Monat unter den Wohlfühlwert gerutscht ist, kann sie sich wieder dazu aufraffen. Lust auf Sex ist das aber im Grunde nicht. Sexuelles Begehren beinhaltet das Erträumen einer sexuellen Handlung, sich diese genüsslich ausmalen können, wissen, dass sie Spaß machen wird, sich danach sehnen, bei der Vorstellung daran schon einen Anflug von Erregung spüren können. Frau G. denkt, wie viele lustlose Menschen, nicht so weit. Sie spürt einen emotionalen Druck, ein vages Unwohlsein wegen der wachsenden Distanz zu ihrem Mann, das sie veranlasst, die Aktivität zu suchen, die diesen Druck wieder abflauen lässt. Die sexuelle Erregung spielt dabei eine untergeordnete Rolle, und Frau G. ist weit davon entfernt, sich die Aktivität wirklich lustvoll vorzustellen. Kaum stellen sich Beruf, Kind, alltägliche Anforderungen in den Weg, wandert der Sex auf der Prioritätenliste nach unten.

Mit diesem Erleben ist Frau G. nicht allein. Zahlreiche Männer und Frauen, die uns wegen vermindertem sexuellem Begehren aufsuchen, erleben eine Sexualität, die zu begehren sich, genau betrachtet, kaum lohnt. Um sich Nähe-, Sicherheits- oder narzisstische Bedürfnisse zu erfüllen, werden Handlungen begangen, die mehr Anstrengung als sinnliches Genießen beinhalten. Oft ist, wenn überhaupt, nur der Orgasmus lustvoll, ein guter, aber kurzer Moment. Soll die sexuelle Aktivität begehrenswert sein, muss sie möglichst von der ersten bis zur letzten Minute lustvoll erlebt werden – nur dann ist auch die Bereitschaft da, die alltäglichen Hemmblöcke auf dem Weg ins Schlafzimmer beiseitezuräumen.

9.1 Hintergrund

Die Fähigkeit, sexuelle Lust zu erleben, wird im Ansatz des Sexocorporel als eine grundlegende Voraussetzung für sexuelles Begehren angesehen, die nicht angeboren ist, sondern Lernschritte benötigt (Desjardins 1996). Von den Sexualwissenschaften erstaunlich vernachlässigt, steckt die Forschung über das sexuelle Lusterleben noch in den Anfängen (Komisaruk, Whipple a. Beyer 2010). Nach heutigem Wissensstand lassen sich zum Lusterleben generell im Hirn verschiedene Lust- oder Belohnungszentren identifizieren, die durch entsprechende »hedonische« (lustbringende) sensorische, affektive und kognitive Reize aktiviert werden (Kringelbach a. Berridge 2015). Treffen genügend solcher Reize in den Hirnarealen ein, stellen sich durch Ausschüttung von Endorphinen entsprechende Lustgefühle ein. Diese aktivieren ihrerseits das Appetenzverhalten: Der Mensch sucht erneut nach der Belohnung. Für sexuelles Begehren lässt sich der gleiche Mechanismus postulieren. Er ist, zumindest bei der Frau, vermutlich weit wichtiger als hormonelle Einflüsse. Je mehr hedonische Reize die Lustzentren erreichen, desto stärker wird das Belohnungs-Appetenzsystem aktiviert und desto größer ist das sexuelle Begehren. Dies gilt sowohl für *spontan* auftretendes Begehren als auch für das bei Frauen wahrscheinlich häufiger vorliegende *reaktive* Begehren, also ein Verlangen nach weiterer sexueller Aktivität, das sich erst infolge der Wahrnehmung der eigenen Erregung einstellt (Basson 2001). Sinnvoll wäre also, im Alltag wach zu sein für lustvolle genitale Empfindungen und während der sexuellen Aktivität so viele hedonische Reize wie möglich zu ernten. Auf der sinnlichen Ebene heißt das, sexuelle Erregung auslösen und steigern zu können bis zu einer orgastischen Entladung und dabei den Körper so einzusetzen, dass er möglichst viele hedonische Sinnesempfindungen ermöglicht. Diese müssen sich in eine entsprechende Wahrnehmung übersetzen, also bemerkt werden, und auf der emotionalen Ebene mit intensivem Lustgefühl sowie einem emotionalen Loslassen einhergehen. Dazu gehört auch, dass dem Erlebnis auf kognitiver Ebene eine positive Bedeutung beigemessen wird. Damit die »Aufwand-Ertrags-Bilanz« des Hirns am Schluss aufgeht, sollten die hedonischen Reize während der ganzen Dauer der sexuellen Aktivität einwirken, nicht nur während des Orgasmus. Wie lassen sich die genitale Wahrnehmung allgemein und der hedonische Input beim Sex steigern?

9.2 Physiologie des sexuellen Lusterlebens

Genitale sexuelle Erregung fühlt sich gut an. Diese Feststellung scheint banal, und doch ist sie nicht selbstverständlich. Viele unserer Klienten suchen uns auf, weil sie es eben nicht so erleben. Wie kann das sein? Sexuelle Erregung beruht auf einem angeborenen

Reflexgeschehen. Durch zahlreiche Quellen auslösbar, steigert es die genitale Durchblutung, die Atmung, die Muskelspannung und verursacht verschiedene neurovegetative Veränderungen. Bei genügend Erregung kommt es zur orgastischen Entladung mit ihren Muskelspasmen und nachfolgender Rückbildung der Erregung. Seit Masters und Johnson (1967) ist dieser sexuelle Erregungszyklus physiologisch detailliert erforscht worden. Sein Ablauf allein gibt uns allerdings noch keinen Hinweis auf die Qualität des Erlebens, ja nicht einmal, ob er überhaupt gespürt wurde. Anders als die Durchblutung anderer Körperteile kann sich die genitale Vasokongestion auf eine einzigartige Weise lustvoll anfühlen, als Wärme, Kribbeln, Spannung, Feuchtsein. Dies allerdings nicht automatisch, sondern erst, wenn die Person gelernt hat, darauf zu achten. Gerade Frauen nehmen ihre genitale sexuelle Erregung nicht unbedingt wahr (Meston a. Buss 2007). Anorgastische Frauen finden Berührungen am Geschlecht oft kaum lustvoll: »Habe ich überhaupt eine Klitoris? Ich spüre dort nichts.« Wohl ist die Klitoris ab Geburt vorhanden, doch die zugehörigen Synapsen in den Lustzentren und der somatosensorischen Hirnrinde entstehen wahrscheinlich erst durch oft wiederholte Berührungen. Da sexuelles Lernen bei Kindern in unserer Kultur nicht unterstützt wird, erreichen viele Frauen das Erwachsenenalter ohne Gelegenheit, Erlaubnis oder gar Ermunterung dazu, mit ihren Genitalien zu spielen und solche Synapsen zu entwickeln. Darum gehören Orgasmusprobleme zu den häufigsten sexuellen Anliegen von Frauen (s. Kap. 8). Vor allem die Vagina und ihre Erregbarkeit bleiben mangels Übung fremd – für rund die Hälfte der Frauen macht der Geschlechtsverkehr erotisch somit eigentlich keinen Sinn! Dazu gehört auch unsere Klientin Frau G. Durch die Vaginalverkehr befriedigte Nähebedürfnisse garantieren noch keine Erregung, auch kein Feuchtwerden, weshalb sich dabei mit der Zeit nicht nur Langeweile, sondern auch Trockenheit und Irritation einstellen können. In der Schlussbilanz bleibt der Appetit auf Wiederholung aus, weicht gar einer Aversion, selbst wenn das Vor- oder Nachspiel doch zum Orgasmus führte. Geringe vaginale Erregbarkeit ist einer der häufigsten Gründe überhaupt für vermindertes sexuelles Begehren bei Frauen, und Anleitungen zum Erlernen dieser Erregbarkeit gehören eigentlich in jedes Aufklärungsbuch. Manchmal hört man das Argument, der Koitus sei überbewertet, nicht so wichtig, man könnte ja darauf verzichten. Aber die Realität unserer (heterosexuellen) Klientinnen ist oft anders: Sie wünschen sich diesen Geschlechtsverkehr – nicht nur um gesellschaftliche Erwartungen zu erfüllen, sondern auch, weil er eine ausgezeichnete Möglichkeit ist, gemeinsam sexuelle Erregung zu genießen und mit Intimität und intensiven Emotionen zu verbinden. Und das gleichzeitig, statt mit »erst ich dir, dann du mir« Momente der Dienstleistung am Gegenüber zu erleben, die mit vermindertem hedonischen Input einhergehen. Anders ist es in lesbischer und queerer Sexualität. Da variiert der Stellenwert der Vagina, doch auch hier gilt das gleiche Prinzip, sofern vaginale Erotik erwünscht ist.

Crashkurs in vaginaler Erregbarkeit

In der Vagina gibt es kaum Oberflächenrezeptoren, weshalb Reibung wie auch ein rasches »Rein-Raus« beim Vaginalverkehr wenig stimulieren. Als glatter Muskel ist jedoch ihre Dehnung wahrnehmbar, und die umgebenden Gewebe und Muskeln haben viele Druckrezeptoren. Daher eignen sich rhythmisches Massieren und Dehnen der Vaginalwände ebenso wie langsame, bewusste Beckenbodenkontraktionen gut, die Erregbarkeit zu wecken. Ich empfehle tägliche »Besuche« der Vagina mit den eigenen Fingern. Die Vagina fühlt sich anfangs oft taub an. Das kann entmutigend wirken oder langweilen, deshalb ist eine erwartungsoffene, nicht wertende Einstellung wichtig. Bei Frauen, die mit ihrem sexuellen Begehren nicht zufrieden sind, sind allerdings Leistungsdruck und Selbstkritik häufig. Körperlich drückt sich dies mit erhöhter Muskelspannung und einer Aktivierung des sympathischen Nervensystems aus, was wiederum die Wahrnehmung feiner Sinnesreize einschränkt. Entspannung, Beckenbewegung und Bauchatmung können dem entgegen wirken. Durch tägliche kurze Achtsamkeitsmeditationen kann eine wohlwollende, wache Haltung eingeübt werden. Mit dieser verbessert wiederholtes Lenken der Aufmerksamkeit auf genitale Empfindungen nachweislich die interozeptive Wahrnehmung, das sexuelle Begehren und die sexuelle Reaktion (Brotto et al. 2016; Brotto et al. 2021). Selbstverständlich sind auch achtsame Berührungen der Vulva- und Analregion sowie anderer Körperbereiche sinnvoll. Im Weiteren wird das Einbeziehen vaginaler Stimulation mit Fingern oder Dildos (besser jedoch nicht Vibratoren, da diese andere Rezeptoren trainieren – es sei denn, sie sollen beim

Paarsex eingesetzt werden) bei der Selbstbefriedigung empfohlen, selbst wenn es zunächst nicht erregend wirkt, und dazu die Bewegung der Beckenschaukel (s. u.). Die Entdeckung der Vagina als erregender Innenraum kann Monate dauern und braucht Geduld. Die durch dieses Training verbesserte Wahrnehmung des Genitales unterstützt das Auftreten sexuellen Begehrens: Je deutlicher die Frau auch feine genitale Durchblutungssteigerungen registriert, desto eher kann das sexuelle Gedanken und den Wunsch nach mehr auslösen. Dies gilt nicht nur für das reaktive Begehren während einer sexuellen Aktivität sondern auch für Begehren im Alltag – egal, ob wir dies nun spontan oder auch reaktiv nennen wollen.

Neben der Wahrnehmung der Erregung gibt es weitere wichtige Voraussetzungen, damit der Körper sein Potenzial an sinnlicher Lust entfalten kann. Desjardins, der den Ansatz des Sexocorporel ursprünglich entwickelte, machte dazu eine grundlegende Beobachtung: Menschen neigen bei der Erregungssteigerung zu bestimmten Bewegungsmustern, die einen Einfluss auf die Wahrnehmung und das emotionale Erleben dieser Erregung, ja selbst auf die Gedanken darüber haben (Chatton et al. 2005). Von Kindheit an werden verschiedene derartige *sexuelle Erregungsmodi* erworben (ausführlicher vgl. Kap. 8). Den *Druck-Erregungsmodus* (ehemals auch *archaischer Modus* genannt) behält eine Anzahl Frauen lebenslang bei, vor allem bei der Selbstbefriedigung. Sie erregen sich durch Druck auf Genitalien oder Unterbauch, teilweise zudem mit Reibung an der Vulva *(druck-mechanischer Erregungsmodus)*. Die obligat begleitende Muskelspannung kann so hoch sein, dass Muskelkater entsteht. Von 345 gesunden Italienern bevorzugten 21 % der Männer und 30 % der Frauen den Druck-Erregungsmodus (Santarelli 1987). Von 1417 Schweizerinnen benutzten ihn 47 % zur Selbstbefriedigung und 19 % zum Paarsex (Bischof-Campbell 2012b). Beim Paarsex suchen Frauen kräftige Stöße beim Vaginalverkehr oder genügend Druck auf die Vulva z. B. durch Pressen gegen das Schambein des Partners, oder sie lassen sich in Bauchlage von hinten penetrieren und klemmen dabei kräftig die Beine zusammen. Lässt sich der Modus nicht gut umsetzen im Paarsex, kommt es zu Problemen mit Erregung oder Höhepunkt. Wegen der hohen Spannung sind auch Schmerzen beim Vaginalverkehr möglich – und, als Folge, eine Abnahme des Begehrens. Genügt die sensorische Stimulation beim Paarsex nicht, benutzen manche Menschen starke Stimuli auf

Fantasieebene, Rollenspiele und andere emotionale Erregungsquellen. Nicht selten spiegeln Gewalt-, Fessel- oder Unterwerfungsinhalte die hohe körperliche Muskelspannung. Damit gelingt die Erregungssteigerung gut. Auf Fantasien oder Inszenierungen (bis hin zu Fetischen) angewiesen zu sein, kann aber auch anstrengend werden und damit das sexuelle Begehren begrenzen.

Über 50 % der Männer und 30–40 % der Frauen verwenden den *mechanischen Erregungsmodus*, eine effiziente und zielgerichtete Art der Selbststimulation, die durch uniforme Reibung des Genitales und Muskelanspannung innerhalb einiger Minuten zum Höhepunkt führt. Frauen, die sich wie unsere Klientin Frau G. auf die Klitoris spezialisiert haben, finden oft Vaginalverkehr ohne zusätzliche klitorale Reizung nicht erregend, teils sogar hinderlich. Ist das Muster sehr eng, benötigen sie Stimulation von einer Präzision, welche die andere Person kaum ausführen kann, wodurch die Erregungssteigerung unsicher und frustrierend wird, wogegen Frauen mit einem abwechslungsreicheren mechanischen Modus problemlos durch manuelle oder orale Stimulation zum Höhepunkt gelangen.

Wie beim Druckmodus können sich Personen mit mechanischem Modus, bei denen die körperliche Stimulation in der Paarsexualität nicht ausreicht, mit emotionalen Erregungsquellen, Fantasien, Rollenspielen etc. helfen. Sexuelle Fantasien, die nichts mit dem konkreten Handlungsablauf zu tun haben, fördern jedoch nicht das Begehren nach diesem Handlungsablauf – die Lust ist nicht auf die andere Person, sondern auf die Fantasieinhalte gerichtet. Reale Partner:innen haben darin oft kaum Platz, können sogar eher stören, was ein Gefühl der emotionalen Distanz erzeugt. Sie werden nicht als erotisches Gegenüber erlebt, sondern eher wie ein lebendiges Hilfsmittel zur Masturbation. Das Herbeirufen der Fantasien erfordert eine hohe mentale Konzentration, die, wenn der Kopf mit Alltagssorgen beschäftigt ist, nicht einfach erbracht werden kann. Die Erregungssteigerung wird damit anstrengend – wie Frau G. dies auch beschrieb.

Die *Spannungsmodi* (Druck- und mechanischer Modus) wenden also hohe Muskelspannung an und weisen gewisse Grenzen in der Paarsexualität auf. Der Körper bewegt sich dabei wenig, der Atemraum ist eng. Wir werden später sehen, wieso dies das sexuelle Lusterleben einschränkt. Das Gleiche gilt für die Stimulation mit dem Vibrator. Ist die Frau überwiegend auf Vibrationsrezeptoren spezialisiert *(Vib-*

rationsmodus), fehlt ihr die Vibration beim Partnersex, wenn sie kein entsprechendes Hilfsmittel einsetzt. Die zwei anderen Erregungsmodi, der *ondulierende und der wellenförmige Modus,* haben dagegen eine große Variation der Stimulierbarkeit, Beweglichkeit des Körpers und tiefe Atmung gemein. Mit ihnen lassen sich weit höhere Grade der Lust erleben, wie sich auch in der Schweizer Studie bestätigte (Bischof-Campbell et al. 2019). Im ondulierenden Modus bewegt sich der ganze Körper fließend, mal sanfter, mal kräftiger, ohne speziellen Fokus auf die Genitalregion. Die Bewegungen zielen darauf ab, aus der Berührung mit dem Gegenüber möglichst viel Genuss zu ziehen. Die Erregung wird oft so lustvoll erlebt, dass sie auch ohne Orgasmus völlig befriedigend sein kann. Der wellenförmige Modus verbindet ondulierende Bewegungen mit der *»doppelten Schaukel«*. Dabei wird das Becken so um seine Querachse gekippt, dass das Geschlecht beim Ausatmen nach vorne, beim Einatmen nach hinten »schaukelt« *(»Beckenschaukel«)* – die Vagina wird zum bewegten, aktiven Innenraum, der den Penis oder Dildo aufnimmt und wieder gehen lässt, statt nur passiv penetriert zu werden, der Penis bewegt sich in der Vagina vor und zurück und massiert die Wände, statt nur rein- und rauszureiben. Zugleich lässt der Kopf beim Ausatmen im Nacken nach hinten los und das Brustbein sinkt ein *(»obere Schaukel«)*, wodurch Hingabegefühle und starke Emotionen freigesetzt werden können. Während die doppelte Schaukel zum angeborenen Kopulationsverhalten vieler Säugetiere gehört, scheint sie beim Menschen in der Sexualität nicht genetisch vorprogrammiert zu sein, doch können wir sie bei anderen reflexähnlichen Muskelspasmen beobachten: beim Husten, Lachen, Schluchzen und in den Spasmen des Orgasmus. Die vielfältigen Bewegungen des wellenförmigen Modus lösen angenehme Empfindungen im ganzen Körper aus, mit oder ohne begleitende Fantasien, die ohne großen Willensaufwand auftauchen, weil sie sich typischerweise nahe am körperlichen Erleben orientieren. Das Muskelspiel im Beckenraum begünstigt die genitale Durchblutung und ermöglicht, einen wellenförmigen Anstieg der sexuellen Erregung allein und mit Partner:innen zu steuern bis zu einem kräftigen Orgasmus. Dadurch ist dieser Modus besonders gut geeignet, das sexuelle Lusterleben zu steigern.

Was haben die unterschiedlichen Muskelspannungen, Atmungs- und Bewegungsmuster der Erregungsmodi mit dem Lusterleben zu tun? Muskelspannung beeinflusst die Nervenreizleitung, die Durchblutung und das vegetative Nervensystem, mit Folgen für den hedonischen Input.

Hohe Muskelspannung verändert die Reizübermittlung im Hirn und verringert dadurch die Wahrnehmung oberflächlicher Berührungen. Sie können das leicht explorieren, indem Sie Ihren Unterarm streicheln, einmal bei entspanntem Arm, einmal mit fest geballter Faust. Die gleiche Art der Berührung werden Sie dabei unterschiedlich erleben. Gerade zärtliches Streicheln, das besonders genussvolle Gefühle auslöst und die Bindung an die berührende Person fördert (Löken et al. 2009), wirkt bei Anspannung eher unangenehm oder kitzelt. Zärtlichkeit »nicht ausstehen können«, als Bindungsunfähigkeit fehlinterpretiert, ist oft nur bedingt durch die Gewohnheit, bei sexueller Erregung die Muskeln zu spannen! Dazu hemmt Spannung in Brust und Bauch die Reizleitung aus den Genitalien, sodass allerlei lustbringende Berührungen des Körpers gar nicht im Hirn ankommen. Der hedonische Input und das lustvolle Erleben sind wegen der Muskelspannung niedriger, als sie eigentlich sein könnten.

Erinnern wir uns, dass es die genitale Vasokongestion ist, die sich so schön warm, kribbelnd und angenehm sexuell anfühlt bei der Erregung. Wird diese Durchblutung durch Muskelspannung eingeschränkt, sinkt nicht nur das Lustempfinden, auch die vaginale Lubrikation ist vermindert. So erklärt sich, weshalb manche Frauen selbst bei starker Erregung kaum feucht werden. Auch kann sich die Vagina nicht wölben zu einem Innenraum, sondern fühlt sich solide an, wie eine »Kugel oder Stange«, und es entsteht kein Wunsch danach, penetriert und ausgefüllt zu werden – die sensorische Motivation zum Vaginalverkehr fällt weg. Umgekehrt unterstützt die aktive Bewegung der Beckenschaukel das Gefühl eines inneren Hohlraumes und den Appetit auf vaginales Aufnehmen. Schon bloßes Anspannen und Loslassen des Beckenbodens kann Feuchtwerden und Erregung auslösen.

Anders als in einem fließend bewegten Körper, bei dem die angenehme Blutfülle der Erregung im ganzen Unterleib und anderen Körperteilen spürbar ist, wird sie durch Muskelspannung auf kleine Zonen am äußeren Geschlecht begrenzt. Dadurch ist sie störungsanfällig. Viele Frauen kennen das. Schon ein kurzer Unterbruch, eine kleine Abweichung bei der Stimulation, und die Erregung geht verloren: Das Blut fließt ab. Bei geringem Blutstau fällt auch ein Höhepunkt schwächer aus, mit weniger Ausschüttung von Belohnungsstoffen. Frauen mit einem Spannungsmodus beschreiben ihre Orgasmen oft als »ganz nett«, »kurz«, »wie ein gutes Niesen« und genießen vor allem die nachfolgende Entspannung. Ist dagegen das ganze Becken bewegt und kräftig durchblutet, verträgt die Erregungssteigerung mühelos Unterbrüche, und der Orgasmus ist entsprechend kräftiger.

Schließlich regt der Sauerstoffmangel, den die andauernde Muskelanspannung und flache Atmung verursachen, das sympathische Nervensystem übermäßig an. Dies wirkt sich negativ auf die Erregung aus (Ulrich-Lay et al. 2010). Versuchen Sie, eine Minute lang möglichst den ganzen Körper stark anzuspannen. Welche Gefühle steigen dabei auf? Können Sie sich schwelgerisches Genießen vorstellen dabei? Wahrscheinlich schlecht. Das Hirn schaltet auf Kämpfen/Fliehen statt auf Lusterleben. Die Person will die Erregung nicht verlängern oder genießen, sondern möglichst schnell beenden, denn die Entladung bedeutet Auftanken mit Sauerstoff und Überleben. Außerdem fällt es dem Hirn in einem Zustand sympathischer Aktivierung schwer, sich auf die Wahrnehmung des gegenwärtigen Moments zu fokussieren. Stattdessen drängen sich störende, auf die Zukunft orientierte Sorgen auf, z. B. zur eigenen sexuellen Leistung, zu anstehenden Aufgaben und generell zum alltäglichen Stress.

So schränken viele Menschen beim Sex unwissentlich ihr Lusterleben durch eine Versteifung des Körpers ein. Das kann sich in einer Therapie nicht ändern, solang dem Erregungsmodus und seinen physiologischen Folgen keine Beachtung geschenkt wird. Aber auch der verbreitete Ratgebertipp »Entspann dich doch einfach!« ist nicht sinnvoll, denn eine Relaxation der Beckenmuskeln lässt die Erregungsreaktion abflauen. Der Körper braucht für die sexuelle Erregung und für leidenschaftliche Emotionen einen gewissen Grad an Muskelspannung. Eine dynamische Spannung kann durch Bewegung aufgebaut werden. Die doppelte Schaukel eignet sich besonders gut dafür.

Frau G. wird in einem ersten Schritt ermutigt, sich beim Solo- und Partnersex mehr zu bewegen: Wie eine Katze kann sie sich in die Berührungen hineinschmiegen. Zu ihrem Erstaunen erlebt sie sofort einen gewissen Genuss dabei, findet sich selbst »sexyer« und die Berührungen des Partners »irgendwie erotischer«. Mit den Fingern, unterstützt vom Spiel der Beckenbodenmuskeln, lernt sie das Innere ihrer Scheide kennen und erweckt neue Wahrnehmungen. Sie erhält Übungsanleitungen für die Beckenschaukel und setzt sie mit tiefer Bauchatmung und »Katzenbewegungen« bei der Autoerotik ein. Da Erregungsmodi im Kleinhirn verankerte Muster sind, die sich nicht leicht ändern lassen, erlebt Frau G., dass ihre Erregung bei den ersten Versuchen schwächer wird, berichtet aber schon in der 5. Sitzung, dass sie beim Geschlechtsverkehr weit mehr gespürt habe und kräftige Beckenbewegungen ihr sogar halfen, die Erregung zu steigern.

9.3 Emotionen und sexuelles Lusterleben

Beim Sex suchen wir meist auch die Befriedigung emotionaler Bedürfnisse. Wir haben schon gesehen, dass Menschen dabei ganz unterschiedliche Motive verfolgen und dass diese unzuverlässige Auslöser des Begehrens sind, da sie situativ schwanken. Nichtsdestotrotz begleiten den sexuellen Akt stets Emotionen. Während Versagensangst oder Frust sich negativ auswirken, steigern starke Gefühle der Zuneigung, Leidenschaft, Freude und Selbstbestätigung als erotische Person den hedonischen Input. Damit wir sie erleben können, braucht es bestimmte körperliche Rahmenbedingungen. So gelingt es Menschen, die sich in einem Spannungsmodus erregen, oft nur schlecht, ihre genitale Erregung mit ihren Liebesgefühlen und anderen positiven Emotionen zu verbinden. Mit körperlichen Mitteln kann diese Verbindung hergestellt und die Intensität des emotionalen Erlebens gesteigert werden.

Der Körper bildet eine neurophysiologische Einheit mit dem Hirn. Das bedeutet, dass auch unsere Emotionen körperliche Phänomene sind, was vielen Leuten nicht bewusst ist. So nehmen wir Emotionen durch somatische Sinnesreize wahr: Angst kann gefühlt werden als Enge im Brustkorb, Freude als perlendes Gefühl im Magen. Veränderungen auf Körperebene rufen Emotionen hervor und modifizieren sie – versuchen Sie in einem Moment der Angst, tief aus dem Bauch auszuatmen, und dank einer Aktivitätsverschiebung vom sympathischen zum parasympathischen Nervensystem verringert sich die Angst. Umgekehrt können Sie sich durch rasche, oberflächliche Atemzüge regelrecht in Panik versetzen, in den Kampf-Flucht-Modus. Die atemabhängige Mobilisierung von Halsmuskeln, Kiefer, Brustkorb und Zwerchfell, wie sie die *obere Schaukel* ermöglicht, fördert das sexuelle Lusterleben maßgeblich. Sie hilft dem Hirn, aus einem hypervigilanten Zustand in verminderte Wachsamkeit überzugleiten, als Voraussetzung für lustvolles sich Gehenlassen. Durch eine größere Beweglichkeit derselben Muskeln einschließlich der mimischen Muskulatur kann zudem die Intensität der Emotionen gesteigert werden

(Ekmann 1993). Ein einfaches Experiment dazu: Stoßen Sie einen Ruf der Begeisterung aus (»Tooor!«), begleitet von ausdrucksstarker Mimik und Gestik. Versuchen Sie den gleichen Ruf mit zusammengekniffenem Kiefer und starrem Brustkorb und Gesichtsausdruck. Er wird sich nicht gleich intensiv anfühlen. In einem Spannungsmodus wird der Oberkörper bei hoher Erregung rigide. Das begrenzt das Erleben von Emotionen bei der Erregung und beim Orgasmus. Interessanterweise kommt es dann manchmal erst nach dem Höhepunkt zu einer Entladung der emotionalen Spannung in Spasmen des Lachens oder Schluchzens – in der Bewegung der oberen Schaukel. Bewusst eingesetzt, ermöglicht die obere Schaukel emotionale Intensität und Loslassen schon während der sexuellen Aktivität und auf lustvolle und nicht im Nachgang traurige Weise. Beweglichkeit – und insbesondere die doppelte Schaukel – verleiht der Sexualität sowohl allein als auch mit Partner größere physische und emotionale Intensität. Sie steigert Gefühle der Leidenschaft, Partnerbezogenheit, Selbstwert und Männlichkeit/Weiblichkeit. Der ganze Sexualakt wird sinnlich lustvoll erlebt, nicht nur sein Gipfel im Orgasmus (Bischof-Campbell 2012b). Die Belohnungs- und Appetenzzentren des Hirns werden optimal stimuliert – und die Lust auf Sex steigt.

Frau G. bemerkt, dass sie sich beim Sex durchs Bewegen mehr auf ihre eigenen lustvollen Wahrnehmungen konzentrieren kann als darauf, einen Orgasmus zu »erzwingen«. Statt der gewohnten Fantasien tauchen Bilder des eigenen Körpers in Erregung und in Interaktion mit ihrem Mann auf. Sie erlebt sich dabei als erotische und leidenschaftliche Frau. In kraftvollen Schaukelbewegungen kann sie sich auf eine starke Erregung verlassen, gelegentlich auch einen Orgasmus. Der Sex ist nicht mehr anstrengend, und ihre Lust darauf wächst.

9.4 Kognitionen und sexuelles Lusterleben

Die Art, wie man über ein sexuelles Erlebnis denkt, die Fähigkeit, ihm positive Bedeutung zu geben, ist eine Schlüsselkomponente des Lusterlebens. Denn Kognitionen regulieren das Lusterleben deutlich nach oben und nach unten (Kringelbach u. Berridge 2009). Stellen Sie sich vor, Sie säßen im Kino neben Ihrem Traumpartner. Die bloße zufällige Berührung Ihrer Arme jagt Ihnen schon Schauer der Erregung den Rücken hinunter. Die gleiche Berührung durch einen abstoßenden Sitznachbarn hat nicht nur eine andere Bedeutung, sondern fühlt sich auch anders an und verursacht andere neurovegetative Reaktionen. Unbewusst interpretiert Ihr Hirn die Situation aufgrund seiner Kenntnis der möglichen Bedrohungen und Belohnungen solcher Situationen und moduliert Ihr Erleben. Solche Kenntnisse können explizite Vorhersagen über die Sexualität sein, die uns Eltern und Gesellschaft vermittelt haben, und implizites, uns nicht unbedingt bewusstes Wissen. Wir haben z. B. durch assoziative Konditionierung gelernt, dass sich genitale Stimulation gut anfühlt. Das Erleben lehrte uns, dass sie gut für uns ist – es färbte unsere Kognitionen. Andererseits beeinflussen uns Glaubenssätze, die nicht auf Erfahrung beruhen. Dies kennen wir vom Placebo-Effekt: Es genügt zu glauben, dass etwas gut für uns ist, und schon werden Belohnungsmechanismen im Hirn aktiviert, die zu positivem Erleben führen (Esch u. Stefano 2005). Umgekehrt kann etwas, von dem wir glauben, dass es uns schadet, unangenehmes Erleben hervorrufen. In unserer Gesellschaft sind Botschaften über sexuelle Lustgefühle eher negativ als unterstützend. In Erwartung von Beschämung oder Bestrafung kann dem Erleben sexueller Lust keine positive Bedeutung gegeben werden. Frauen mit wenig Begehren haben oft sexuelle Schamgefühle oder können sich sich selbst schlicht nicht als sexuell erfüllte Individuen vorstellen. Es ist kein Zufall, dass wir dies häufiger finden bei Frauen mit einem Spannungsmodus. Sie tendieren durch die damit einhergehende Aktivierung des sympathischen Nervensystems zu Selbstkritik und Leistungsdruck. Und weil ihre sinnliche Erfahrungsgeschichte weniger lustvoll ausgefallen ist, ruft sie weniger positive Bewertungen hervor als bei einem bewegten Erregungsmodus. In der Schweizer Studie korrelierten sexuelle Selbstsicherheit und Stolz auf das eigene Genitale direkt damit, wie viel Bewegung diese Frauen zur Erregungssteigerung einsetzten (Bischof-Campbell 2012b).

Kognitive Ansätze, die informieren und erlauben, sind therapeutisch oft nicht ausreichend, um den früh im Leben errichteten Wall negativer Glaubenssätze zu durchbrechen. Sexocorporel-Interventionen ermutigen durch entsprechende Übungen zu sinnlichen Erfahrungen, die lustvolle physiologische Reaktionen auslösen und dadurch positive Kognitionen induzieren. Wiederholtes und achtsames Erleben genussvoller sexueller Erregung stellt negative Denkweisen infrage und kann sie verändern. Die persönliche Erfahrung, dass »nichts Schlimmes passiert«, und das stimulierte Belohnungssystem vermitteln eine viel mächtigere Botschaft als die besten verbalen Argumente: Dies *fühlt* sich gut an, also ist es gut.

Bei Therapieabschluss fühlt sich Frau G. erotisch kompetent. Sie weiß, wie sie sich durch Beckenbewegungen die optimale Stimulation beim Geschlechtsverkehr holen kann, wie sie die sexuelle Begegnung mit ihrem Mann genießen kann und wie sie ihn für ihre erotischen Wünsche gewinnt. Sex ist für sie zu einer Priorität geworden. Sie erlaubt sich, dazu die Schlafzimmertür abzuschließen und auch als viel beschäftigte Mutter eine erotische Frau zu sein.

Fazit

Die Lust auf Sex wird durch die Lust am Sex determiniert. Sexuelles Lusterleben und Begehren sind dabei umso größer, je mehr lustvolle Sinnesreize, Emotionen und Gedanken ein Mensch beim Sex erlebt. Die meisten Menschen nutzen einen bestimmten Erregungsmodus, um sich zu erregen. Einförmige Stimulation, hohe Spannung und wenig Bewegung schränken sexuelles Lusterleben und Begehren physiologisch ein. Vaginale Erregbarkeit kann gelernt werden und ist eine wichtige Voraussetzung für Lust auf Vaginalverkehr. Variationen der Bewegung, Muskelspannung und Atmung ermöglichen lustvolle Sinnesempfindungen, intensive Emotionen und die Fähigkeit, dem sexuellen Erlebnis eine positive Bedeutung zu geben. Die Fähigkeit, das eigene Genital achtsam und lustvoll wahrzunehmen, unterstützt im Alltag spontanes Begehren nach sexuellen Aktivitäten und während der sexuellen Aktivität das reaktive Begehren nach Erregungssteigerung und Orgasmus.

10 Sexualität und Verhütung – zwischen Befreiung und Entfremdung

Johannes Bitzer

Sexualität und Reproduktion waren für den Menschen als Spezies in der Entwicklung untrennbar miteinander verbunden. Das eine war ohne das andere nicht möglich: Sexualität diente der Fortpflanzung und wurde in vielen Kulturen durch die Fortpflanzungsfunktion quasi legitimiert. Diese quasi archaische Bindung wird durch die Kontrazeption aufgelöst, getrennt. Sex ohne Fortpflanzung ist ein kulturelles, zivilisatorisches Phänomen, basierend auf dem Konzept der geplanten Schwangerschaft. Familienplanung ist ein rationales Projekt, welches nicht unbedingt tiefer liegenden, im Zwischenhirn lokalisierten Impulsen entspricht bzw. gerecht wird. Das bedeutet, dass jede Form der Kontrazeption den Sinninhalt »Zeugung eines Kindes« abtrennt, was rational gewollt, aber nicht emotional gewünscht wird. Aus diesem Spannungsfeld heraus können ambivalente Erlebensweisen kontrazeptiver Praxis resultieren. Dies kann sich als körperliches Unbehagen, emotionale Verstimmung und auch verminderte Lust auf sexuelle Aktivität bemerkbar machen.

Dieser potenzielle Konflikt zwischen Rationalität der Familienplanung und Emotionalität des Kinderwunsches betrifft also Kontrazeption insgesamt und schließt damit alle Methoden ein.

Neben dieser grundlegenden Konflikthaftigkeit der Kontrazeption in Bezug auf die Sexualität stellt sich aber die Frage, inwieweit methodenspezifische Eigenschaften zu Störungen des sexuellen Erlebens und der sexuellen Funktion führen.

Aus biopsychosozialer Sicht interferieren kontrazeptive Methoden mit der biologischen, der psychologischen, interaktionellen und der soziokulturellen Dimension der Sexualität.

> Frau M, 41 J., hat drei gesunde Kinder. Zwischen den Kindern habe sie »natürlich« verhütet, ihr Mann habe aufgepasst. »Jetzt bin ich aber wohl zu alt für weitere Kinder.« Sie hat seit einiger Zeit sehr starke Monatsblutungen, die zu Eisenmangel und zu einer Anämie geführt haben.

Meine erste Überlegung: Frau M. könnte zwei Ziele gleichzeitig erreichen, nämlich sehr effektive Verhütung und Minderung der Blutung durch hormonale Kontrazeption (entweder als Tablette oder auch als Spirale).

»Da könnten wir gewissermaßen zwei Fliegen mit einer Klappe schlagen«, kommentiere ich meine Vorschläge ziemlich begeistert. Ich ignoriere ihr Zögern, und wir versuchen es zunächst mit hormoneller Verhütung in Tablettenform. Nach 3 Monaten klagt sie über Unwohlsein, ihr Körper fühle sich fremd an, sie habe keine Lust auf Sex mehr, sie sei »wie abgestorben«. Vielleicht klappt es mit einer niedrig dosierten Spirale (eher lokale Hormonwirkung).

Vier Monate nach der Einlage kommt sie notfallmäßig in meine Praxis. Sie fühle sich depressiv und antriebslos und habe auch in der Packungsbeilage gelesen, dass dies eine Nebenwirkung der Spirale sei. Jetzt erst nehme ich mir die Zeit und frage nach. »Wie sieht es denn mit Ihren Gefühlen rund um den Kinderwunsch aus? Weniger aus der Sicht der rationalen Planung, mehr vom Gefühl her.« Sie lächelt etwas wehmütig: »Ja, vom Verstand her möchte ich kein Kind mehr ..., aber vom Herzen her ... Es ist so schwierig Abschied zu nehmen.«

10.1 Mögliche Wirkungen von Verhütungsmethoden auf die Sexualität der Frau

Biologische Ebene

Sexuelles Erleben und sexuelle Funktion sind durch definierte physiologische, endokrine und neurobiologische Prozesse charakterisiert, welche durch kontrazeptive Methoden potenziell beeinflusst werden können, und zwar sowohl Sexualität fördernd als auch Sexualität hemmend.

Kombinierte hormonale Kontrazeptiva (KHK)

Kombinierte hormonale Kontrazeptiva bestehen aus zwei Komponenten, nämlich aus Östrogenen und Gestagenen. Die verschiedenen Präparate haben die gemeinsame Wirkung, dass sie auf die Hypophyse und den Hypothalamus hemmend wirken, sodass eine Ovulation gehemmt wird (antigonadotrope Wirkung). Die Ovulationshemmung selbst geht mit keinen Veränderungen in der Sexualphysiologie oder Endokrinologie einher.

Neben der Ovulationshemmung verändern die KHK aber die natürlichen Schwankungen der Ovarialhormone. Diese Wirkung geht mit veränderten Ausschüttungen von Neurohormonen einher, unter anderem auch dem Oxytocin, einem für das Orgasmuserleben wichtigen Neurohormon. Theoretisch könnte dies eine negative Wirkung auf die sexuelle Ansprechbarkeit der Frau haben, ohne dass es bisher eine klare Evidenz für diesen Zusammenhang gibt.

Gleichzeitig aber führt eine Minderung der natürlichen zyklischen Schwankungen zu einer Verbesserung der durch solche Schwankungen hervorgerufenen körperlichen und psychischen Beschwerden, die auch als prämenstruelles Syndrom beschrieben werden. Dies kann dann eine günstige Wirkung auf die Sexualität der betroffenen Frauen haben, da sie sich insgesamt körperlich und psychisch wohler fühlen (Clayton 2008; Sulak et al. 2000; Sulak 2008). Die kombinierten Präparate führen auch zu Veränderungen der Proteinsynthese in der Leber, insbesondere dem sogenannten Sexual-Hormon bindenden Globulin (SHBG). Dieses Protein bindet unter anderem auch das Testosteron, sodass bei den Anwenderinnen der KHK eine Minderung der Konzentration des freien Testosterons gefunden wird. Stark vermindertes Testosteron wird in Zusammenhang mit einer Minderung der Libido gesehen, was einem ungünstigen Effekt entspricht (Davis a. Castano 2004). Auf der anderen Seite führt eine Minderung des körpereigenen freien Testosterons zu einer Verbesserung der sogenannten androgenen Symptome wie Akne oder fettige Haut. Diese Besserung kann durch eine günstige Wirkung auf das Körperbild und Körperempfinden die Qualität des sexuellen Erlebens positiv verändern (Plewig et al. 2009). Die kombinierten hormonellen Kontrazeptiva führen infolge ihrer Hemmung der endogenen Ovarialaktivität zu einer Veränderung der Konzentrationen von östrogen- und gestagenwirksamen Substanzen im Körper, was sich an verschiedenen Organen und in verschiedenen Symptomen bemerkbar machen kann, die ihrerseits auf die Sexualität einwirken: Zu wenig Östrogen peripher kann zu vaginaler Trockenheit und damit zu einer Minderung der sexuellen Erregungsfähigkeit bzw. der Lubrikation führen. Eine Minderung der östrogenen Wirkung kann sich aber günstig auf Brustspannen und Völlegefühl auswirken und damit wiederum über ein vermehrtes Wohlbefinden zu einer Steigerung der Lust auf Sexualität beitragen. Ein individuelles Zuviel der gestagenen Wirkung vermag die Stimmungslage zu verschlechtern mit negativen Konsequenzen für das spontane Begehren. Andrerseits wirken Gestagene blutungsmindernd, und sie mindern die Dysmenorrhöe, also die Schmerzen bei der Menstruation, was als günstige Wirkung wahrgenommen wird und wiederum die Befindlichkeit verbessert (Bitzer 2010).

Die Gestagen-only-Methoden

In die Gruppe der Verhütungsmethoden, deren Wirkung ausschließlich auf einem synthetischen Gestagen beruht, gehören die reine Gestagenpille, die sogenannte Dreimonatsspritze, das gestagenhaltige intrauterine System (die sogenannte Hormonspirale) und die gestagenhaltigen Implantate. Sie haben ähnlich wie die Kombinationspräparate eine antigonadotrope ovulationshemmende Wirkung. Bezüglich möglicher Wirkungen auf die Physiologie der sexuellen Reaktion gelten ähnliche Überlegungen wie bei den Kombinationspräparaten.

Wichtige Unterschiede aber sind (Bitzer 2010): Gestagenpräparate führen zu keiner Erhöhung der SHBG-Konzentrationen und damit auch nicht zu einer Minderung des freien Testosterons. Dieser möglicherweise die Libido reduzierende Effekt ist bei diesen Präparaten also nicht zu erwarten. Gestagenhaltige Verhütungsmittel haben abhängig vom Typ, der Dosierung und der individuellen Disposition der Anwenderin allerdings verschiedene mögliche Nebenwirkungen, welche sich negativ auf die Sexualität auswirken können:

- *Androgenisierungserscheinungen*: Darunter versteht man Veränderungen von Haut und Haaren wie etwa Seborrhöe (fettige Haut), Akne und Hirsutismus (männlich verteiltes Behaarungsmuster).
- *Blutungsunregelmäßigkeiten*: Die Gestagenpräparate wirken kontinuierlich im Körper. Damit entfällt der übliche Trigger für die Menstruation, nämlich der Progesteron- bzw. Gestagenentzug. Dadurch kommt es entweder zu einem Ausbleiben der Menstruation (Amenorrhöe) oder zu unregelmäßigen Blutungen (mit längeren oder kürzeren Abständen). Dies kann von den betroffenen Frauen sehr unterschiedlich bewertet werden (positiv wegen Blutungsminderung, negativ wegen der Unberechenbarkeit der Blutung). Dieses Erleben wiederum nimmt indirekt Einfluss auf die Sexualität.
- Gestagene haben aufgrund ihrer antiöstrogenen Wirkung bei manchen Frauen eine *stimmungsverschlechternde Wirkung* (Bitzer 2010).

Nichthormonelle Methoden

Die nicht hormonellen Methoden umfassen drei Gruppen:

- die Kupferspiralen
- die Barrieremethoden (Kondom und Diaphragma)
- Methoden der Abstinenz (natürliche Familienplanungsmethoden)

Kupferspiralen: Die Kupferspiralen wirken nicht direkt auf die Physiologie oder Endokrinologie der sexuellen Reaktion. Eine mögliche günstige Wirkung besteht in der hohen Effizienz der Methode, bei welcher die Frau vom täglichen An-die-Verhütung-denken-Müssen befreit ist und für 5–7 Jahre ein sicheres Gefühl haben kann, nicht ungewollt schwanger zu werden. Diese Befreiung nicht nur von Schwangerschaftsängsten, sondern auch vom täglichen oder wöchentlichen Anwenden von Methoden kann sich sehr günstig auf die Sexualität auswirken. Eine möglicher negativer Effekt ist dort zu erwarten, wo starke und lang dauernde Blutungen oder Schmerzen als Nebenwirkung der Kupferspirale auftreten.

Barrieremethoden: Das Kondom bietet bei korrekter Anwendung nicht nur einen guten Schutz vor Schwangerschaft, sondern auch einen Schutz vor sexuell übertragbaren Erkrankungen. Safer Sex mindert Ängste, was sich günstig auf das sexuelle Erleben auswirkt. Negativ wird von Paaren die unmittelbare Verwendung dieser Methode im Kontext sexueller Erregung gesehen, für viele der Hauptnachteil des Kondoms.

Abstinenz: Methoden der natürlichen Familienplanung (Kalender, Temperaturmessung, LH-Bestimmung etc.) involvieren Paare stark in die Reaktion des weiblichen Körpers, wobei die Signale gemeinsam interpretiert und Entscheidungen für eine sexuelle Begegnung sehr bewusst getroffen werden müssen. Diese hohe Motivation kann sich positiv auf die Bewertung der sexuellen Begegnung auswirken.

Psychologische Ebene

Allen Verhütungsmethoden gemeinsam ist die bewusste Trennung von Sexualität und Reproduktion (wie oben beschrieben). Diese Trennung kann rational und bewusst gewollt und emotional auf einer weniger bewussten Ebene als Entfremdung oder Sinnentleerung wahrgenommen werden. Geschieht dies, dann wird das Element Lust der

Sexualität als nicht ausreichend für sexuelle Motivation bzw. als nicht ausreichend belohnend empfunden, was sich als Mangel an sexuellem Interesse oder Libidostörung bemerkbar machen kann.

Bei Paaren, bei denen eine Asymmetrie des Kinderwunsches vorliegt (sie würde eigentlich wollen, aber für ihn kommt es jetzt gar nicht infrage), stellt sich bei Verwendung einer Verhütungsmethode durch die Frau oft rasch ein Gefühl der Fremdbestimmung und Manipulation ein. Dies umso mehr, wenn es sich bei der Methode um etwas aus ihrer Sicht Bedrohliches wie Hormone, Chemie oder auch Fremdkörper handelt.

Die Verhütungsmethode eignet sich dann als Projektionsfeld nicht nur für Paarkonflikte, sondern auch für eventuell vorbestehende sexuelle Schwierigkeiten.

Empirische Befunde

Aufgrund der vorgenannten Komplexität weiblicher Sexualität und der möglichen Einflussebenen kontrazeptiver Methoden auf eben diese Komplexität kann es nicht erstaunen, dass Studien zur Verhütung und Sexualität nicht zu einheitlichen Aussagen kommen im Sinne von: Eine Methode ist gut für Sex, und die andere Methode ist schlecht für Sex. In der Tat findet man für jede Studie eine Gegenstudie, welche das einmal gefundene Ergebnis infrage stellt (Schaffir 2006).

Die Gründe liegen auf der Hand:

- Sexualität selbst ist schwer messbar und in unterschiedlichen Studiensettings schwer vergleichbar.
- Sexuelles Erleben und sexuelle Funktion der Frau werden durch eine Vielzahl von biologischen, psychologischen und sozialen Faktoren bestimmt, welche alle in einer Studie kontrolliert werden müssten, um den unabhängigen Einfluss einer Verhütungsmethode zu bestimmen, wobei die Verhütungsmethode selbst je nach Frau unterschiedliche biologische und psychologische Reaktionen auslöst (siehe oben).

Insofern müssen wir uns also im Moment auf eine individualisierte Hilfe für Frauen beschränken.

10.2 Was tun, wenn eine Frau über sexuelle Schwierigkeiten bei Anwendung einer Verhütungsmethode klagt?

Bislang werden Frauen mit sexuellen Schwierigkeiten bei der Kontrazeption oft alleingelassen. Das ist bedauerlich, weil sich dadurch chronische sexuelle Dysfunktionen entwickeln können, die zu einer langfristigen erheblichen Beeinträchtigung der Lebensqualität beitragen können. Die folgenden Fallbeispiele verdeutlichen, wie eine sorgfältige Beratung dies verhindern kann.

> Frau X. ist eine 26-jährige Studentin. Seit dem 16. Lebensjahr nimmt sie die Pille. Sie kommt zum ersten Mal in unsere Konsultation, um erneut ein Pillenrezept abzuholen. Ich frage sie, ob sie irgendwelche Nebenwirkungen hat. Sie verneint, zögert aber einen Moment. Ich hake nach: »Sie nehmen jetzt schon lange die Pille. Waren und sind Sie immer zufrieden damit?«
>
> Frau X.: »Wenn ich ehrlich bin, habe ich mich manchmal schon gefragt, ob meine Schmerzen beim Verkehr etwas damit zu tun haben?«
>
> Ich ermuntere sie: »Erzählen Sie mir mehr davon!«
>
> Es stellt sich heraus, dass die Patientin seit Beginn ihrer Paarsexualität immer wieder Schmerzen bei der Penetration hatte. Zum einen hatte sie selbst bemerkt, dass sie nicht ausreichend erregt war und die Scheide nicht richtig feucht wurde, bevor ihr Freund in sie eindrang. Zum anderen hatte sie eine Pille benutzt, bei welcher eine Verdünnung der vaginalen Schleimhaut durch die Wirkung des Gestagens auftreten kann, was ebenfalls zu einer erhöhten Empfindlichkeit und Schmerzen führen kann.

Wir besprachen die beiden möglichen Ursachen für die Schmerzen, suchten gemeinsam nach Lösungen und entschieden uns für Folgendes:

1. Sie wird mit ihrem Freund über ihre Bedürfnisse bezüglich adäquater sexueller Stimulation sprechen, die zu ausreichender psychischer und physischer Erregung führt (Vorspiel lange genug, Aufbau des Reizes, des Begehrens, manuelle und orale Stimulation).
2. Ein Wechsel auf eine mehr östrogenbetonte Pille mit günstigerer Wirkung auf die vaginale Schleimhaut.

3. Bei Bedarf Verwendung eines Gleitmittels, eventuell mit einer leichten östrogenen Wirkung.

Frau Y ist 23 Jahre alt. Sie klagt über Pickel und unreine Haut. Sie mag sich selbst nicht und ist überzeugt, dass es ihren Freund abtörnt und dass sie ihn verlieren könnte. In der Sexualität fühlt sie sich unsicher und gehemmt.

Sie hat Angst vor Hormonen, möchte natürlich verhüten. Die bisherigen Versuche, durch Berechnung der fruchtbaren Tage eine Schwangerschaft zu verhüten, haben zu einer ungewollten Schwangerschaft und einem Schwangerschaftsabbruch geführt. Jetzt verhütet das Paar mit Kondom. Die Patientin hat dabei öfter Schmerzen bei der Penetration. Bei näherer Befragung zeigt sich, dass es ihr sehr schwerfällt, ausreichend erregt zu werden (Hemmung wegen der Haut und das Kondom).

Wir besprechen noch einmal die hormonelle Verhütung, die sehr effektiv ist und bei den meisten Präparaten zu einer Verbesserung der Akne führt. Das Risiko für eine Thrombose wird angesprochen, aber es wird deutlich, dass es in ihrem Alter sehr gering ist. Sie verwendet dann diese Pille und bei den Nachkontrollen zeigt sich, dass ihre Akne abgenommen hat und sie sich wesentlich wohler und sicherer fühlt. Sexualität mache ihr mehr Spaß, und es sei leichter, erregt zu werden, sodass es nur noch selten zu Schmerzen komme.

Frau Z. möchte wie alle ihre Freundinnen mit der Pille verhüten, besonders weil sie von der günstigen Wirkung auf die Haut gehört hat. Bei der Nachkontrolle berichtet sie: »Ich fühle mich verändert, mein Körper reagiert weniger, wie abgetörnt.« In ihrer Beziehung hat sich nichts verändert, und ihre Lebenssituation ist dieselbe. Sie kann die Veränderung sehr präzise auf den Beginn der Pilleneinnahme datieren.

Ich gehe davon aus, dass sich bei ihr die geringe Reduktion des eigenen Testosterons tatsächlich als Minderung der sexuellen Rezeptivität bemerkbar macht. Wir besprechen die Alternativen: entweder eine nicht hormonelle Verhütung (Spirale etc.) oder einen Wechsel auf ein anderes Präparat, welches weniger »antiandrogen« ist, d. h. weniger das Testosteron mindert. Sie entscheidet sich für die zweite Option, und bei den Nachkontrollen berichtet sie von einer deutlichen Besserung. Sie fühle sich eigentlich wie zuvor, so als nehme sie gar keine Pille ein.

Die Fallbeispiele zeigen, wie wichtig eine sorgfältige Beratung im Zusammenhang sexueller Schwierigkeiten bei der Verhütung ist. Dazu braucht es etwas Zeit und ein strukturiertes Vorgehen:

1) Die Beschwerden ernst nehmen und eine erste deskriptive Diagnose stellen:
   - Was genau ist beeinträchtigt? Die Libido, die Erregung, der Orgasmus? Treten Schmerzen auf?
   - Seit wann und mit welchen Folgen?
2) Im zweiten Schritt sollten systematisch die möglichen Ursachen exploriert werden. Dabei lassen sich unterscheiden:
   - Allgemeine verhütungsunabhängige Ursachen: Beschwerden, Krankheiten, Medikamente, Beziehung
   - Verhütungsbezogene Ursachen allgemein: Motivation zur Kontrazeption, Rolle des Partners
   - Verhütungsmethode selbst: Welche Wirkungen auf Organe und Endokrinium?
3) Nach Klärung der Ursachen sollten die Ärztin und die Patientin zusammen nach Lösungen suchen, welche der individuellen Situation und Problematik angepasst sind.

Bei *nicht* verhütungsbedingten Ursachen (vorbestehende sexuelle und partnerschaftliche Schwierigkeiten, ambivalenter Kinderwunsch) steht die psychologische bzw. psychosexuelle Beratung im Vordergrund.

Bei neu aufgetretenen Erkrankungen und Störungen wie Depression, Adipositas, Diabetes oder nach Ereignissen wie Geburt oder Operationen bedarf es ebenfalls einer ausführlichen Beratung und Psychoedukation. Die Patientinnen sollten den Einfluss der Störung auf ihre Sexualität verstehen und gemeinsam mit der Ärztin eine Verhütungsmethode suchen, welche der neuen Situation angepasst ist.

Bei neu aufgetretenen sexuellen Schwierigkeiten im Zusammenhang mit dem Beginn der Anwendung insbesondere von hormonellen Verhütungsmethoden sollten die möglichen biologischen Zusammenhänge verstanden werden, und es sollte ein Wechsel der Verhütungsmethode erfolgen.

11 Babypause auch beim Sex? – Sexualität in der Schwangerschaft und nach der Geburt

Sibil Tschudin

Auf die Fragen, was die Sexualität während der Schwangerschaft und nach der Geburt für einen Stellenwert hat, ob sie ausgelebt werden darf oder soll, wie es um die Bedürfnisse von Frau und Mann steht und wie sich die gelebte oder nicht gelebte Sexualität auf beide auswirkt, gibt es viele mehr oder weniger hilfreiche und glaubwürdige Antworten aus unterschiedlichsten Quellen. Sie werden gespeist von kulturell geprägten Vorstellungen, basieren zum Teil auf Vorurteilen und Verdikten und führen somit häufig eher zu Hilf- und Ratlosigkeit, als dass sie in der Not wirklich weiterhelfen.

> Die 43-jährige, aus Italien stammende Romana, Mutter von zwei Kindern, erklärt anlässlich einer Kontrolle ca. zwei Jahre nach der zweiten Geburt auf Nachfrage hin, dass ihr Ehemann und sie keinen Sex mehr miteinander hätten. Beide hätten kaum Lust, sodass dies eigentlich für beide o. k. sei. Bereits nach der ersten Geburt, einer Zangengeburt, bei der es zu einem ausgeprägten Dammriss gekommen war und die Romana als traumatisch erlebt hatte, war die Libido bei ihr längere Zeit deutlich vermindert gewesen. Sie hat den Einstieg ins Berufsleben noch nicht geschafft. Neben den Sprachproblemen, die sich für sie im deutschen Sprachraum ergeben, kam auch sonst immer wieder etwas dazwischen.

In diesem Beitrag sollen die physiologischen und psychologischen Hintergründe dargelegt werden, die Grundlage sind, um die sexuellen Bedürfnisse und eventuellen sexuellen Schwierigkeiten der Frauen und Paare während der Schwangerschaft und nach der Geburt zu verstehen. Darüber hinaus soll aufgezeigt werden, welche Strategien sich als hilfreich erwiesen haben, um Frauen und Paare beim Erleben ihrer Sexualität und dem Umgang mit und der allfälligen Überwindung von sexuellen Problemen in dieser Lebensphase zu unterstützen. Sowohl die sexualtherapeutischen Erfahrungen der Autorin als auch die zur Verfügung stehende Literatur, die in die Ausführungen einfließen, basieren vor allem auf Erkenntnissen zu heterosexuellen Paaren, und die peripartale Sexualität nicht-heterosexueller und nonbinärer Schwangerer ist noch kaum erforscht. Die nachfolgend skizzierten

Fallbeispiele von Romana, Sofia, Melahat und Daniela, auf die im Verlaufe des Textes immer wieder hingewiesen wird, dienen zur Illustration der theoretischen Ausführungen und zur Veranschaulichung ihrer klinischen Umsetzung.

Die 41-jährige Sofia äußert anlässlich einer Kontrolle 4 Monate nach der Geburt ihres zweiten Kindes, dass sie keine sexuelle Lust verspüre, während der Ehemann durchaus das Bedürfnis nach Sexualität zum Ausdruck bringe. Sie stillt noch und verspürt z. T. Schmerzen in der rechten Brust. Die Kontrolle erfolgte in erster Linie, um Sofias psychische Verfassung zu überprüfen, weil sie ein Burn-out während ihrer ersten Schwangerschaft gehabt hatte. Sie hatte auch schon vor und nach der ersten Schwangerschaft an einer Depression gelitten und musste unter anderem medikamentös behandelt werden deswegen.

Die 38-jährige Melahat stammt aus der Türkei, ist aber in der Schweiz aufgewachsen. Sie hat vor 11 Jahren ein Mädchen geboren. Die Geburt war nach ihrem Dafürhalten lang und die Tochter wog 4 kg. Melahat ist schon seit einigen Jahren geschieden. Einer der Hauptgründe, warum ihr Mann sie verlassen habe, sei gewesen, dass er nach der Geburt beim Geschlechtsverkehr nichts mehr gespürt habe. Auch Melahat selbst spürt seither »nichts« mehr. Sie ist der Ansicht, dass ihre Scheide zu weit geworden sei. Alle vier Männer, mit denen sie in den letzten Jahren Sex gehabt habe, hätten ihr ebenfalls mitgeteilt, dass sie zu weit sei. Sie ist in großer Sorge, dass sie wegen dieser anatomischen Auffälligkeit keinen Partner mehr findet.

Die 31-jährige Daniela beklagt zwei Jahre nach der Geburt ihrer Tochter, die per Kaiserschnitt infolge Geburtsstillstandes zur Welt gekommen ist, dass sie den Sex nicht mehr genießen könne und keinen Orgasmus mehr habe. Sie führt dies auf ihre seit der Geburt als zu weit empfundene Vagina zurück. Zudem ist sie auch der Ansicht, dass ihre Schamlippen zu groß sind. Die gynäkologische Untersuchung ergibt keinen Befund, wie z. B. eine Senkung, bei dem eine operative Maßnahme sinnvoll wäre, und die Schamlippen sind in Anbetracht ihrer anatomischen Variabilität nicht abnorm groß.

11.1 Sexualität und Veränderungen während der Schwangerschaft und nach der Geburt

Sexuelle Bedürfnisse auf befriedigende Weise ausleben zu können, wird als eine integrale Komponente des heutigen, umfassend verstandenen Begriffs Gesundheit angesehen (Bitzer a. Alder 2000). Die Sexualität ist das ganze Leben über ein Thema, wobei der Stellenwert über die Zeit hinweg und auch von Individuum zu Individuum stark variieren kann. Bei Frauen sind insbesondere die Schwangerschaft und das Wochenbett Phasen, in denen einschneidende körperliche und seelische Veränderungen vor sich gehen, die auch auf die Sexualität einen Einfluss haben. Reamy und White wiesen bereits in den 1980er Jahren des letzten Jahrhunderts darauf hin, dass die reproduktive Gesundheit einer Frau unter anderem davon abhängt, ob sie

- ihre Sexualität auch während der Schwangerschaft und nach einer Geburt genießen kann,
- sich während der Schwangerschaft sicher fühlt,
- ein gesundes Kind zur Welt bringt,
- eine kompetente Mutter wird und
- eine emotional befriedigende Beziehung zu ihrem Partner und dem Kind hat (Reamy a. White 1987).

Während der Schwangerschaft und in der Postpartalzeit ist die Frau mit biopsychosozialen Veränderungen konfrontiert (s. auch Tab. 3 und 4). Diese können als destabilisierend erlebt werden, Stress und Krise auslösen und Adaptationsprozesse erforderlich machen, u. a. auch in der Sexualität (Bitzer a. Alder 2000). Gestaltet sich die Anpassung diesbezüglich erfolgreich, so kann sich die sexuelle Befriedigung allenfalls intensivieren (Johnson 2011).

biologisch	**psychisch**	**partnerschaftlich und familiär**	**körperlich**
hormonell: Anstieg des Östrogens und Progesterons Abfall der Gonadotropine *strukturell:* Auflockerung des Bindegewebes, der Bänder und des Beckens *funktionell:* Verlangsamung der Darmfunktion, Erhöhung der Blasenreaktivität	irreversible Lebensveränderung wechselhafte Gefühle (Freude und Stolz vs. Sorge und Angst) wechselhafte Bedürfnisse (Autonomie vs. Verantwortlichkeit)	Neuorientierung und Adaptation in der Partnerschaft Neupositionierung innerhalb der Familie	Integration der körperlichen Veränderungen ins eigene Körperbild

Tab. 3: Biopsychosoziale Veränderungen während der Schwangerschaft (Bitzer a. Alder 2000)

biologisch	**psychisch**	**partnerschaftlich und familiär**	**körperlich**
hormonell: Abfall des Östrogens und Progesterons Anstieg des Prolaktins	4 Phasen Phase I: Geburt – Schmerz – erster Kontakt	Übergang zur Elternschaft (von der Dyade zur Triade)	Akzeptanz der Tatsache, dass der Körper nicht mehr wie in der Schwangerschaft, aber auch nicht mehr wie in der Zeit davor ist
strukturell: Dammschnitt Geburtsverletzungen Milcheinschuss	Phase II: Erschöpfung – Krise	Aufnahme des neuen Familienmitglieds	
Komplikationen: Entzündungen/Infektionen von Brust und Gebärmutter	Phase III: Herausforderung im Hinblick auf die Anpassung Phase IV: Eingewöhnung in die neue Rolle		

Tab. 4: Biopsychosoziale Veränderungen postpartal (Bitzer a. Alder 2000)

Wenn die Anpassung nicht erfolgreich ist, kann sie hingegen zu sexuellen Schwierigkeiten führen, die sich mittel- und langfristig auf die sexuelle und psychische Gesundheit auswirken können, wie dies der Fall von Romana veranschaulicht.

> Ein traumatisches Geburtserlebnis hat die Regeneration nach der Geburt erschwert, die daraus resultierende Lustlosigkeit hat sich chronifiziert. Romana hat nicht mehr Fuß fassen können im Beruf, und die nicht erfolgreiche Adaptation hat schließlich zur Depression geführt.

Vorbestehende sexuelle Probleme können sich während der Schwangerschaft und in der Postpartalzeit verstärken und das Risiko erhöhen, dass es zu körperlichen und seelischen Komplikationen kommt. Dies können multiple körperliche Beschwerden während der Schwangerschaft, generelle Müdigkeit sowie Stress im Zusammenhang mit vorzeitigen Kontraktionen und daraus resultierende Spitalaufenthalte sein (Bitzer a. Alder 2000).

11.2 Untersuchungen zu den Auswirkungen von Schwangerschaft und Postpartum auf die Sexualität

In einer systematischen Recherche und Analyse von in der zweiten Hälfte des letzten Jahrhunderts publizierten Studien konnte von Sydow (1999) feststellen, dass sich der Fokus der Untersuchungen im Laufe der Zeit geändert hat und sich drei Phasen voneinander unterscheiden lassen:

Phase I (1950 bis 1980): Wie viel Sex ist während der Schwangerschaft erlaubt?
Phase II (1980er-Jahre): Wer hat Sex während der Schwangerschaft?
Phase III (1990er-Jahre): Wie entwickelt sich das Ehe- und Sexleben, wenn ein Paar zu Eltern wird?

Die Frühphase der Studien war also mehrheitlich von einer quantitativen und sich an der Funktion orientierenden Herangehensweise geprägt. Im Verlauf der Zeit scheint sich eine Hinwendung zu einer sich mehr an der Qualität und Interaktion orientierenden Forschung vollzogen zu haben. Allerdings war nur gut ein Drittel der insgesamt 59 analysierten Studien longitudinal, nur 44 % bezogen auch die Zeit nach der Geburt mit ein, und weniger als ein Drittel erfasste einen Zeitraum, der über drei Monate postpartum hinausging. Auch wenn es sich z. T. um Interviews handelte, so waren die meisten Resultate rein quantitativ, und bei Studien zur Sexualität sind immer die z. T. geringe Rücklaufquote und durch mögliche Tabus bedingte fehlende Antworten zu berücksichtigen (von Sydow 1999).

Basierend auf diesen Studienresultaten und solchen, die zu Beginn des 21. Jahrhunderts publiziert wurden, können dennoch einige richtungweisende Aussagen gemacht werden, die sich wiederum durch neuere Reviewarbeiten bestätigen ließen (von Sydow 1999; Serati et al. 2010; Johnson 2011; Jawed-Wessel u. Jevik 2017; Grussu et al. 2021). Einen Überblick über die wichtigsten Erkenntnisse, unterteilt in die einzelnen Abschnitte der Schwangerschaft und die Postpartalzeit, gibt Tabelle 5. Sie macht deutlich, dass physiologische Veränderungen während der Schwangerschaft sich auf das sexuelle Reaktionsvermögen auswirken und entsprechend auch dazu beitragen, dass sich Lust und Interesse an der Sexualität verändern. Allerdings zeigt sich dabei eine große Variabilität zwischen den einzelnen Frauen und Paaren, während gleichzeitig beim Individuum eher Stabilität und Konstanz vorherrschen. Das Bedürfnis nach Zärtlichkeit bleibt im Allgemeinen gleich oder nimmt gar etwas zu im Verlauf der Schwangerschaft. Auch die bevorzugten sexuellen Aktivitäten bleiben in der Regel dieselben, ebenso wie die bevorzugte Art, zum Orgasmus zu kommen, während das Bedürfnis nach vaginaler Stimulation eher etwas in den Hintergrund tritt. Bei vielen Paaren ist es so, dass die Männer vor, während und nach der Schwangerschaft mehr Initiative zeigen als die Frauen.

	Erstes/zweites Trimenon	**Drittes Trimenon**	**Postpartal**
Genitale Reaktion	Gesteigerte Durchblutung, Lubrifikation und Orgasmus	Vaginale Kontraktionen schwächer	Erregbarkeit reduziert Orgasmus weniger intensiv (bei 40–50 % bis zu 6–12 Monate andauernd)
Sexuelles Interesse, Initiative und Einstellung	Unverändert oder leicht reduziert	Deutlicher Abfall gegen Ende des 3. Trimenons	Vermindertes Interesse bis 3–4 Monate postpartum, anschliessend sehr unterschiedlich
Sexuelle Aktivität	Konstant oder leicht reduziert	Deutlicher Rückgang	Wiederaufnahme – bei 9–17 % vor der 6. Woche post partum – bei 95–100 % bis zum 7. Monat pp
Sexuelle Probleme	Sorge, dem Kind zu schaden Dyspareunie (22–50 %)	Irritation durch Kontraktionen des Uterus Schwierigkeiten bzgl. Stellungen beim Geschlechtsverkehr Sorge bzgl. mangelnder Attraktivität und betreffend die sexuelle Befriedigung des Partners	Ängste vor dem ersten Geschlechtsverkehr bei ca. 2/3 der Frauen und 1/3 der Männer Schwierigkeiten mit dem ersten Geschlechtsverkehr bei 40 % der Frauen Dyspareunie – beim ersten Geschlechtesverkehr 50 % – nach 6 Monaten 16 % bei nichtstillenden resp. 36 % bei stillenden Frauen – nach 13 Monaten 22 %

Tab. 5: Sexualität, sexuelle Veränderungen und Probleme während der Schwangerschaft und postpartal gemäß Studienresultaten (von Sydow 1999; Bitzer a. Alder 2000; Fox, Gelber a. Chasen 2008; Abdool, Thakar a. Sultan 2009)

Die Mehrheit der Paare hat bis zum siebten Schwangerschaftsmonat Geschlechtsverkehr, während ca. 10 % der Frauen ab Nachweis der Schwangerschaft keinen Koitus mehr wollen (von Sydow 1999). Insgesamt ist die Koitusfrequenz aber im ersten Jahr postpartal geringer als in der Schwangerschaft. Nichtgenitaler Körperkontakt nimmt ab dem sechsten Schwangerschaftsmonat und bis drei Jahre postpartal stetig ab. Dies mag unter anderem daran liegen, dass das Bedürfnis nach körperlicher Nähe zum Teil durch den engen Körperkontakt mit dem Säugling und Kleinkind für die Mutter, aber auch für den Vater weitgehend abgedeckt ist. Körperkontakt mit dem Kind kann durchaus auch mit erotischen Gefühlen einhergehen. Dies ist im Speziellen beim Stillen der Fall. 30–50 % der Mütter machen solche Erfahrungen, etwa 25 % empfinden Schuldgefühle infolge der Erregung, einige erleben gar einen Orgasmus oder hören aufgrund dieser Erfahrungen auf zu stillen (von Sydow 1999).

Sexuelle Probleme während der Schwangerschaft und nach der Geburt

Ursachen und Art der sexuellen Probleme: Sexuelle Schwierigkeiten können einerseits durch Verunsicherung verursacht sein, so zum Beispiel durch die Sorge der Frau oder auch des Mannes, dem Kind zu schaden, andererseits sind sie zum Teil einfach bedingt durch die körperlichen Veränderungen (Serati et al. 2010). Diese können die Möglichkeiten, die Sexualität auszuleben, einschränken und z. T. auch im eigentlichen Sinn Schmerzen bereiten. Insgesamt sind Schmerzen beim Geschlechtsverkehr das häufigste sexuelle Problem, gefolgt von Libidomangel und Orgasmusstörungen (Abdool, Thakar a. Sultan 2009). Durch die Schmerzen kommt eine Vermeidungshaltung in Gang, die sich gerade, wenn es darum geht, nach der Geburt wieder sexuell aktiv zu werden, bemerkbar machen kann. Gemäß einer systematischen Review zur Auswirkung von peripartaler, mütterlicher Morbididtät auf die Sexualität, haben Frauen mit höhergradigen Dammverletzungen länger anhaltender Dyspareunie, wobei die Differenz zu den Frauen mit geringerer oder keiner Verletzung drei Monate nach der Geburt am größten war (Andreucci et al. 2015). Weniger als 15 % der Paare erachten die Sexualität nach der Geburt als überhaupt nicht problematisch (von Sydow 1999). Bei all denjenigen, die keine gute Erfahrung machen beim ersten Koitus postpartal, besteht die Gefahr, dass sie dem Geschlechtsverkehr in der Folge aus dem Weg gehen. Mehr als die Hälfte der Frauen haben beim ersten Koitus zumindest gewisse Schmerzen. Deren Prozentsatz sinkt innerhalb der ersten sechs Monate deutlich, etwas mehr und rascher bei Frauen, die nicht stillen (von Sydow 1999; Serati et al. 2010). Diese haben früher wieder einen Zyklus und dementsprechend höhere Östrogenspiegel, was sich positiv auf die Trophik der Vaginalhaut auswirkt. Umgekehrt können sich Probleme mit der Brust, wie sie beim Stillen häufig auftreten, negativ auswirken.

Bei Sofia haben die Brustschmerzen noch zur sexuellen Lustlosigkeit beigetragen, auch wenn die psychische Vorbelastung sicher in erster Linie maßgebend war.

Bei Melahat wiederum haben die körperlichen Veränderungen dazu geführt, dass sie beim Sex weniger empfindet und sich auch als sexuell weniger begehrenswert erachtet.

Bei Daniela ist die Situation ähnlich. Beachtenswert ist hier, dass sie, obwohl sie einen Kaiserschnitt hatte, Veränderungen im Bereich von Vagina und Vulva beklagt.

Mittlerweile belegen einige Studien, dass ein Kaiserschnitt nicht protektiv ist im Hinblick auf sexuelle Probleme nach einer Geburt (Lurie et al. 2013; Yeniel a. Petri 2014). Insgesamt scheint sich die sexuelle Beziehung bei etwa einem Drittel der Paare zu verschlechtern und sexuelle Probleme sind 3–4 Jahre nach der Geburt des ersten Kindes am stärksten ausgeprägt.

Wer hat sexuelle Probleme während der Schwangerschaft und nach der Geburt? Von Sydow hat in ihrer Studienanalyse auch geprüft, ob sich Risikofaktoren für sexuelle Probleme identifizieren lassen, d. h., ob Paare in Abhängigkeit von ihrem soziodemografischen Hintergrund, ihrem körperlichen und psychischen Gesundheitszustand und der Qualität ihrer Partnerschaft mehr oder weniger zu sexuellen Schwierigkeiten neigen (von Sydow 1999). Abgesehen davon, dass die Koitusfrequenz bei unverheirateten Paaren weniger abnahm als bei verheirateten, zeigten sich keine Einflüsse von soziodemografischen Parametern. Paare, die relativ lange brauchten, bis die Frau schwanger wurde, haben weniger häufig Geschlechtsverkehr. Keine oder wenig körperliche Beschwerden während der Schwangerschaft wiederum korrelieren mit häufigerem Koitus. Psychische Beschwerden, v. a.

Depressionen und auch emotionale Labilität während der Schwangerschaft und postpartal, sind negativ assoziiert mit sexuellem Interesse und sexueller Aktivität.

Bei Sofia ist das klar ersichtlich, aber auch bei Romana zeigt sich dies im Verlauf: Als sie ein Jahr später zu einer neuerlichen frauenärztlichen Kontrolle kommt, besteht ein deutlicher Partnerschaftskonflikt und sie leidet an Symptomen einer Depression.

Die beiden Fallbeispiele machen deutlich, dass meistens verschiedene Faktoren zur Entstehung und zum Weiterbestehen der sexuellen Störung beitragen (Yeniel a. Petri 2014).

Bei beiden Geschlechtern zeigt sich eine Verbindung zwischen der Qualität der Partnerschaft und der sexuellen Zufriedenheit. Eindrücklich wird dies bei Daniela erkennbar.

Der Vater von Danielas Tochter ist 19 Jahre älter und hat mit seiner Ehefrau zwei Kinder. Zwar lebt er seit Jahren mit Daniela zusammen, aber die Beziehung ist weiterhin nicht klar definiert. Dies trägt sicher entscheidend dazu bei, dass sich Daniela als sexuell unattraktiv und unzureichend einstuft.

Eine befriedigende Sexualität vor und die Aufrechterhaltung der sexuellen Aktivität während der Schwangerschaft ist ebenfalls prädiktiv für eine befriedigende sexuelle Beziehung in der Zeit nach der Geburt eines Kindes (van Brummen et al. 2006; Yildiz 2014). Je attraktiver sich eine Frau während der Schwangerschaft fühlt, desto sexuell aktiver ist sie. Einen entscheidenden Einfluss scheint auch die nach der Geburt praktizierte Kontrazeption zu haben: Mütter, die ihrer Verhütungsmethode trauen, finden rascher wieder zu einer befriedigenden Sexualität (s. auch Kap. 10).

11.3 Erkennen und Abklären von sexuellen Schwierigkeiten

Wie bereits eingangs erwähnt, machen Schwangerschaft und Elternschaft Adaptationsprozesse im Allgemeinen und bezüglich der Partnerschaft und Sexualität im Speziellen notwendig. Wird die Herausforderung gemeistert und ist die Adaptation erfolgreich, so kann für ein Paar eine Bereicherung daraus resultieren. Information und

Aufklärung durch Fachpersonen können dabei einen hilfreichen Beitrag leisten (Serati et al. 2010; Johnson 2011; Grussu et al. 2021). Gestaltet sich die Adaptation schwierig, so besteht die Gefahr, dass sich anhaltende partnerschaftliche und sexuelle Probleme entwickeln, die sich chronifizieren können. Entsprechend wichtig ist es, dass solche Schwierigkeiten erkannt werden und Hilfe angeboten wird, um sie anzugehen. Den Frauenärzt:innen, die die Frauen während der Schwangerschaft betreuen und auch bei der postpartalen Nachkontrolle sehen, kommt da eine wichtige Rolle zu. Sie können auf sexuelle Schwierigkeiten hin screenen, diese erkennen und ihr Ausmaß erfassen. Neben einer routinemäßigen Nachfrage bieten sich Fragen der Schwangeren dazu an, die Sexualität anzusprechen, oder es kann eine symptombezogene Herangehensweise gewählt werden (siehe Tab. 6).

1. *Fragen seitens der Schwangeren* rund um Schwangerschaft und Geburt Gelegenheit, das Thema in edukativer Weise einzubringen Frage nach Erfahrungen und Erwartungen
2. *Symptombezogene Herangehensweise:* Nachfragen, inwiefern sich gewisse Beschwerden auf die Lust und sexuelle Aktivität auswirken
3. *Screening:* Screening-Frage während der routinemässigen Betreuung: Mit dem Partner darüber gesprochen? Gefühle und Wünsche des Partners?

Tab. 6: Herangehensweise beim Thematisieren der Sexualität während der Schwangerschaft und postpartal durch Frauenärzte

Ergeben sich Hinweise auf ein sexuelles Problem, so gilt es dieses näher zu ergründen und das Ausmaß und den Stellenwert der Störung zu erfassen. Dafür eignen sich folgende Fragetechniken:

- *Offene Fragen zum Einstieg:* Sie haben gesagt, dass es seit der Geburt Ihres Sohnes Schwierigkeiten gibt mit der Sexualität bei Ihnen und Ihrem Mann. Können Sie mir etwas genauer schildern, wie sich das zeigt?
- *Gezielte Fragen zum Verhalten:* Sagen wir, Ihr Mann signalisiert Ihnen, dass er Lust hat. Was machen/sagen Sie dann?
- *Fragen zu den Gefühlen und Überlegungen:* Haben Sie sich schon gefragt, ob Ihr Mann Sie verlassen könnte, wenn Sie noch länger keinen Sex mehr haben zusammen? Macht Ihnen das Angst?
- *Fragen zu den Erwartungen:* Was denken Sie denn, sollte sich ändern? Was erwarten Sie von Ihrem Partner?
- *Fragen zur Interaktion mit dem Partner:* Gibt es Momente, wo Sie und Ihr Mann Zeit finden, (über die sexuellen Schwierigkeiten) miteinander zu sprechen?

Um das sexuelle Problem in seiner ganzen Dimension zu erfassen und zu verstehen, gilt es die verschiedenen Faktoren, die zur Entstehung beigetragen haben, zu identifizieren. Dabei sind prädisponierende, auslösende und aufrechterhaltende Faktoren voneinander zu unterscheiden.

Genaueres Nachfragen ergab bei Daniela z. B, dass sie 7 Jahre zuvor eine Krise mit Depression und Suizidversuch gehabt hatte.

Hilfreich und anschaulich ist es, die verschiedenen Faktoren in der Neunfelder-Tafel aufzulisten. Tabelle 7 zeigt dies exemplarisch für den Fall von Melahat.

Problem: »mangelndes sexuelles Empfinden bei zu weiter Scheide seit der Geburt der Tochter«			
	Biologisch	Psychologisch	Interaktionell/ sozial
Vorbestehend	Keine Vorerkrankungen	Keine psychischen Belastungen in der Vorgeschichte Gespräche über Sexualität tabu	Migrationshintergrund, stammt aus der Türkei
Auslösend	Lange, schwere Geburt einer 4 kg schweren Tochter	Enttäuschung über das Verhalten des Partners	Scheidung, wobei das sexuelle Problem scheinbar maßgebend war
Erhaltend	*In der gynäkologischen Untersuchung ist der Scheideneingang etwas klaffend, der Tonus der Beckenbodenmuskulatur vermindert und Melahat kann diese nicht aktiv anspannen**	*Verunsicherung, Verzweiflung, beeinträchtigter Selbstwert**	Kein Partner Seit Scheidung mehrere kurze Bekanntschaften, wobei alle diese Partner die Vagina als zu weit einstuften

* Ansatzpunkte für therapeutische Intervention und Veränderung

Tab. 7: Neunfelder-Tafel (illustriert am Beispiel von Melahat)

Die Faktoren derart zu veranschaulichen, ist oft sowohl für die Behandelnden/Betreuenden als auch für die Betroffenen sehr erhellend. Insbesondere dient diese Auflistung dazu, Faktoren, die als gegeben anzunehmen sind, von solchen zu unterscheiden, die beeinflusst und verändert bzw. behandelt werden können. Gleichzeitig kann genaues Nachfragen auch Erfahrungsdefizite, Wissenslücken und selbstauferlegte Beschränkungen offenlegen.

Melahat z. B. kann sich nicht klar äußern dazu, ob sie weiterhin einen Höhepunkt erlebt, meint einfach, dass sie auf jeden Fall Lust hätte. Sie deklariert zudem, dass orale und digitale Stimulation ihr nichts sagen.

11.4 Therapiebedarf und Therapie bei sexuellen Schwierigkeiten

Ob bei sexuellen Problemen ein Therapiebedarf besteht, hängt in erster Linie vom subjektiv empfundenen Leidensdruck ab. Er ist in der Regel auch maßgebend dafür, ob seitens der Betroffenen die nötige Energie mobilisiert werden kann, um eine Veränderung anzustreben. Wer für die Behandlung zuständig ist, ist einerseits von der Art und dem Ausmaß der Störung abhängig, andererseits aber auch von der Kompetenz und Erfahrung der Betreuenden. Wenn Frauenärzt:innen Information und Aufklärung im Sinne der Psychoedukation und auch erste darüber hinausgehende therapeutische Schritte übernehmen können, so ist dies sicher ein niederschwelliges Angebot, das vielen Betroffenen entgegenkommt. Das Vertrauensverhältnis ist schon gegeben und zumindest ein Teil der Begleitumstände bekannt. Das Gleiche gilt für andere eine Schwangere und Wöchnerin betreuende Fachpersonen, wie z. B. Hebammen, sei es in der Geburtsvorbereitung oder bei der Begleitung im Wochenbett. Andererseits kann auch eine Fachperson bevorzugt oder notwendig werden, die exklusiv für das sexuelle Problem zuständig ist und sich mit der Frau oder auch dem Paar in erster Linie damit auseinandersetzt.

In der Regel bietet sich ein Ansatz an, bei dem schrittweise vorgegangen wird. Genau dies bezweckte Annon (1976) mit dem von ihm entwickelten PLISSIT-Modell (s. Abb. 27). Von der *Psychoedukation* (Permission und Limited Information) über eine individuell angepasste *problem-zentrierte Vorgehensweise* (Specific Suggestions) hin zu einer *umfassenden Psychotherapie* (Intensive Therapy).

Therapeutische Ansätze: Vorgehen nach dem PLISSIT-Modell

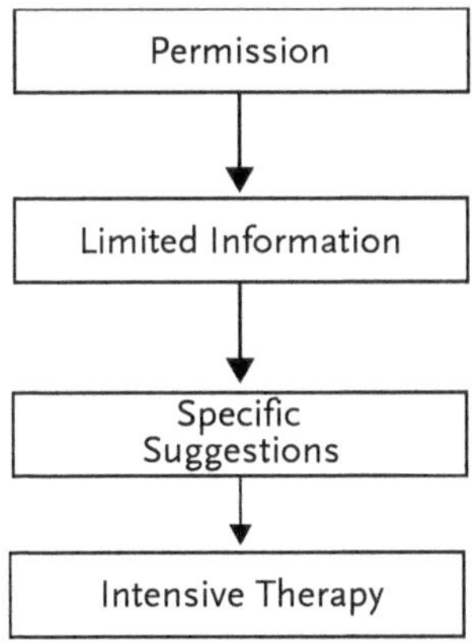

Abb. 27: PLISSIT-Modell – Behandlungs- und Therapiekonzept als fließendes Stufenmodell (Annon 1976)

1) *Psychoedukation* (Permission und Limited Information)
»Aufklären und Entlasten«: Vielfach sind bei den Betroffenen Fehlvorstellungen und -erwartungen vorhanden. In diesen Fällen ist es entscheidend, aufzuklären und zu entlasten. Dazu dienen nicht selten auch Hinweise auf die zu erwartenden und dementsprechend auch »normalen« Veränderungsprozesse und auf die Adaptationsleistungen, die während der Schwangerschaft und nach der Geburt notwendig werden. Informationen über die weiter oben dargelegten Erkenntnisse, wie es Paaren im Allgemeinen geht oder gehen kann, können dabei sehr entlastend sein. Ebenso ist es wichtig, auf die individuell sehr unterschiedlichen Bedürfnisse hinzuweisen und die Frau oder das Paar aufzufordern, die eigenen Bedürfnisse zu formulieren. Aufbauend darauf kann die Frau oder idealerweise das Paar darin unterstützt werden, Ziele zu formulieren, die angestrebt werden sollen. Dabei ist gerade in der Postpartalzeit vor allem darauf zu fokussieren, dass das Paar sich gelegentlich »Inseln« schafft, in denen neben der Elternschaft auch die Partnerschaft wieder etwas gelebt werden kann. Sehr entlastend ist in der Regel der Hinweis, dass die ersten Monate mit einem Neugeborenen eine echte körperliche Herausforderung darstellen und nicht selten an die Grenzen zur Erschöpfung führen können.

Für Romana war sicher die Bestätigung, dass eine traumatisch erlebte Zangengeburt eine längere Erholungszeit nach sich ziehen kann, sehr wichtig und für Sofia die Nachfrage, ihre psychische Verfassung betreffend.

»Nachher ist nicht wie vorher«: Die Schwangerschaft und die daraus resultierende Mutterschaft führen – wie bereits erwähnt – zu nicht reversiblen biopsychosozialen Veränderungen. Dieser Prozess hinterlässt Spuren, die nicht nur erfreulich sind und positiv bewertet werden, gerade was gewisse körperliche Veränderungen anbelangt. Bekundet eine Frau Mühe damit, so ist es wichtig,

- diese Veränderungen daraufhin zu überprüfen, ob es sich um behandlungsbedürftige Heilungs- und Regenerationsprobleme handelt. Ist dies der Fall und bestehen Behandlungsmöglichkeiten, die erfolgversprechend sind, sollten diese der Betroffenen angeboten und zugänglich gemacht werden.
- darauf hinzuweisen, dass körperliche Veränderungen in Abhängigkeit von ihrem Ausmaß als normale Folgen von Schwangerschaft und Geburt einzustufen sind.
- die Frau darin zu unterstützen, dass sie die Veränderungen in ihr Körperbild integrieren und als Teil ihrer Körpergeschichte akzeptieren kann (zur Arbeit mit dem Körperbild s. auch Kap. 7).

Gerade bei Daniela, bei der sich keine Veränderung gezeigt hat, die als medizinisch behandlungs- oder gar operationsbedürftig einzustufen wäre, erwies es sich als entscheidend, sie darin zu unterstützen, sich wieder weniger kritisch und missbilligend wahrzunehmen und den Blick für Spuren am Körper zu öffnen, die positiv bewertet werden können.

»Das sexuelle Repertoire und dessen Erweiterung«: Wie oben dargelegt, haben die zur Verfügung stehenden Studien zwar gezeigt, dass sowohl die bevorzugten sexuellen Aktivitäten als auch die bevorzugte Art, zum Orgasmus zu kommen, während der Schwangerschaft und nach der Geburt in der Regel dieselben bleiben. Gleichzeitig kann eine mangelnde Flexibilität und Experimentierfreudigkeit, wenn eine Anpassung und Integration z. B. einer körperlichen Veränderung notwendig wäre, sich als hinderlich und blockierend erweisen. In solchen

Situationen können Anregungen zum Experimentieren angezeigt und hilfreich sein.

> Bei Melahat, die beim Koitus nichts mehr spürt, aber orale und digitale Stimulation ablehnt, könnten Anregungen hilfreich sein, wobei bei ihr erschwerend dazu kommt, dass sie gar keinen festen Partner hat.

2) *Problemzentrierte Vorgehensweise* (Specific Suggestions)
Nach der Identifikation der Problematik, zum Beispiel unter Zuhilfenahme der Neunfelder-Tafel, werden der Betroffenen zielgerichtete Interventionen vorgeschlagen und deren jeweilige Möglichkeiten und Grenzen dargelegt. Im Falle einer durch die Geburtsverletzung bedingten Dyspareunie könnten dies eine östrogenhaltige Creme und die Anleitung zur Dammmassage sein.

> Bei Melahat mit ihrer als zu weit empfundenen Vagina und mangelhaftem Tonus des Beckenbodens bot sich Beckenbodentraining unter physiotherapeutischer Anleitung an. Sie ging – allerdings mit recht großer Skepsis – auf diesen Vorschlag ein.

Heutzutage ist naheliegend, dass Patientinnen mit Beschwerden, wie diejenigen von Melahat, auch nach operativen Eingriffen zur Straffung der Vagina fragen. Die Nachfrage nach und Vornahme von solchen kosmetischen Operationen haben in den letzten Jahren – auch geschürt durch entsprechende Hinweise in den Medien – stark zugenommen. Zwar zeigen gemäß einer 2024 publizierten systematischen Review diverse Studien einen Anstieg der sexuellen Zufriedenheit nach einem solchen Eingriff, aber die Qualität der Studien ist z. T. mangelhaft und die möglichen Komplikationen solcher Eingriffe, wie auch eine postoperative Dyspareunie sind zu bedenken und bei der Beratung unbedingt zu thematisieren (Alavi-Arjas et al. 2025).

Strategien der Selbstfürsorge können bei erschöpfungsbedingtem Libidoverlust hilfreich sein. Zwischendurch bewusst etwas sich selbst zuliebe tun, sich, wenn die Kinder schlafen, ebenfalls einen Moment Ruhe gönnen oder sich einmal einen Massagetermin organisieren – all dies vermag dazu beizutragen, dass Lust im Allgemeinen und bei der Sexualität wieder keimen können. Stehen partnerschaftliche

Probleme im Zentrum, sollte wenn möglich der Partner einbezogen werden und eine Paarberatung erfolgen.

3) *Psychotherapie (Intensive Therapy)*

Handelt es sich um eine Störung, die bereits vor der Schwangerschaft bestanden hat, so ist in der Regel eine längere intensive Sexualtherapie notwendig, sofern die Patientin dies wünscht. Ein Beispiel dafür sind Frauen mit langjährigem Vaginismus. Bei ihnen können heutzutage reproduktionsmedizinische Maßnahmen herangezogen und ein Kaiserschnitt vorgenommen werden, um das Problem zu umschiffen. Dies zu wissen, kann einerseits für das Paar entlastend sein, andererseits ist damit das sexuelle Problem aber noch nicht gelöst.

In Anbetracht der Häufigkeit peripartaler affektiver Störungen können sexuelle Probleme wie Libidoverlust auch Symptom einer Depression sein. Es ist generell wichtig, bei sexuellen Problemen zu überprüfen, ob eine psychische Störung mitverantwortlich oder verursachend sein könnte. Gerade in solchen Fällen ist es naheliegend zu prüfen, ob die Patientin einer Psychotherapie und eventuell auch einer medikamentösen Therapie z. B. mit Antidepressiva bedarf.

Therapeutischer Prozess: Ganz entscheidend für den Therapieverlauf und -erfolg bei der Behandlung sexueller Störungen ist die Bereitschaft und Motivation der Patientin, in den Prozess einzusteigen und dabeizubleiben. Nicht selten kommt es zu Therapieabbrüchen oder -unterbrechungen, wenn für die Betroffenen spürbar wird, dass ihr Engagement gefordert ist und dass Veränderungen auch Risiken und Unbekanntes mit sich bringen. Vor allem in den ersten ein bis zwei Jahren nach einer Geburt mag die zusätzliche zeitliche Inanspruchnahme durch eine Sexualberatung oder -therapie manchen zu hoch sein oder scheinen, sodass sie sich nicht oder nur schwer darauf einlassen. So war es bei Romana und Sofia:

Erst die Schwierigkeiten in der Partnerschaft veranlassten Romana und Sofia, ihr Problem, den Libidomangel, zu benennen. Da die bestehende Problematik bei beiden sehr komplex war und die depressive Symptomatik sich als behandlungsbedürftig erwies, war dann jeweils der erste Schritt, eine Psychotherapie einzuleiten bzw. wieder zu aktivieren.

Melahat zeigte wenig Bereitschaft, ihr Problem und dessen Hintergründe zu reflektieren oder eine psychogene resp. psychosoziale Komponente anzuerkennen. Da zudem eine offensichtliche Beckenbodenschwäche bestand, war eine auf diese körperliche Problematik ausgerichtete Herangehensweise naheliegend. Melahat war dann auch mit dem Vorschlag einverstanden, ein auf die Verbesserung der Wahrnehmung im Bereich von Beckenboden und Vagina ausgerichtetes Training bei einer dafür spezialisierten Physiotherapeutin auszuprobieren.

In Fällen, die so komplex sind wie der von Daniela, ist sicher ein kombiniertes Vorgehen angezeigt, bei dem sowohl die vorbestehende psychische Problematik als auch die körperlichen Veränderungen bei der Behandlung ernst genommen und berücksichtigt werden müssen.

Fazit

Schwangerschaft und Geburt wirken sich auf die Sexualität der Frau und auch des Mannes aus und machen Adaptationsprozesse erforderlich. Laufen diese erfolgreich ab, so kann sich dies durchaus bereichernd auswirken. Fachpersonen, die in die Betreuung von Schwangeren und Wöchnerinnen involviert sind, können durch Information und Edukation eine wichtige präventive Aufgabe wahrnehmen. Manifeste sexuelle Störungen sind in der Regel multifaktoriell bedingt. Dies sollte bei der Abklärung und Erfassung des Problems wie auch bei der Therapie berücksichtigt werden. Klares Benennen und konkrete Empfehlungen können gelegentlich sehr hilfreich und entlastend sein, gleichzeitig ist eine individuell angepasste Vorgehensweise gerade in der Sexualität, die ein sehr intimes Thema ist und bei der eine große Variabilität zwischen den einzelnen Frauen und Paaren besteht, unabdingbar.

Literatur

Abbruzzese, E. u. U. Kübler (2013): Verhaltensanalyse in der Verhaltenstherapie. *Verhaltenstherapie* 23 (2): 108–116.

Abdool, Z., R. Thakar a. A. H. Sultan (2009): Postpartum female sexual function. *European journal of obstetrics, gynecology, and reproductive biology* 145 (2): 133–137.

Abramović, M. (2005): Balkan. Erotic. Epic. Verfügbar unter: http://www.dailymotion.com/video/xk7mo_balkan-erotic-epic-marina-abramovic_creation [13.3.2015].

Alavi-Arjas F., M. P. Goodman, M. Simbar, H. Alavi Majd, F. Nahidi a. F. Rastegar (2025): The effect of vaginal tightening surgery on sexual function: a systematic review. International Urogynecology Journal 36: 11–24.

Ålgars, M., P. Santtila, P. Jern, A. Johansson, M. Westerlund a. N. K. Sandnabba (2011): Sexual Body Image and Its Correlates: A Population-Based Study of Finnish Women and Men. *International Journal of Sexual Health* 23 (1): 26–34.

Andreucci, C. B., J. C. Bussadori, R. C. Pacagnella, D. Chou, V. Filippi, L. Say a. J. G. Cecatti on behalf of the Brazilian COMMAG Study Group and the WHO Maternal Morbidity Working Group (2025): Sexual life and dysfunction after maternal morbidity: a systematic review. *BMC Pregnancy and Childbirth* 15: 307.

Annon, J. (1976): The PLISSIT model: A proposed conceptual scheme for the behavioral treatment of sexual problems. *Journal of Sex Education and Therapy* 2 (2): 1–15.

Bancroft, J. (2009): Human Sexuality and Its Problems. Edinburgh (Elsevier).

Bancroft, J. a. E. Janssen (2000): The dual control model of male sexual response: A theoretical approach to centrally mediated erectile dysfunction. *Neuroscience and Biobehavioral Reviews* 24: 571–579.

Barlow, D. H. (1986): Causes of sexual dysfunction: The role of anxiety and cognitive interference. *Journal of Consulting and Clinical Psychology* 54 (2): 140–148.

Barnes, J., E. P. Bowman a. J. Cullen (1984): Biofeedback as an adjunct to psychotherapy in the treatment of vaginismus. *Biofeedback and Self-Regulation* 9 (3): 281–289.

Basson, R. (2001): Using a different model for female sexual response to address women's problematic low sexual desire. *Journal of Sex & Marital Therapy* 27: 395–403.

Basson, R. (2003): Biopsychosocial models of women's sexual response: Applications to management of »desire disorders«. *Sexual and Relationship Therapy* 18: 107–115.

Baumeister, R. F. (2000): Gender differences in erotic plasticity: The female sex drive as socially flexible and responsive. *Psychological Bulletin* 126 (3): 347–374.

Beck, A. (2004): Lust auf mehr – neue Bilder von da unten. Kunstvolle Sexualpädagogik im Museum für Moderne Kunst. In: S. Timmermanns, E. Tuider u. U. Sielert (Hrsg.): Sexualpädagogik weiter denken – Analysen, Impulse, Streitbares. Weinheim (Juventa), S. 219–238.

Beck, A. (2005): Das Schwellkörpersystem der Frau als dreidimensionales Modell. In: Sexuologie 12 (3/4), Jena (Elsevier/ Urban & Fischer), S. 105–119.

Bergner, D. (2013): What Do Women Want? Adventures in the Science of Female Desire. New York (Ecco).

Bernstein, D. (1990): Weibliche genitale Ängste und Konflikte und die typischen Formen ihrer Bewältigung In: Mitscherlich, M. u. C. Rohde-Dachser (1996): Psychoanalytische Diskurse über die Weiblichkeit von Freud bis heute. Stuttgart (Internationale Psychoanalyse), S. 185–217.

»Biologie heute 1«. Braunschweig (Schroedel), 2014.

Bischof-Campbell, A. (2012a): Zusammenhänge des sexuellen Erlebens von Frauen. Psychologische Fakultät Universität Zürich (unveröffentl. Masterarbeit).

Bischof-Campbell, A. (2012b): Das sexuelle Erleben von Frauen als Spiegel ihres sexuellen Verhaltens. Psychologische Fakultät Universät Zürich (unveröffentlichte Masterarbeit).

Bischof-Campbell, A., P. Hilpert, A. Burri a. K. Bischof (2019): Body movement is associated with orgasm during vaginal intercourse in women. *The Journal of Sex Research* 56 (3): 356–366.

Bischof, K. (2008): Orgasmusstörungen der Frau. In: P. Gehrig u. K. Bischof (Hrsg.): Leitfaden für Sexualmedizin in der ärztlichen Praxis. Zürich (Pfizer AG), S. 1–30.

Bitzer J. (2010): Kontrazeption – von den Grundlagen zur Praxis. Stuttgart (Thieme).

Bitzer, J. a. J. Alder (2000): Sexuality During Pregnancy and the Postpartum Period. *Journal of Sex Education and Therapy* 25: 49–58.

Blank, J. (1993): femalia. San Francisco (Down Three).

Both, S., W. Everaerd u. E. Laan (2005): Sexuelles Begehren und sexuelle Erregung. Sexuelle Motivation aus psychophysiologischer Sicht. *Zeitschrift für Sexualforschung* 18 (1): 364–380.

Both, S., E. Laan, M. Spiering, T. Nilsson, S. Oomens a. W. Everaerd (2008): Appetitive and aversive classical conditioning of female sexual response. *Journal of Sexual Medicine* 5: 1386–1401.Brizendine, L. (2008): Das weibliche Gehirn. München (Goldmann).

Bruns, E. (2007): Biologie interaktiv – 5/6. Schülerbuch. Berlin (Cornelsen).

Bundeszentrale für gesundheitliche Aufklärung (BZgA): Über Sexualität reden ... Die Zeit der Pubertät. Ein Ratgeber für Eltern zur kindlichen Sexualentwicklung zwischen Einschulung und Pubertät. https://www.bzga.de/infomaterialien/sexualaufklaerung/ueber-sexualitaet-reden-die-zeit-der-pubertaet/ [13.12.2017]

Buss, D. (1997): Die Evolution des Begehrens. Geheimnisse der Partnerwahl. München (Goldmann).

Butler, J. (1997): Körper von Gewicht. Über die diskursiven Grenzen des »Körpergeschlechts«. *Neue Rundschau* 104 (4): 57–70.

Butler, J. (2009): Die Macht der Geschlechternormen und die Grenzen des Menschlichen. Frankfurt (Suhrkamp).

Chatton, D., J. Y. Desjardins, L. Desjardins e. M. Tremblay (2005): La sexologie clinique basée sur un modèle de santé sexuelle. *Psychothérapies* 25: 3–19.

Chivers, M. L. a. J. M. Bailey (2005): A sex difference in features that elicit genital response. *Biological Psychology* 70: 115–120.

Chivers, M. L., M. C. Seto, M. L. Lalumière, E. Laan a. T. Grimbos (2010): Agreement of self-reported and genital measures of sexual arousal: A meta-analysis. *Archives of Sexual Behavior* 39 (1): 5–56.

Claudat, K., C. S. Warren a. R. T. Durette (2012): The relationships between body surveillance, body shame, and contextual body concern during sexual activities in ethnically diverse female college students. *Body Image* 9 (4): 448–454.

Clayton, A. H. (2008): Symptoms related to the menstrual cycle: diagnosis, prevalence, and treatment. *Journal of Psychiatric Practice* 14 (1): 13–21.

Clement, U. (1997): Sexuelle Sucht als Phantasiestörung. *Zeitschrift für Sexualforschung* 10: 185–196.

Clement, U. (2004): Systemische Sexualtherapie. Stuttgart (Klett-Cotta).

Clement, U. (2013): Trends in der Sexualtherapie. *Familiendynamik* 1: 4–11.

Clement, U. (2014): Ambivalenz des sexuellen Begehrens. *Familiendynamik* 39: 116–121.

Clement, U. u. A. Eck (2013): Weibliches Begehren. In: K. Tabbert, A. V. Stirn, S. Wehrum u. R. Stark (Hrsg.): Körper, Sexualität und Neurobiologie. Stuttgart (Kohlhammer), S. 366–375.

Critelli, J. W. a. J. M. Bivona (2008): Women's erotic rape fantasies: An evaluation of theory and research. *Journal of Sex Research* 45: 57–70.

Crossley, K. L., P. Cornelissen, M. J. Tovée a. P. D. Howe (2012): What Is an Attractive Body? Using an Interactive 3D Program to Create the Ideal Body for You and Your Partner. *PLoS ONE* 7 (11): 1–11.

Csikszentmihalyi, M. (1975): Das Flow-Erlebnis. Jenseits von Angst und Langeweile im Tun aufgehen. Stuttgart (Klett-Cotta).

Damasio, A. (2003): Looking for Spinoza: Joy, sorrow, and the feeling brain. Orlando (Harcourt).

Davis, A. R. a. P. M. Castano (2004): Oral contraceptives and libido in women. *Annual Review of Sex Research* 15: 297–320.

Desjardins, J. Y. (1996): Approche intégrative et sexocorporelle. *Sexologies* (5): 43–48.

Deutsches Institut für Medizinische Dokumentation und Information (DIMDI) (2015): ICD-10 GM 2015 Systematisches Verzeichnis. Internationale statistische Klassifikation der Krankheiten und verwandter Gesundheitsprobleme, 10. Revision. German modification. Köln (Deutscher Ärzteverlag).

DeVane, G. W., F. C.. Riggall, E. G. Friedrich a. G. Newman (1985): When coitus is painful. *Medical Aspects of Human Sexuality* 19 (11): 63–73.

DGPRÄC (2013): Schönheit ist nicht alles! DGPRÄC veröffentlicht Statistiken zu ästhetischen Operationen. Verfügbar unter: https://www.dgpraec.de/sites/default/files/2013-06-04-Statistik_2011_0.pdf [13.12.2017].

Dominici, M. u. S. Firmin (2002): Klitoris – die schöne Unbekannte [Film]. Verfügbar unter: http://www.youtube.com/watch? v=L032Xnl8yGk [13.3.2015].

Duden – Das Herkunftswörterbuch. Etymologie der deutschen Sprache. Bd. 7. Mannheim (Bibliographisches Institut), 1997.

Duden – Das Herkunftswörterbuch. Etymologie der deutschen Sprache. Bd. 7. Mannheim (Bibliographisches Institut), 2001. 3., völlig neu bearb. u. erw. Aufl.

Duddle, M. (1977): Etiological factors in the unconsummated marriage. *Journal of Psychosomatic Research* 21: 157–160.

Eck, A. (2014): Der erotische Raum. Weibliches Begehren in der systemischen Sexualtherapie. *Zeitschrift für Sexualforschung* 27: 258–277.

Eck, A. (2020): Leben. Lieben. Arbeiten. Sexuelle Fantasien in der Therapie. Göttingen (Vandenhoeck).

Ecker, D. (2004): Aphrodites Töchter. Wie Frauen zu erfüllter Sexualität finden. München (Mosaik bei Goldmann).

Ecker, D. (2005): Sexualität und Partnerschaft im Lebenszyklus. München (Kösel).

Ecker, D. u. W. Ecker (2013): Verhaltenstherapeutisch orientierte Sexualtherapie – Grundlagen und mögliche Weiterentwicklungen. *Psychotherapie im Dialog* 14 (2): 26–34.

Eco, Umberto (Hrsg.) (2004): Die Geschichte der Schönheit. München (Hanser).

Ekmann, P. (1993): Facial Expression and Emotion. *American Psychologist* 48: 384–392.

Engberg, M. (2009): Dirty Diaries. Verfügbar unter: http://www.miaengberg.com [13.3.2015].

Esch, T. a. G. B. Stefano (2005): The Neurobiology of Love. *Neuroendocrinology Letters* 26 (3): 175–92.

Fisher, H. (1993): Anatomie der Liebe. München (Heyne).

Fordney, D. S. (1978): Dyspareunia and vaginismus. *Clinical Obstetrics and Gynecology* 21 (1): 205–221.

Fox, N. S., S. E. Gelber a. S. T. Chasen (2008): Physical and sexual activity during pregnancy and near delivery. *Journal of women's health* 17 (9): 1431–1435.

Frankl, V. (1978): The unheard cry for meaning: Psychotherapy and humanism. New York (Simon a. Schuster).

Frederick, D. A., A. Peplau a. J. Lever (2008): The Barbie Mystique: Satisfaction with Breast Size and Shape across the Lifespan. *International Journal of Sexual Health* 20 (3): 200–211.

Fredrickson, B. L. a. T.-A. Roberts (1997): Objectification theory. *Psychology of Women Quarterly* 21 (2): 173–206.

Fuchs, K., H. Abramovici, Z. Hoch, I. Timor-Tritsch a. M. Kleinhaus (1975): Vaginismus – the hypno-therapeutic approach. *Journal of Sex Research* 11 (1): 39–45.

Fuchs, K., Z. Hoch, E. Paldi, H. Abramovici, J. M. Brandes, I. TimorTritsch a. M. Kleinhaus (1973): Hypno-desensitization therapy of vaginismus: Part I. »In vitro« method. Part II. »In vivo« method. *The International Journal of Clinical and Experimental Hypnosis* 21 (3): 144–156.

Gangestad, S. W. a. R. Thornhill (2008): Human oestrus. *Proceedings of the Royal Society of London* B 275: 991–1000.
Gangestad, S. W., R. Thornhill a. C. E. Garver (2002): Changes in women's sexual interests and their partners' mate retention tactics across the menstrual cycle: Evidence for shifting conflicts of interest. *Proceedings of the Royal Society of London* B 269: 975–982.
Gangestad, S. W., R. Thornhill a. C. E. Garver-Apgar (2005): Female sexual interests across the ovulatory cycle depend on primary partner developmental instability. *Proceedings of the Royal Society of London* B 272: 2023–2027.
Gendlin, E. (1978a): The body's releasing steps in experiential process. In: J. L. Fosshage a. P. Olsen (eds.): Healing: Implications for psychotherapy. New York (Human Sciences), pp. 323–349.
Gendlin, E. (1978b): Focusing. New York (Bantam).
Gillen, M. M., E. S. Lefkowitz a. C. L. Shearer (2006): Does Body Image Play a Role in Risky Sexual Behavior and Attitudes? *Journal of Youth and Adolescence* 35 (2): 230–242.
Goldstein, I., C. Lines, R. Pyke a. J. S. Scheld (2009): National differences in patient-clinician communication regarding hypoactive sexual desire disorder. *Journal of Sexual Medicine* 6: 1349–1357.
Graham, C. A., C. A. Sanders a. R. Milhausen (2006): The sexual excitation and sexual inhibition inventory for women: psychometric properties. *Archives of Sexual Behavior* 33: 527–538.
Grawe, K. (1998): Psychologische Therapie. Göttingen (Hogrefe).
Grawe, K. (2005): Wie kann Psychotherapie durch empirische Validierung wirksamer werden? *Psychotherapeutenjournal* 4 (1): 4–11.
Greenson, R. (1967): Disidentifying from mother – its special importance for the boy. *International Journal of Psychoanalysis* 49: 370–4.
Gründl, M. (2010): Ursachen von Attraktivität und ihre Bedeutung für die ästhetische Medizin. *Journal für Ästhetische Chirurgie* 3 (1): 23–29.
Grussu, P., B. Vicini a. R. M. Quatraro (2021): Sexuality in the perinatal period: a systematic review of reviews and recommendations for practice. *Sexual & Reproductive Healthcare* 30.
Haffner, J., J. Roos, R. Steen, M. Klett u. F. Resch (2007): Jugendliche und ihr Körperempfinden. *BZgA Forum Sexualaufklärung und Familienplanung* 3.
Hansen, J. K. a. T. Balslev (2009): Hand activities in infantile masturbation: a video analysis of 13 cases. *European Journal of Paediatric Neurology* 13: 508–10.
Hatfield, E., D. Greenberger, J. Traupmann a P. Lambert (1982): Equity and sexual satisfaction in recently married couples. *The Journal of Sex Research* 16: 18–32.
Hawton, K. a. J. Catalan (1990): Sex therapy for vaginismus: Characteristics of couples and treatment outcome. *Sexual and Marital Therapy* 5 (1): 39–48.
Herbenick, D., V. Schick, M. Reece, S. Sanders, B. Dodge a. J. D. Fortenberry (2011): The Female Genital Self-Image Scale (FGSIS): Results from a Nationally Representative Probability Sample of Women in the United States. *The Journal of Sexual Medicine* 8 (1): 158–166.

Honigman, R. J., K. A. Phillips a. D. J. Castle (2004): A Review of Psychosocial Outcomes for Patients Seeking Cosmetic Surgery. *Plastic and Reconstructive Surgery* 113 (4): 1229–1237.

Hsu, B., A. Kling, C. Kessler, K. Knapke a. P. Diefenbach (1994): Gender differences in sexual fantasy and behavior in a college population: A ten-year replication. *Journal of Sex & Marital Therapy* 20: 103–118.

Hulverscheidt, M. (2011): Weibliche Genitalverstümmelung. Diskussion und Praxis in der Medizin während des 19. Jahrhunderts im deutschsprachigen Raum. Frankfurt (Mabuse).

Illouz, E. (2011): Warum Liebe weh tut. Frankfurt (Suhrkamp).

Irvine, J. A. (1990): Disorders of desire: Sex and gender in modern American sexology. Philadelphia (Temple University).

IsHak, W. W. a. G. Tobia (2013): DSM-5 Changes in Diagnostic Criteria of Sexual Dysfunctions. *Reproductive Systems & Sexual Disorders* 2: 122.

Janssen E. a. Bancroft, J. (2006): The dual-control model: The role of sexual inhibition and excitation in sexual arousal and behavior. *The psychophysiology of sex* 15 (2007): 197–222.

Janssen, E., W. Everaerd, M. Spiering a. J. Janssen (2000): Automatic Processes and the Appraisal of Sexual Stimuli: Toward an Information Processing Model of Sexual Arousal. *Journal of Sexual Research* 37: 8–23.

Jawed-Wessel, S. a. E. Sevick (2017): The impact of pregnancy and childbirth on sexual behaviors: a systematic review. *The Journal of Sex Research* 54 (4–5): 411–423.

Jerouschek, G. u. W. Behringer (Hrsg.) (2000): Der Hexenhammer. Malleus maleficarum, neu übertragen aus dem Lateinischen. München (dtv).

Johnson, C. E. (2011): Sexual health during pregnancy and the postpartum. *The Journal of Sexual Medicine* 8 (5): 1267–1284; quiz 1285–1266.

Johnston, V. S. a. M. Franklin (1993): Is beauty in the eye of the beholder? *Ethology and Sociobiology* 14 (3): 183–199.

Joy, P. (2007): Female Fantasies. Verfügbar unter: http://www.petrajoy.com [13.3.2015].

Joy, P. (2008): Female Fantasies. Verfügbar unter: http://www.petrajoy.com [13.3.2015].

Joyal, C., A. Cossette a. V. Lapierre (2015): What Exactly Is an Unusual Sexual Fantasy? *Journal of Sexual Medicine* 12 (2): 328–40.

Kaplan, H. S. (1974): The new sex therapy. New York (Brunner/Mazel).

Kaplan, H. S. (1987): The illustrated manual of sex therapy. New York (Brunner/Mazel), 2nd ed.

Keel, P. K., M. G. Baxter, T. F. Heatherton a. T. E. Joiner (2007): A 20-year longitudinal study of body weight, dieting, and eating disorder symptoms. *Journal of Abnormal Psychology* 116 (2): 422–432.

Keen, S. (1979): Some ludicrous theses about sexuality. *Journal of Humanistic Psychology* 19 (2): 15–22.

Kepner, J. I. (1987): Body process. New York (Gardner).

Kessler, J. M. (1988): When the diagnosis is vaginismus: Fighting misconceptions. *Women and Therapy* 7 (3): 175–186.

Keystone, M. (1994): Feminist perspectives on vaginismus. (Paper presented at the annual meeting of the Ontario Association of Marital and Family Therapy, London, Canada).
Kleinplatz, P. J. (1996): Transforming sex therapy: Integrating erotic potential. *The Humanistic Psychologist* 24 (2): 190–202.
Kleinplatz, P. J. (1998): Sex Therapy for Vaginismus: A Review, Critique, and Humanistic Alternative. *Journal of Humanistic Psychology* 38: 51–81.
Kleinplatz, P. J. (ed.) (2012): New Directions in Sex Therapy. Innovations and Alternatives. New York (Routledge), 2nd ed.
Klusmann, D. (2002): Sexual motivation and the duration of partnership. *Archives of Sexual Behavior* 31: 275–287.
Komisaruk, B. R., B. Whipple a. C. Beyer (2010): Sexual pleasure. In: L. M. Kringelbach, L. Morten a. K. C. Berridge (eds.): Pleasures of the brain. Oxford (University), pp. 168–177.
Komisaruk, B. R., C. Beyer-Flores a. B. Whipple (2007): The Science of Orgasm. Baltimore (John Hopkins).
König, R. (2005): Wenn nichts anders sein muss, als es ist. Claudia Herrmann im Gespräch mit Regina König. In: Herrmann, C.: Unten rum … die Scham ist nicht vorbei. Köln (Innenwelt), S. 161–181.
Korff, J. a. J. H. Geer (1983): The relationship between sexual arousal, experience and genital response. *Psychophysiology* 20: 121–127.
Kringelbach, M. L. a. K. C. Berridge (2015): Towards a functional neuroanatomy of pleasure and happiness. *Trends in cognitive sciences* 13: 479–87.
Kurtz, R. (1990): Hakomi Therapy. Boulder (Hakomi Institute).
Laan E., W. Everaerd, J. van der Velde a. J. H. Geer (1995): Determinants of subjective experience of sexual arousal in woman: Feedback from genital arousal and erotic stimulus content. *Psychophysiology* 32: 444–451.
Laan, E. a. E. Janssen (2007): How do men and women feel? Determinants of subjective experience of sexual arousal. In: E. Janssen (ed.): The psychophysiology of Sex. Bloomington (Indiana University), pp. 278–290.
Laan, E. a. S. Both (2011): Sexual desire and arousal disorders in women. *Advanced Psychosomatic Medicine* 31: 16–34.
Leiblum, S. R., L. A. Pervin a. E. H. Campbell (1989): The treatment of vaginismus: Success and failure. In: S. R. Leiblum a. R. C. Rosen (eds.): Principles and practice of sex therapy: Update for the 1990s. New York (Guilford), pp. 113–138.
Leitenberg, H. a. K. Henning (1995): Sexual fantasy. *Psychological Bulletin* 117: 469–496.
Leonard, Z. (1992): Installation auf der Documenta IX in Kassel. Verfügbar unter: https://www.msu.edu/course/ha/452/artistd3.jpg [13.3.2015].
Lerner, H. E. (1976): Elterliche Fehlbenennungen der weiblichen Genitalien als Faktor bei der Erzeugung von »Penisneid« und Lernhemmungen. *Psyche* 34 (1980): 1092–1104.
Lindemann H. u. C. Rosenbohm (2012): Die Metaphern-Schatzkiste. Systemisch arbeiten mit Sprachbildern. Göttingen (Vandenhoeck & Ruprecht).

Linehan, M. M. (1987): Dialectical Behavioral Therapy: A Cognitive Behavioral Approach to Parasuicide. *Journal of Personality Disorders* 1 (4): 328–333.

Löken, L. S., J. Wessberg, I. Morrison, F. McGlone a. H. Olausson (2009): Coding of pleasant touch by unmyelinated afferents in humans. *Nature Neurosciences* 12: 547–548.

LoPiccolo, J. (1984): Treating vaginismus [Film]. Huntington Station, New York (Focus International).

LoPiccolo, J. a. W. E. Stock (1986): Treatment of sexual dysfunction. *Journal of Consulting and Clinical Psychology* 54 (2): 158–167.

Lowen, A. (1967): The betrayal of the body. New York (Collier).

Lurie, S., M. Aizenberg, V. Sulema, M. Boaz, M. Kovo, A. Golan a. O. Sadan (2013): Sexual function after childbirth by the mode of delivery: a prospective study. *Archives of gynecology and obstetrics* 288 (4): 785–792.

Mahrer, A. R. (1978): Experiencing: A humanistic theory of psychology and psychiatry. New York (Brunner/Mazel).

Mahrer, A. R. (1983): Experiential psychotherapy: Basic practices. New York (Brunner/Mazel).

Mahrer, A. R. (1996): The complete guide to experiential psychotherapy. New York (John Wiley).

Malkin, A. R., K. Wornian a. J. C. Chrisler (1999): Women and Weight: Gendered Messages on Magazine Covers. *Sex Roles* 40 (7/8): 647–655.

Malone, T. P. a. P. T. Malone (1987): The art of intimacy. New York (Prentice Hall).

Margraf, J., A. H. Meyer a. K. L. Lavallee (2013): Well-Being From the Knife? Psychological Effects of Aesthetic Surgery. *Clinical Psychological Science* 1 (3): 239–252.

Masters, W. H. a. V. E. Johnson (1966): Human Sexual Response. Boston (Little, Brown).

Masters W. H. u. V. E. Johnson (1967): Die sexuelle Reaktion. Frankfurt (Akademische Verlagsgesellschaft).

Masters, W. H. a. Johnson, V. E. (1970). Human Sexual Inadequacy. Boston (Little, Brown).

McCall, K. a. C. Meston (2006): Cues resulting in desire for sexual activity in women. *Journal of Sexual Medicine* 3: 838–852.

McCall, K. a. C. Meston (2007): Differences between pre- and postmenopausal women in cues for sexual desire. *Journal of Sexual Medicine* 4: 364–371.

Meana, M. (2010): Elucidating Women's (hetero) Sexual Desire: Definitional Challenges and Content Expansion. *Journal of Sex Research* 47: 104–122.

Meana, M. a. S. E. Nunnink (2006): Gender differences in the content of cognitive distraction during sex. *Journal of Sex Research* 43: 59–67.

Meston C. M. a. D. M. Buss (2007): Why humans have sex. *Archives of Sexual Behavior* 36: 477–507.

Mitchell, S. (2004): Kann denn Liebe ewig sein? Psychoanalytische Erkundungen über Liebe, Begehren und Beständigkeit. Gießen (Psychosozial).

Mittag, M. (2010): Jugendsexualität in einer sexualisierten Gesellschaft. Mädchen zwischen Moralvorstellungen, Mode und Marketing. In: S. Blattmann u. M. Mebes (Hrsg.): Nur die Liebe fehlt …? Jugend zwischen Blümchensex und Hardcore. Sexuelle Bildung als Prävention. Köln (Wissen+Handeln), S. 103–113.

Moradi, B. a. Y.-P. Huang (2008): Objectification theory and Psychology of Women: a Decade of Advances and Future Directions. *Psychology of Women Quarterly* 32 (4): 377–398.

Morin, J. (1995): The erotic mind: Unlocking the inner sources of sexual passion and fulfillment. New York (Harper Collins).

Moser, C. (2009): Autogynephilia in women. *Journal of Homosexuality* 56: 539–547.

Mosher, D. L. (1979): The Gestalt experiment in sex therapy. *Journal of Sex and Marital Therapy* 5 (2): 117–133.

»Natura 1« - Biologie für Gymnasien. Stuttgart (Klett), 2006.

Ng, M. L. (1993): Treatment of a case of resistant vaginismus using modified Mien-Ling. *Sexual and Marital Therapy*: 7 (3): 295–299.

Nobre, P. J. a. J. Pinto-Gouveia (2009): Cognitive schemas associated with negative sexual events: a comparison of men and women with and without sexual dysfunction. *Archives of Sexual Behavior* 38: 842–851.

O'Connell, H. E., J. M. Hutson a. C. R. Anderson (1998): Anatomical relationship between urethra and clitoris. *Journal of Urology* 159: 1892–1897.

O'Keeffe, G. (1928): Oriental Poppies. Verfügbar unter: http://www.georgiaokeeffe.net [13.3.2015].

O'Sullivan, K. (1979): Observations on vaginismus in Irish women. *Archives of General Psychiatry* 36: 824–826.

Pavan, C., P. Simonato, M. Marini, F. Mazzoleni, L. Pavan a. V. Vindigni (2008): Psychopathologic Aspects of Body Dysmorphic Disorder: A Literature Review. *Aesthetic Plastic Surgery* 32 (3): 473–484.

Paz, O. (1997): Die doppelte Flamme. Liebe und Erotik. Frankfurt (Suhrkamp).

Pennebaker, J. W. a. C. W. Hoover (1984): Visceral perception versus visceral detection: Disentangling methods and assumptions. *Biofeedback and Self-Regulation* 9: 339–352.

Penny. L. (2012): Fleischmarkt. Weibliche Körper im Kapitalismus. Hamburg (Nautilus).

Penz, O. (2001): Metamorphosen der Schönheit. Eine Kulturgeschichte moderner Körperlichkeit. Wien (Turia + Kant).

Perel, E. (2006): Wild Life. Von der Rückkehr der Erotik in die Liebe. München (Pendo).

Perel, E. (2011): Erotic Fantasy Reconsidered. From Tragedy to Triumph. *American Family Therapy Academy Monograph Series* 7: 9–15.

Perls, F. S. (1971): Gestalt therapy verbatim. Moab, Utah (Bantam).

Petzold, H. (1988): Integrative Bewegungs- und Leibtherapie. Ein ganzheitlicher Weg leibbezogener Psychotherapie. Paderborn (Junfermann).

Pfaff, F. G. (2008): das Gedicht, die Liebe und die Therapie. Freitagstext vom 29.8.2008. Verfügbar unter: http://www.friedrich-g-paff.de/freitagstextneu.htm [19.7.2015].

Plewig, G., W. J. Cunliffe, N. Binder a. K. Höschen (2009): Efficacy of an oral contraceptive containing EE 0.03 mg and CMA 2 mg (Belara) in moderate

acne resolution: a randomized, double-blind, placebo-controlled Phase III trial. *Contraception* 80 (1): 25–33.
Polster, E. a. M. Polster (1974): Gestalt therapy integrated. New York (Vintage).
Pridal, C. G. a. J. LoPiccolo (1993): Brief treatment of vaginismus. In: R. A. Wells a. V. J. Gianetti (eds.): Casebook of the brief psychotherapies. New York (Plenum), pp. 329–345.
Pruzinsky, T. (1990): Somatopsychic approaches to psychotherapy and personal growth. In: T. F. Cash a. T. Pruzinsky (eds.): Body images: Development, deviance and change. New York (Guilford), pp. 296–315.
Pujols, Y., C. M. Meston a. B. N. Seal (2010): The Association Between Sexual Satisfaction and Body Image in Women. *Journal of Sexual Medicine* 7: 905–916.
Reamy, K. J. a. S. E. White (1987): Sexuality in the puerperium: a review. *Archives of sexual behavior* 16 (2): 165–186.
Rodin, J., L. Silberstein a. R. Striegel-Moore (1984): Women and weight: A normative discontent. *Nebrasca Symposium on Motivation* 32: 267–307.
Röhlich, T. (2011): Sind wir lieber schön als schlau? *Petra* (12): 114–119.
Sanchez, D. T. a. A. K. Kiefer (2007): Body Concerns In and Out of the Bedroom: Implications for Sexual Pleasure and Problems. *Archives of Sexual Behavior* 36 (6): 808–820.
Santarelli, F. (1987): Ricerca sui modi eccitatori. (Unveröffentl. Untersuchung, Genua).
Sarrel, L. T. (1986): Perspective of a sex therapist. *Women and Therapy* 5 (1): 67–69.
Satinsky, S., M. Reece, B. Dennis, S. Sanders a. S. Bardzell (2012): An assessment of body appreciation and its relationship to sexual function in women. *Body Image* 9 (1): 137–144.
Schaffir, J. (2006): Hormonal contraception and sexual desire: a critical review. *Journal of Sex & Marital Therapy* 32 (4): 305–14.
Schmersahl, K. (1998): Medizin und Geschlecht. Zur sozialen Konstruktion der Kategorie Geschlecht im medizinischen Diskurs des 19. Jahrhunderts. Opladen (Leske + Budrich).
Schmidt, G., K. Starke, S. Matthiessen, A. Dekker u. U. Starke (2003): Beziehungsformen und Beziehungsverläufe im sozialen Wandel. Eine empirische Studie an drei Generationen, Teil 1. *Zeitschrift für Sexualforschung* 16: 195–231.
Schnarch, D. M. (1991): Constructing the Sexual Crucible: An integration of Sexual and Marital Therapy. New York (Norton).
Schnarch, D. M. (1997): Passionate Marriage. Love, Sex, and Intimacy in Emotionally Committed Relationships. New York (Norton).
Schnarch, D. M. (2006): Die Psychologie sexueller Leidenschaft. Stuttgart (Klett-Cotta), 3. Aufl.
Schnarch, D. M. (2008): Die Psychologie sexueller Leidenschaft. Stuttgart (Klett-Cotta), 6. Aufl.
Schnarch, D. M. (2011): Intimität und Verlangen. Sexuelle Leidenschaft wieder wecken. Stuttgart (Klett-Cotta).

Scholz, G. (2007): Das Tor ins Leben. Belzig (LebensGut).
Schopenhauer, A. (1978): Preisschrift über die Freiheit des Willens. Hamburg (Felix Meiner), S. 58/59.
Serati, M., S. Salvatore, G. Siesto, E. Cattoni, M. Zanirato, V. Khullar, A. Cromi, F. Ghezzi a. P. Bolis (2010): Female sexual function during pregnancy and after childbirth. *The journal of sexual medicine* 7 (8): 2782–2790.
Sevely, J. L. (1988): Evas Geheimnisse. Neue Erkenntnisse zur Sexualität der Frau. München (Droemer Knaur).
Shahar, A. a. Y. Jaffe (1978): Behavior and cognitive therapy in the treatment of vaginismus: A case study. *Cognitive Therapy and Research* 2 (1): 57–60.
Shortle, B. a. R. Jewelewicz (1986): Psychogenic vaginismus. *Medical Aspects of Human Sexuality* 20 (4): 83–87.
Shridharani, S. M., M. Magarakis, P. N. Manson a. E. D. Rodriguez (2010): Psychology of Plastic and Reconstructive Surgery: A Systematic Clinical Review. *Plastic and Reconstructive Surgery* 126 (6): 2243–2251.
Silverstein, J. L. (1989): Origins of psychogenic vaginismus. *Psychotherapy and Psychosomatics* 52: 197–204.
Sims, K. E. a. M. Meana (2009): Why did passion wane? A qualitative study of married women's attributions for declines in desire. *Journal of Sex & Marital Therapy* 36: 360–380.
Spiering, M. a. W. Everaerd (2007): The Sexual Unconscious. In: E. Janssen (ed.): The Psychophysiology of Sex. Bloomington (Indiana University), pp. 167–184.
Spitznagel, E. (2014): Ich trage immer hohe Absätze, wenn ich Lieder schreibe. *SZ Magazin* 26. Verfügbar unter: http://sz-magazin.sueddeutsche.de/texte/anzeigen/41985/Sagen-Sie-jetzt-nichts-Tori-Amos [9.3.2015].
Stoller, R. J. (1979): Sexual Excitement. New York (Random House).
Sulak, P. J. (2008): Continuous oral contraception: changing times. *Best Practice & Research: Clinical Obstetrics & Gynaecology* 22 (2): 355–374.
Sulak, P. J., R. D. Scow, C. Preece, M. W. Riggs a. T. J. Kuehl (2000): Hormone withdrawal symptoms in oral contraceptive users. *Obstetrics and Gynecology* 95 (2): 261–266.
Swami, V., D. A. Frederick, T. Aavik, L. Alcalay, J. Allik, D. Anderson et al. (2010): The Attractive Female Body Weight and Female Body Dissatisfaction in 26 Countries Across 10 World Regions: Results of the International Body Project I. *Personality and Social Psychology Bulletin* 36 (3): 309–325.
Tiefer, L. (1991): Historical, scientific, clinical a. feminist criticisms of »The Human Sexual Response Cycle« model. *Annual Review of Sex Research* 2: 1–24.
Tiefer, L. (2004): Offensive gegen die Medikalisierung weiblicher Sexualprobleme. In: *Familiendynamik* 29 (2): 121–138.
Tiefer, L. (2012). The »New View« Campaign: A Feminist Critique of Sex Therapy and an Alternative Vision. In: P. J. Kleinplatz (ed.): New Directions in Sex Therapy. Innovations and Alternatives. New York (Routledge), 2nd ed., pp. 21–36.
Tiggemann, M. (2004): Body image across the adult life span: stability and change. *Body Image* 1 (1): 29–41.

Toates, F. (2014): How sexual desire works. The enigmatic urge. New York (Cambridge University).
Ulrich-Lai, Y. M., A. M. Christiansen, M. M. Ostrander, A. A. Jones, K. R. Jones, D. C. Choi, E. G. Krause, N. K. Evanson, A. R. Furay, J. F. Davis, M. B. Solomon, A. D. de Kloet, K. L. Tamashiro, R. R. Sakai, R. J. Seeley, S. C. Woods a. J. P. Herman (2010): Pleasurable behaviors reduce stress via brain reward pathways. *Proceedings of the National Academy of Sciences* 107: 20529–34.
Valins, L. (1992): When a woman's body says no to sex: Understanding and overcoming vaginismus. New York (Viking).
van Brummen, H. J., H. W. Bruinse, G. van de Pol, A. P. M. Heintz a. C. H. van der Vaart (2006): Which factors determine the sexual function 1 year after childbirth? *BJOG: an international journal of obstetrics and gynaecology* 113 (8): 914–918.
von Sydow, K. (1999): Sexuality during pregnancy and after childbirth: a metacontent analysis of 59 studies. *Journal of psychosomatic research* 47 (1): 27–49.
Wahba, A. (2012): Die Angst, Nein zu sagen. *Zeit Magazin* 14: 14–18.
Weber, B. (2008): Estelle Reiner, 94, Comedy Matriarch, Is Dead. *New York Times*, 29.10.2008.
Weiss H., M. Harrer u. T. Dietz (2010): Das Achtsamkeits-Buch. Grundlagen, Übungen, Anwendungen. Stuttgart (Klett-Cotta).
Wiederman, M. W. (2000): Women's body image self-consciousness during physical intimacy with a partner. *Journal of Sex Research* 37: 60–68.
Woertman, L. a. F. van den Brink (2012): Body Image and Female Sexual Functioning and Behavior: A Review. *Journal of Sex Research* 49 (2–3): 184–211.
Wolf, N. (1991): Der Mythos Schönheit. Reinbek (Rowohlt).
Yang M. L., E. Fullwood, J. Goldstein a. J. W. Mink (2005): Masturbation in infancy and early childhood presenting as a movement disorder: 12 cases and a review of the literature. *Pediatrics* 116: 1427–32.
Yeniel, A. O. a. E. Petri (2014): Pregnancy, childbirth, and sexual function: perceptions and facts. *International urogynecology journal* 25 (1): 5–14.
Yildiz, H. (2014): The Relation Between Prepregnancy Sexuality and Sexual Function During Pregnancy and the Postpartum Period: A Prospective Study. *Journal of Sex & Marital Therapy* 40 (5): 379–395.
Zimmermann, U. u. C. Richarz (2014): VULVA 3.0 – Zwischen Tabu und Tuning. Lauramedia, MMM Film Zimmermann & Co. GmbH. Verfügbar unter: http://www.vulva3.de [13.3.2015].
Zur Nieden, S. (2004): Die weibliche Ejakulation. Gießen (Psychosozial).

Über die Autorinnen und Autoren

Angelika Beck (jetzt Deinhardt), Stud.-Dir., war in verschiedenen Funktionen von 1986 bis 2022 im hessischen Schuldienst tätig. Sie war Mitarbeiterin in der hessischen Lehrerfortbildung (HLZ), Sexualpädagogin (Qualitätssiegel GSP) und systemische Beraterin im Kontext Schule (Institut an der Ruhr). Sie war Teamerin im Institut für Systemische Studien (KISS e.V.), Lehrbeauftragte an der Universität Kassel und Mitarbeiterin in der hessischen Führungsakademie. 2005-2007 hat sie mit der Firma SOMSO GmbH die Modelle der weiblichen und männlichen Sexualorgane entwickelt. Heute lebt sie als freischaffende Bildhauerin in Wiesbaden.

Karoline Bischof, Dr. med., ist Fachärztin für Frauenheilkunde FMH und Psychosomatische Medizin SAPPM. Sie ist vom Institut Sexocorporel International iSi zertifizierte Sexualtherapeutin, Supervisorin und Leiterin der Sexocorporel-Ausbildungen des Zürcher Instituts für klinische Sexologie und Sexualtherapie ZISS in Deutschland und in der Schweiz. Ihr Arbeitsschwerpunkt ist die menschliche Sexualität. Ihr besonderes Interesse gilt der Erforschung und Förderung des sexuellen Lusterlebens von Personen aller Geschlechter. Grundlage hierfür ist der Sexocorporel-Ansatz. Daneben fließen auch Elemente der Polyvagaltheorie und der Feldenkrais-Methode in ihre Lehre und Therapien ein.

karoline.bischof@ziss.ch

Johannes Bitzer, Prof. Dr. med., ist Facharzt für Gynäkologie und Geburtshilfe. Von 2009 bis 2013 war er Chefarzt der Universitätsfrauenklinik Basel und ordentlicher Professor an der Universität Basel, wo er die Abteilung für Gynäkologische Sozialmedizin und Psychosomatik leitete. Er ist Gründungsmitglied des Basler Instituts für Psychosoziale und Psychosomatische Medizin und Direktor des Postgraduierten Studienganges Sexualmedizin/Sexualtherapie am Advanced Study Center der Universität Basel. Seine Arbeitsschwerpunkte liegen in den Bereichen Familienplanung, Infertilitätsbehandlung, Sexualmedizin und Psychosomatik.

johannes.bitzer@usb.ch

Ulrich Clement, Prof. Dr. phil., Dipl.-Psych.; Psychologischer Psychotherapeut; war Professor für Medizinische Psychologie an der Universität Heidelberg sowie Dozent und Lehrtherapeut der Internationalen Gesellschaft für Systemische Therapie (IGST) e.V.; er hat den postgradualen Studiengang »Sexualmedizin/Sexualtherapie« an der Universität Basel mitgegründet; er war Präsident der International Academy of Sex Research; er hat zahlreiche wissenschaftliche Artikel und mehrere Bücher geschrieben. Zu seinen Buchpublikationen zählen »Systemische Sexualtherapie«, »Guter Sex trotz Liebe« und »Wenn Liebe fremdgeht« und er hat außerdem die Online-Weiterbildung »lifelessons.de« mitinitiiert.
office@ulclement.de

Diana Ecker, Dipl.-Psych., ist Psychologische Psychotherapeutin. Sie ist ausgebildet in Sexualtherapie (H. Wendt, Köln), Verhaltenstherapie (IFKV Bad Dürkheim) und Integrativer Therapie (FPI). Sie war Supervisorin und Selbsterfahrungsleiterin am IFKV Bad Dürkheim. Lange Jahre war sie Dozentin zum Thema Sexuelle Funktionsstörungen und Sexualtherapie an verschiedenen Verhaltenstherapie-Instituten. Von 1995 bis 2023 arbeitete sie selbstständig in eigener Praxis. Zu ihren Publikationen zählt u. a. »Die ›innere lustvolle Frau‹. Prozessorientierte Sexualtherapie für Frauen mit sexueller Unlust« sowie die Ratgeberreihe »Das kleine Lustbuch« für Frauen, für Paare und für Paare Ü60 sowie »Das kleine Orgasmusbuch für Frauen«.
diana.ecker@gmx.de

Elsbeth Freudenfeld, Dr., ist Diplom-Psychologin und niedergelassene Psychologische Psychotherapeutin (Verhaltenstherapie). Sie verfügt über Ausbildungen in Gestalttherapie, Körpertherapie, Hypnotherapie und Achtsamkeit. Sie ist Ausbilderin und ehemalige Vorsitzende der Milton-Erickson-Gesellschaft für Klinische Hypnose (M.E.G.) und Leiterin der Tübinger Regionalstelle der M.E.G. Ihre Forschungs- und Arbeitsschwerpunkte sowie Veröffentlichungen liegen im Bereich Paarbeziehungen und Paartherapie.
freudenfeld@web.de

Peggy J. Kleinplatz, Prof. Ph. D., ist Professorin der Medizin und klinischen Psychologie an der Universität Ottawa (Kanada). Sie ist klinische Psychologin, zertifizierte Sexualtherapeutin, Sexualpädagogin und diplomierte Supervisorin für Sexualtherapie. Sie publizierte zahlreiche Studien und Beiträge über Sexualität und Sexualtherapie. Ihre klinische Arbeit konzentriert sich auf erotische Entwicklung, ihr Forschungsschwerpunkt ist optimale Sexualität.

kleinpla@uottawa.ca

Carina B. Pika, Dipl.-Psych., ist psychologische Psychotherapeutin. Sie promovierte zum Thema psychische und psychophysiologische Merkmale bei Anorexia nervosa und Bulimia nervosa. Ihre Arbeits- und Forschungsschwerpunkte sind Essstörungen, Körperbild und Psychotherapieforschung.

c.pika@fskh.de

Dania Schiftan, ist Fachpsychologin für Psychotherapie (FSP) und Klinische Sexologin ISI. Sie führt seit vielen Jahren eine eigene Praxis in Zürich mit Schwerpunkt Psychotherapie und Sexualtherapie. Sie ist Bestsellerautorin und hat mehrere Bücher über Sexualität, die weibliche Lust und Partnerschaft geschrieben. Ihr neuestes Buch »Das Comeback deiner Lust« ist 2025 erschienen. Sie lehrt als Dozentin an verschiedenen Hochschulen und Weiterbildungsinstituten. Als Expertin für Sexualität ist sie regelmäßig in den Medien präsent. In ihrem Podcast »Helvetia kommt« spricht sie mit ihren Gästen offen und differenziert über Beziehungen und Sexualität.

Aglaja Valentina Stirn, Prof. Dr. med., ist Professorin für Psychosomatische Medizin und Sexualmedizin, Fachärztin für Psychosomatische Medizin und Psychotherapie, Psychoanalytikerin, Gruppenanalytikerin und Sexualmedizinerin. Ihre Arbeits- und Forschungsschwerpunkte sind Körpermodifikationen sowie Psychosomatik und Sexualität.

dr.stirn@t-online.de

Sibil Tschudin, Prof. em. Dr. med., ist Fachärztin für Gynäkologie und Geburtshilfe. Sie besitzt den Fähigkeitsausweis SAPPM für psychosomatische und psychosoziale Medizin und das Zertifikat Sexualtherapie der DGfS. Seit 2008 und bis zu ihrer Pensionierung im April 2024 war sie Leiterin der Abteilung für Gynäkologische Sozialmedizin und Psychosomatik der Frauenklinik des Universitätsspitals Basel (CH). Ihre Arbeits- und Forschungsschwerpunkte sind die Beratung und Betreuung in den Bereichen Sexualität und Verhütung, unerwünschte Schwangerschaft, unerfüllter Kinderwunsch, pränatale Diagnostik und prämenstruelles Syndrom.

sibil.tschudin@usb.ch

Über die Herausgeberin

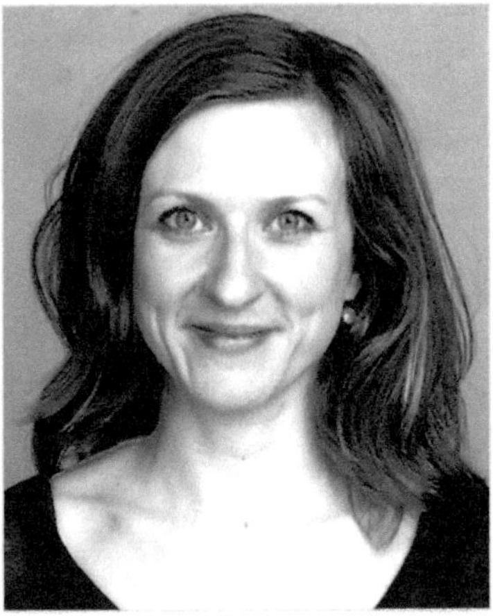

Angelika Eck, Dr. sc. hum., ist Diplom-Psychologin, Paar- und Sexualtherapeutin, systemische Lehrtherapeutin (SG), Lehrtherapeutin für Paartherapie (DGSF) und Lehrende der Deutschen Gesellschaft für Sexualforschung (DGfS) am Helm Stierlin Institut in Heidelberg und andernorts, außerdem zertifizierte Therapeutin in Emotionsfokussierter Therapie (ISEFT) und Relational Life Therapy (RLT). Sie hat den ersten Durchgang klinische Sexologie nach dem sexocorporellen Ansatz (ISI) absolviert. In Karlsruhe betreibt Angelika Eck eine Praxis für Paar- und Sexualtherapie und Supervision. Online ist ihre Arbeit unter www.lifelessons.de zu sehen.